科学出版社"十四五"普通高等教育本科规划教材

临床药学专业案例版系列教材

供临床药学、药学、临床医学等专业用

案例版

药物毒理学

总主编 张 玉
主 编 张毕奎 向 明
副主编 颜 苗 史 琛 李亦蕾 靳洪涛
编 委（按姓名拼音排序）

毕重文（天津医科大学总医院）　　　　　陈 攀（中山大学附属第一医院）

陈婷婷（复旦大学附属中山医院）　　　　付之文（华中科技大学同济医学院附属
　　　　　　　　　　　　　　　　　　　　　　　协和医院）

龚 慧（中南大学湘雅二医院）　　　　　金 晶（中山大学药学院）

海 鑫（哈尔滨医科大学附属第一医院）　李 卉（广西医科大学第一附属医院）

靳洪涛（中国医学科学院药物研究所）　　李玉文（四川大学华西医院）

李亦蕾（南方医科大学南方医院）　　　　梅升辉（首都医科大学附属北京天坛医院）

刘 亮（哈尔滨医科大学附属第一医院）　孙志丹（哈尔滨医科大学附属第二医院）

史 琛（华中科技大学同济医学院附属　　吴婷婷（华中科技大学同济医学院附属
　　　　协和医院）　　　　　　　　　　　　　协和医院）

向 明（华中科技大学同济医学院药学院）

谢悦良（中南大学湘雅三医院）　　　　　严思敏（南京大学医学院附属鼓楼医院）

颜 苗（中南大学湘雅二医院）　　　　　羊红玉（浙江大学医学院附属第一医院）

杨 菁（福建医科大学附属协和医院）　　杨鑫伟（首都医科大学中医药学院）

姚 勤（昆明医科大学第一附属医院）　　张毕奎（中南大学湘雅二医院）

科学出版社

北 京

内 容 简 介

药物毒理学是药学的重要组成部分，主要研究药物对生物体的毒性反应和可能产生的危害作用。本教材共有 16 个章节，内容涵盖药物毒性作用及毒代动力学基础、药物对组织的毒性作用、药物特殊毒性、中药毒性、药物安全性评价以及不良反应报告与监测，每个章节配有案例研究和实际应用的示例，以帮助读者将理论知识与实际情境相结合，加深对药物毒理学的理解。此外，本教材还附有课程相关电子资源，包括课后思考题答案解析、课程相关思政案例、配套 PPT 和微视频，为广大读者提供多元化学习方式。我们希望读者通过学习本教材，能够在药物研究、开发和临床实践中更好地理解和应用药物毒理学知识，为保障人类健康作出贡献。

图书在版编目（CIP）数据

药物毒理学/张毕奎，向明主编.-- 北京：科学出版社，2024.6
科学出版社"十四五"普通高等教育本科规划教材　临床药学专业案例版系列教材/张玉总主编
ISBN 978-7-03-077897-0

Ⅰ.①药… Ⅱ.①张… ②向… Ⅲ.①药物学–毒理学–医学院校–教材
Ⅳ.① R994.39

中国国家版本馆 CIP 数据核字（2024）第 025008 号

责任编辑：朱　华/责任校对：周思梦
责任印制：赵　博/封面设计：陈　敬

科 学 出 版 社　出版
北京东黄城根北街 16 号
邮政编码：100717
http://www.sciencep.com
北京天宇星印刷厂印刷
科学出版社发行　各地新华书店经销
＊
2024 年 6 月第　一　版　　开本：787×1092　1/16
2025 年 1 月第二次印刷　　印张：13
字数：370 000
定价：93.00 元
（如有印装质量问题，我社负责调换）

序

随着社会的飞速发展以及我国医疗卫生体制改革的持续深入，公众的健康意识不断提升，合理用药需求日益增长，临床药学学科的重要性越来越突显，其学科内涵、教育理念和人才培养模式也随之发生着深刻变化。本科临床药学专业旨在培养兼备临床及药学基础知识和技能、为临床提供以合理用药为核心的药学服务并具有良好沟通能力和人文素质的高素质人才。为适应新时代、新要求，使教材建设跟上学科发展的步伐、更好地满足当前临床药学人才培养的要求，我们组织来自高校及临床一线的专家学者共同编写了这套临床药学专业案例版系列教材，旨在通过融合实际案例与课堂专业知识，帮助学生更形象、更深入地理解和掌握临床药学知识，提升解决实际问题的能力。

本套教材围绕临床药学专业核心课程，融合理论基础与案例实践，融入国内外前沿视角，形成了系列案例版教材，包括《临床药理学》《临床药物治疗学》《药物不良反应与药物警戒》《药物毒理学》《药物经济学》《药物临床试验概论》《药学服务与沟通技能》等。教材编写遵循以下原则：

以案例为载体，贴近临床实践　编者精选出一系列有代表性的临床药学案例，结合现实场景中的问题和挑战，引导学生运用所学知识进行分析，在解决临床问题的过程中掌握知识和技能。

以问题为导向，激发学生思考　本套教材通过问题引导和启发式教学，引导学生在分析和解决问题的过程中主动思考，不断激发学生探索欲望和创新思维能力。

以学生为中心，促进潜能发挥　本套教材编写基于学生认知与发展规律，难易程度逐步递进，有利于学生在学习中稳步提升。教材借助二维码技术提供电子拓展资源，包含进阶学习资料与个性化辅导内容，以便学生自主选择深入研习与探索，充分发挥个人潜能。

以信息化为支撑，提升教学实效　本套教材还利用先进的网络和数字技术，为教学和考试提供丰富的资源和支持，力求实现医学教育数字化和网络化。

值此系列教材出版之际，我衷心感谢所有参与编写教材的专家学者和热心协助的同仁们，正是因为你们的辛勤工作和无私奉献，才让本套教材得以顺利完成。同时，我也要感谢所有使用本套教材的师生们，你们的支持和反馈将推动我们不断改进和完善本套教材，以满足临床药学教育的需求。我衷心希望临床药学专业案例版系列教材能够为广大医药教育工作者和学生们提供丰富的学习资源和指导，为临床药学专业的人才培养提供有力支持，为医药学教育的创新和发展贡献力量。

张　玉

2024 年 3 月于武汉

前　言

　　药物毒理学是药学的重要组成部分，主要研究药物对生物体的毒性反应和可能产生的危害作用。随着生物医学科学与技术的飞速发展，新药不断涌现，药物治疗在现代医学中发挥着越来越重要的作用。然而，任何药物都可能对生物体产生一定的毒性作用。近年来全球发生的重大药害事件，如"反应停事件"、"心得宁事件"等，就是对药物毒性问题的一次次警示。因此，系统和全面地学习药物毒理学，对保障人类用药安全和药物研发来说都意义重大。

　　本教材旨在为学生、研究人员和从业者提供一个全面了解药物毒理学的平台，并将其应用于医药研究、药物开发和临床实践。我们积极从多个角度收集了来自全国各地的权威专家的意见和经验，并在教材每个章节都配有案例分析，通过典型案例帮助读者加深对理论知识的理解，并将其应用到实际情境中。我们希望通过这本教材提供最新、最全面的药物毒理学知识，并将其以易于理解和应用的方式呈现给读者。

　　本教材共有十六个章节，内容涵盖药物毒性作用及毒代动力学基础、药物对组织的毒性作用、药物特殊毒性、中药毒性、药物安全性评价以及不良反应报告与监测，每个章节配有案例研究和实际应用的示例，以帮助读者将理论知识与实际情境相结合，加深对药物毒理学的理解。此外，本教材还附有课程相关电子资源，包括课后思考题答案解析、课程相关思政案例、配套 PPT 和微视频，为广大读者提供多元化学习方式。我们希望读者通过学习本教材，能够在药物研究、开发和临床实践中更好地理解和应用药物毒理学知识，为保障人类健康作出贡献。

　　本教材编写得到了科学出版社和各参编院校的大力支持，在此表示诚挚的感谢。参加本教材的编写人员均有较丰富的药理学和药物毒理学相关著作编写和授课经历，尽管如此，本教材仍有不完善之处，恳请广大师生和同行在使用过程中提出宝贵的意见。

张毕奎　向　明

2024 年 3 月

目　录

第一章 绪　论

案例 1-1

蒽环类药物是临床上应用最为广泛的抗肿瘤药物之一，也是引起心脏毒性最主要的化疗药物。对癌症患者的长期随访调查发现，33% 患者最终死于并发的心脏疾病，其中 51% 是蒽环类化疗药物诱发的心脏毒性事件。不仅仅是肿瘤化疗药物，不少药物在治病救人的同时，会发生药物毒性作用，严重者会导致器官损害甚至死亡。

请思考以下问题：

为什么会发生药物毒性作用？毒性作用的机制是什么？如何避免药物毒性作用？

第一节　药物毒理学的概念

药物毒理学（drug toxicology）是研究药物在一定条件下对生物体的损害作用，并对药物毒性作用（toxic action）进行定性、定量评价，以及对靶器官毒性作用机制进行研究的一门学科。药物毒理学研究的毒性数据是评价药物安全性的重要依据，也是新药评审的重点内容之一。药物毒理学是在药理学、解剖学、遗传学、动物学、病理学、分子生物学、统计学等学科基础上发展起来的应用学科。

药物的毒性受到多种因素的影响，如药物的理化性质、吸收途径、进入生物体内的转运和转化过程及所产生的毒性反应是否可逆等。在剂量足够大时，几乎所有的药物都可产生特定类型的毒性，如特定器官的损害或特定酶活性的影响而引起中毒症状。

药物毒理学研究药物的毒性，探讨药物对人体的危害及防止发生危害的安全剂量。药物的治疗作用与毒性作用是对立统一的矛盾体。药物毒理学与药理学是一个问题的两个方面，药物毒理学是药理学的延伸和深入，辩证地理解这一矛盾关系，才能合理应用治疗药物并不断发现新的药物。中国古代流传神农尝百草，一日遇七十毒的说法，尝百草的目的是发现治病救人的良药，而这一过程往往又会伴随毒物的发现。由此可以略见人类早期对药物与毒物这一辩证关系的理解，这些早期发现的毒物包括植物性毒物如毒芹，动物性毒物如蛇毒，矿物性毒物如铅等。人们一方面努力发掘这些物质的治疗作用，另一方面也在不断地发现、发展预防这些物质的毒性和解毒的方法。药物在临床上表现的是治疗作用还是毒性作用往往取决于使用剂量。药物毒理学研究既有助于发现受试药物的毒性作用及毒性剂量，以评价新药的开发价值，为进一步毒性研究和（或）临床研究剂量设计提供依据，又有助于临床医生合理用药。

第二节　药物毒理学的学科任务

药物毒理学的研究可明确药物毒性作用的靶组织或靶器官，进而确定药物毒性作用的机制。药物毒理学有助于了解药物毒性作用的可变性，有些药物在治疗剂量下，其毒性作用会伴随治疗作用同时出现，另一些药物则可能由于误用、滥用或故意超剂量使用而产生某些毒性作用。药物的毒性是否可逆，即在停药或采取某些治疗后被毒性作用所损害的正常生理功能是否可以恢复是至关重要的问题之一。在新药的研究开发中，药物毒性作用也是决定药物能否在临床广泛使用的重要依据。药物毒理学也用于研究解毒药及药物中毒后的解救措施，此项研究基于前述的毒性作用及其机制，也有赖于现代医药学知识的综合应用，是现代药物毒理学研究中较高层次的研究领域。

药物毒理学在上述几个方面研究得深入，也可以补充或更新遗传学、分子生物学领域的知识。例如，由于药物对基因的毒性作用，发生染色体核型改变或基因重排，由此带来细胞分化上的变异（致癌）或组织、胚胎发育的异常（致畸）。对其中因果关系的研究无疑将丰富分子生物学、遗传学的知识。

药物毒理学研究也有利于开发新药。随着对药物毒性作用的深入了解，在药物毒理学研究中很有可能"偶然"发现新的治疗药物，如氯丙嗪、青霉素等的发现。此外，通过新药临床前毒理研究，针对毒性作用强、毒性症状发展迅速、安全范围小的药物，可为临床研究解毒措施提供参考依据。

药物的毒性研究与安全性评价在新药的开发研制阶段尤为重要，一个药物的开发往往要花费大量的资金，尽早发现毒性作用可以提高新药研究的效率，节省研究开发成本，缩短高效低毒新品种的研制周期。

第三节　药物毒理学研究内容与方法

一、研究内容

药物毒理学研究内容主要包括描述性研究、机制性研究及管理性研究。

（一）描述性研究

研究者通过设计合理的动物毒性试验，观察药物对动物的毒性反应，获得相应的数据和资料。描述性研究主要包括对药物一般毒性和特殊毒性作用的研究，其中药物一般毒性作用研究包括单次给药毒性试验、重复给药毒性试验和局部毒性试验；特殊毒性作用研究包括生殖毒性试验（一般生殖试验、致畸试验和围生期试验）、遗传毒性试验（致突变试验）、致癌试验、药物依赖性试验及毒性试验中的病理学检查。另外，还有药物产生毒性的量效关系，机体对药物（毒物）的处置过程，药物刺激性试验，过敏性试验等。此类研究结果可为药物安全性评价或风险管理等提供毒理学资料，也可为药物毒理学机制研究提供重要线索。

（二）机制性研究

机制性研究是从不同层次（脏器、细胞、亚细胞、分子水平），阐明药物对机体毒性作用的机制，包括药物对神经系统、心血管系统、内分泌系统、呼吸系统、泌尿系统和消化系统的毒性作用及机制研究等，这是毒理学研究的核心问题之一，可为药物中毒的防治提供科学根据。

（三）管理性研究

管理性研究是药品管理部门基于描述性和（或）机制性研究提供的资料，通过系统的毒性评价研究受试药物是否许可按规定的使用目的生产上市，生产销售后是否存在一定的危险性。新药临床前安全性评价内容就属于这一研究领域。

二、研究方法

药物毒理学的研究方法主要包括体内试验（*in vivo* test）和体外试验（*in vitro* test），另外，还有上市药物毒性的临床观察与研究、药物流行病学调查和上市药物风险管理研究等。

（一）体内试验

体内试验又称整体动物试验，给予动物试验药物，严格控制试验条件，观察药物引起的动物各种功能或形态的变化。试验多采用哺乳动物，如大鼠、小鼠、豚鼠、仓鼠、家兔、犬和猴等，研究可根据试验要求，选择适当的试验动物，并通过控制其性别、年龄、遗传特征等，提高试验结果参考价值，使之更接近临床用药实际。测定药物的一般毒性，多在整体动物中进行，如单次给药毒性试验、重复给药毒性试验、局部毒性试验和致癌试验等。体内试验的优点在于能同时测定药物的多种效应，全面反映药物的毒性作用，可长期观察慢性毒性反应。缺点是整体试验影响因素较多，较难进行深入的机制研究。

（二）体外试验

体外试验即采用离体器官、培养的原代细胞、细胞系或细胞器进行药物毒理学研究，多用于药物急性毒性作用筛选、毒理学作用机制和代谢转化过程的深入研究，其优点在于影响因素相对较少、易于控制；可进行深入的机制和代谢转化研究；较为经济。缺点是不能全面反映毒性作用，难以观察长期毒性。

1. 游离器官 利用器官灌流技术将特定的液体通过血管流经某一离体的脏器（肝、肾、肺、脑等），借此使离体脏器在一定时间内保持存活状态，与药物接触，观察药物在该脏器出现的有害作用及药物在该脏器中的代谢情况。

2. 细胞 利用从动物脏器新分离的细胞（原代细胞）或经传代培养细胞株或细胞系进行药物的毒性研究。

3. 细胞器 将细胞制作成匀浆，进一步离心分离成为不同的细胞或组分，如线粒体、微核体、细胞核等，用于试验研究。

体内试验和体外试验各有其优点和局限性，应根据试验的目的和要求，采用适当的方法并互相验证。

（三）临床研究和药物流行病学研究

在新药临床试验和医疗实践中，可观察到药物引起的器官损伤的情况，这些药物对人体的毒理学资料，是临床药物毒理学研究的重要内容。药物流行病学研究是指运用流行病学的原理和方法，研究人群中药物的应用及其效应，提供药物应用及药物安全性及有效性信息，协助药物管理部门、医疗单位及预防保健机构选择最佳用药方案。

第四节　药物毒理学的发展与展望

近年来，分子生物学、细胞生物学、系统生物学等前沿学科及组学技术、生物信息学等先进技术的飞速发展，赋予了药物毒理学新的发展契机，国内外药物毒理学发展迅速，在研究思路和观念、技术和手段、策略和方法上发生了巨大转变，主要表现为：研究过程和实验操作逐步走向规范化、标准化；逐步采用体外筛选评价模型代替整体动物试验；在药物开发、申报、临床监测的各个环节发挥药物毒理学的主动指导作用；研究对象从患者群体转向个体；基因技术全面进入药物毒理学各个研究领域；利用人工智能、生物信息、大数据分析、药代动力学和其他分子细胞生物学的概念和方法研究药物毒性机制或进行药物毒性的风险评价。

基于现代生命科学的新进展，建立和应用药物毒理学研究的新技术和新方法对推动毒理学发展具有重要意义。其中包括①转基因动物技术：基因敲除技术为阐明某些基因或生物大分子在药物毒性发生中的作用提供了新途径。②发现毒理学技术：目前，在发现毒理学研究中广泛采用的技术有早期毒性筛选系统、毒性作用机制研究、计算机虚拟筛选和毒理组学技术等。大量新技术和新方法的应用使毒理学研究水平更加深入，药物的毒性评价将从目前的模式逐步发展到体外细胞、分子水平的毒性测试与人体志愿者试验相结合的新模式。

因此，基于药物毒理学基本理论、基础知识和基本技术，结合药物毒理学学科发展的新思想和新方法，以案例导入、综合分析的方式，展开药物毒理学知识学习，有助于全面掌握药物毒理学基本问题，为合理用药、药物安全性评价及新物研究打下良好基础。

思 考 题

1. 简述药物毒理学的基本概念及特点。
2. 简述药物毒理学的学科任务。
3. 简述药物毒理学的研究内容和方法。

（张毕奎　向　明）

第二章 药物毒性效应动力学与代谢动力学

学习要求

记忆：药物的毒性作用及毒代动力学基础。

理解：影响药物毒性的作用机制；药物毒性与体内过程的关系。

运用：药物毒性效应作用机制分析；药物的毒代动力学评价。

第一节 药物的毒性作用

> **案例 2-1**
>
> 　　患儿，男性，6 岁，因"腹泻、呕吐、厌食"入院，入院后查体，心率 140 次/分，体温 38.5℃，皮肤、巩膜黄染；血生化检查提示，谷丙转氨酶、胆红素异常升高；肝功能检查提示，天冬氨酸转氨酶、丙氨酸转氨酶异常升高；凝血四项检查提示，凝血酶原时间延长。经询问，得知男孩由于近一周来反复持续发热，家人多次喂服泰诺林（对乙酰氨基酚口服混悬液）。诊断为急性肝炎，随即对症处理治疗。
>
> **请思考以下问题：**
>
> 该患儿发生急性肝炎的病因是什么？

一、药物对机体毒性作用的一般规律

不同药物对机体产生的毒性作用各不相同，经过大量实验研究和临床实践，人们对药物产生机体毒性作用的一般规律有了进一步的认识。目前认为，药物的毒性作用机制主要包括以下几点。

（一）抑制氧的吸收、运输和利用

氧气是维持机体正常生命活动必不可少的物质。有些药物可以通过干扰机体的需氧生理过程对机体产生毒性作用。例如，一些药物能加剧红细胞的破坏而发生溶血，使血红蛋白失去运输氧的能力。

（二）影响酶的表达和活性

药物进入机体后，可通过对酶系统产生直接或间接作用，影响其表达和活性，导致其参与的生化反应受到影响，机体相关生理功能受到干扰，从而对机体产生毒性作用。

（三）损伤组织和细胞的结构

药物可直接损伤组织细胞结构及细胞器，从而使组织出现变性和坏死。损伤时，细胞内所含的酶可被释放到血液中，如肝损伤时，可见血液中谷丙转氨酶（又称"丙氨酸转氨酶"）大量增加。

（四）干扰机体的代谢功能

有些药物对机体的代谢过程可产生多种影响，破坏其动态平衡，使相应的生理功能受到损害，这是较为常见的药物毒性作用。通常通过代谢组学技术，可以发现许多药物干扰了机体或细胞的代谢稳态。例如，对乙酰氨基酚所致肝毒性与其干扰机体磷脂代谢、胆汁酸代谢等途径密切相关。

（五）影响免疫功能

药物的毒性作用对机体免疫功能的影响可分为两个方面：一方面是抑制免疫反应，使免疫监

视功能低下，导致机体对感染或其他疾病抵抗能力下降；另一方面则是激发免疫反应，如变态反应、自身免疫反应，这些过强的免疫反应，可对机体产生程度不同的损害，重者可危及生命。

二、药物的毒性作用类别

药物的毒性作用属于药物不良反应的范畴，但程度更严重，可出现难以恢复的药源性疾病。药物不良反应通常是指合格药品在正常用法用量下，出现的与用药目的无关的有害反应，包括副作用、毒性反应、后遗效应、停药反应、变态反应和特异质反应等。药物的毒性作用还包括误用、滥用和不正当使用时出现的对机体的损害作用。药物毒性作用通常是在剂量过大或蓄积过多时，对靶组织（器官）呈现的危害，通过临床前安全性评价和临床研究，通常可以预知，但不一定可以避免。从药物非临床研究评价的角度，药物的毒性作用通常分为急性毒性作用、长期毒性作用、特殊毒性作用（包括生殖与发育毒性，遗传毒性及致癌性）和局部用药的毒性作用。

药物的毒性作用主要有以下几类。

（一）变态反应

变态反应是一类免疫反应，是指药物作为抗原或半抗原与机体蛋白质结合后，产生致敏淋巴细胞或特异性抗体，如与再次进入机体的抗原结合，可导致机体生理功能紊乱和组织损害的免疫病理反应，也称过敏反应。临床出现的反应因人而异，反应性质与药物固有的效应及所用剂量均无关，用药理方面的拮抗药解救一般无效。变态反应严重程度差异很大，从轻微的皮疹、发热，至造血系统抑制、肝肾功能损伤、休克甚至死亡。可能只出现一种症状，也可能多种症状同时出现，停药后反应逐渐消失，再用药时可能再发。致敏物质可能是药物本身，也可能是其代谢物或制剂中的杂质。临床用药前做皮肤过敏试验，可发现某些类型的变态反应，如青霉素，但是目前许多类型变态反应仍无法预知。

（二）靶器官毒性反应

靶器官毒性反应是指在药物剂量过大或在体内蓄积过多时，对机体靶组织（器官）造成的有害反应。一般比较严重，但通过新药非临床药物安全性评价可预知，因此，可以避免在临床使用时发生。临床前研究发现，对靶器官的急性毒性多损害循环、呼吸及神经系统，而慢性毒性多损害肝、肾、骨髓、内分泌系统等。例如，采用利福平治疗结核病时，由于结核病治疗的疗程较长，常用量利福平也会对毒性作用靶器官，即肝脏造成损伤。

（三）致癌性

药物的致癌性可通过遗传物质损伤或非遗传物质损伤途径产生。多数化学物质需在体内（主要在肝脏）代谢活化后才致癌，称为间接致癌物。少数化学物质不需在体内进行代谢转化即可致癌，称为直接致癌物。化学致癌物多数是致突变剂，具有亲电子基团，能与大分子（如 DNA）的亲核基团共价结合，导致其结构改变（如 DNA 突变）。例如，马兜铃酸可诱发人类尿道肿瘤，也可在短期给予常用量时导致实验动物肝脏等多器官发生肿瘤，其机制分别涉及诱导 $p53$ 基因加成反应或干预转录后调控、蛋白翻译后修饰等。

（四）生殖毒性和发育毒性

生殖毒性主要针对育龄人群，研究用药后药物对生殖系统及与生育相关的神经或内分泌系统产生的毒性。而发育毒性则指孕期用药，药物直接对胚胎产生的影响。例如，胚胎器官形成期接触致畸药物可致胎儿畸形，而怀孕后期接触发育毒性药物，则可出现以功能异常或发育迟缓为主的毒性反应。沙利度胺药害事件，就是孕妇在孕期前三分之一阶段服用沙利度胺所致，而胚胎发育的后三分之一阶段，其神经、生殖系统分化尚未完善，受药物影响可分别导致出生后生理反射和行为异常，生殖系统形态功能异常。

（五）致突变与遗传毒性

致突变与遗传毒性主要关注药物对遗传物质的损害作用。少数药物（如肿瘤化疗药）可损伤人类的遗传物质而发生突变作用，产生对用药个体本身及后代的影响。药物诱发的突变作用类型，可以分为基因突变和染色体畸变。基因突变是指一个染色体的一个或几个碱基发生变化，这种变化不能用光学显微镜直接观察到，如烷化剂引起的点突变。染色体畸变是指染色体数目的增减或结构的改变，这种改变可以在显微镜下观察或识别。

（六）特异质反应

特异质反应是由药物引起的一类遗传性异常反应，发生在有遗传性药物代谢和反应变异的个体。在性质上和药物在正常人体中引起的反应相似，但表现特异性反应：其一是低剂量药物引起高度敏感性；其二是对大剂量药物不敏感。例如，红细胞内缺乏葡萄糖-6-磷酸脱氢酶的特异质患者，服用磺胺类药物后，发生溶血，并因不能将高铁血红蛋白还原为正常血红蛋白，而引起高铁血红蛋白血症。近年来发展迅速的组学技术，包括药物基因组学、药物转录组学、表观遗传组学、药物蛋白质组学等，可基于个体遗传学特征制订给药方案，从而提高疗效，降低药物毒性，确定个体遗传易感性并降低个体发生药物毒性损伤的风险。

案例 2-1 解析

患儿由于服用过多的对乙酰氨基酚，当正常的解毒生物转化机制（葡萄糖醛酸化和硫酸化）饱和时，细胞色素 P450 介导的氧化过程会产生一种毒性代谢物（N-乙酰基对苯醌亚胺）。该代谢物是亲电子的，可与谷胱甘肽结合并与硫基结合，导致肝坏死，从而形成药物性肝损伤。

第二节 剂量-效应关系

案例 2-2

患者，女性，55 岁。两小时前，家属发现患者躺在沙发上，呼之不醒，神志不清，旁边有一空的地西泮片药瓶，无呕吐及大小便失禁等情况。入院后查体：血压 110/70mmHg。心率 93 次/分，律齐，无杂音。深度昏迷，双侧瞳孔缩小，对光反射消失。呼吸微弱，四肢肌力下降。既往病史，患者于一年前左股骨骨折，平日活动不便。由于焦虑、压力大及更年期等原因，患者需每晚服用地西泮片才能入睡。送入急诊科后，进行洗胃、解毒等对症治疗。

请思考以下问题：

患者发生急性昏迷的原因是什么？如何解毒？

许多药物对机体产生的效应与剂量呈现一定的关系。药物的毒性效应和剂量在一定范围内呈正比，称为量-毒效关系。有些毒性效应可用具体数字或最大反应的百分率表示。以毒性效应为纵坐标，并以药物浓度为横坐标作图，其量-毒效关系曲线中段斜率较陡的提示毒性效应较剧烈，而斜率较平坦的则提示毒性效应相对较缓和。

量反应是指机体对药物的反应可用定量或者可用连续量表示。质反应是指机体对药物的反应是以某特定指标出现或不出现为准，因此又称"有或无"反应。有些毒性效应只能用全或无、阴性或阳性等表示，如死亡与生存、惊厥与不惊厥等。以阳性率表示毒性效应，用累加阳性率与对数剂量（或浓度）作图，呈典型的对称 S 形反应曲线。在该曲线上可得出能引起 50% 的实验动物产生毒性反应的浓度或剂量，如效应为死亡，则称为半数致死量（median lethal dose，LD_{50}）。通常将药物对实验动物的 LD_{50} 和半数有效量（median effective dose，ED_{50}）的比值称为治疗指数（therapeutic index，TI），用以表示药物的安全性，比值越大药物安全性越高。

（一）药物量效关系中的激动与拮抗

1. 激动剂（agonist） 激动剂可分为完全激动剂和部分激动剂。完全激动剂通常指其与受体之间既具有高亲和力，同时也具有高内在活性，能与受体结合产生最大效应。部分激动剂是可以和某个特定的受体结合并将其激活，但是和完全激动剂相比，它只有一部分的激活效能。

2. 拮抗剂（antagonist） 拮抗剂与受体结合后，可阻断该受体激动剂介导的激动作用，但本身并不引起生物学效应。根据拮抗剂与受体的结合情况，拮抗剂主要分为两大类。

（1）竞争性拮抗剂（competitive antagonist）：药物与受体有亲和力但不产生受体激动效应，可以阻止激动剂与该受体的结合。

在激动剂浓度固定时，提高可逆性竞争性拮抗剂的浓度，可以逐渐抑制激动剂产生的反应，并在一定浓度下，拮抗剂可以完全阻止激动剂的活性反应发生。因为拮抗作用是竞争性的，拮抗剂的存在使激动剂达到一个特定的反应高度时，需要提高浓度，这就使激动剂浓度-效应曲线平行右移。足够高浓度的激动剂能够减弱一定浓度拮抗剂的作用。还有一些拮抗剂除了能够阻止激动剂与受体的结合，还能够抑制受体的固有活性。

（2）非竞争性拮抗剂（non-competitive antagonist）：是指结合到受体蛋白上与激动剂结合位点不同的部位，阻止激动剂引起受体激动的药物。

与酶蛋白分子活性中心以外的某一部位特异性结合，引起酶蛋白分子构象变化，从而改变酶活性的药物，通常被称为变构调节剂。变构调节剂能够改变受体功能，但不激动受体，如苯二氮䓬类镇静催眠药物为一个典型例子，其通过变构调节 γ-氨基丁酸 A 型（GABA$_A$）受体，降低神经元兴奋性，进而产生镇静作用。

（二）药物的量效关系

在对患者进行临床治疗的时候，为了制订合理的治疗方案，必须了解药物与受体间的相互作用以及患者反应和用药剂量之间的关系，从而获得最大的疗效和最低程度的不良反应。

1. 量反应关系 量反应关系是指随药物剂量变化而产生的效应变化。为了客观量化该变化，在药理学上常用到效价强度（potency）和效能（efficacy）这两个重要概念。

（1）效价强度：通常是指药物引起相应强度时所应用的药物剂量。效价可以反映药物与受体的亲和力，效价数值越小则表明药物效应强度越大。药物的效价一方面取决于药物与受体的亲和力（K_a），另一方面取决于药物与受体之间相互作用的反应效率。

（2）效能：药物产生的最大效应，通常称为最大效能，反映药物的内在活性。效能对临床用药非常关键，药物的效能由药物与受体的反应模式或受体-效应器体系的特性决定。例如，利尿剂环戊噻嗪 1mg 就能引起呋塞米 100mg 等同的排钠利尿效应。这样比较时，可以说前者的效价比后者强约 100 倍，但前者最大排钠利尿效能远不如后者。临床上用环戊噻嗪类无效的患者改用呋塞米后常能继续排钠利尿，消退水肿，改善循环。

2. 质反应的量效关系 质反应的量效关系定义为：人群中对一个给定剂量的药物产生质反应的比例。质反应的量效关系曲线以对数剂量为横坐标，累积反应率为纵坐标。通过该曲线可求得50% 反应的剂量。根据所采用的指标不同，有药物的 ED$_{50}$ 或 LD$_{50}$ 等。例如，能产生特定药理作用的两种药物 ED$_{50}$ 分别是 5mg 和 500mg，则可以说对于这种药理作用，第一种药物的效能是第二种药物的 100 倍。

质反应的量效关系曲线也可以获得药物安全范围的信息，如治疗指数，在动物实验中通常采用半数致死量与半数有效量的比值。值得提出的是，量反应的量效关系曲线和质反应的量效关系曲线在半对数图上看起来均是 S 形，但不同的是，量反应的量效关系曲线表明了药物的最大效能，质反应的量效关系曲线通常反映个体反应的差异。

案例 2-2 解析

　　昏迷原因：地西泮过量引起中毒时，机体在应激状态下脑内 β-内啡肽释放增加。β-内啡肽作用于中枢神经系统和心血管系统的吗啡受体，使其激动，引起中枢抑制、呼吸抑制，并抑制心脏，使心率减慢、血压降低。解毒措施：使用吗啡受体特异性拮抗剂纳洛酮，它对吗啡受体的各亚型均有不同程度的亲和力，但其无内在活性，可通过竞争性阻断外源性吗啡受体激动剂和内源性吗啡样物质，迅速翻转吗啡的作用，解救吗啡类麻醉药品引起的中毒及海洛因等毒品过量引起的中毒。静脉给药能迅速阻断吗啡受体的作用，解除地西泮类药物对呼吸、循环系统的抑制作用，使呼吸频率及呼吸量增加，血压升高，心率增快，促进患者尽快清醒，防止休克、脑水肿、肺水肿的发生，起到理想的治疗效果。地西泮类药物中毒以后另一种特效解毒药是氟马西尼，氟马西尼是苯二氮䓬类与 GABA$_A$ 受体上结合位点的特效拮抗剂，可与苯二氮䓬类药物如地西泮竞争性结合位点，从而减轻或逆转苯二氮䓬类药物对中枢的抑制作用。但是氟马西尼这种药物应用的时候要相当小心，常规用法是氟马西尼（0.5mg）稀释后缓慢静脉推注，静脉推注的过程中需要关注患者的心率和血压变化。

第三节　毒性作用的参数

　　在药物毒理学实验中，为了便于对各种药物的毒性进行比较，常使用下列参数。

　　1. 绝对致死量（LD$_{100}$）或绝对致死浓度（LC$_{100}$）　指药物能引起一群实验动物全部死亡的剂量或浓度。

　　2. 半数致死量（LD$_{50}$）或半数致死浓度（LC$_{50}$）　指药物能引起一群实验动物 50% 死亡的剂量或浓度。

　　3. 最小致死量（MLD）或最小致死浓度（MLC）　指药物在最低剂量组的一群实验动物中仅引起个别动物死亡的剂量或浓度。

　　4. 最大耐受量（MTD）或最大耐受浓度（LD$_0$ 或 LC$_0$）　指药物不引起实验动物死亡的最大剂量或最大浓度。

　　5. 治疗指数（TI）　药物对实验动物的 LD$_{50}$ 和 ED$_{50}$ 的比值，用以表示药物的安全性，比值越大药物安全性越高。

第四节　药物的毒代动力学

　　机体对药物的处置过程包括吸收、分布、代谢（生物转化）和排泄。药物从接触机体（暴露）到进入血液的过程称为吸收（absorption）；通过血流分散到全身组织细胞中的过程称为分布（distribution）；在组织细胞中，药物经各种酶的催化，发生化学结构变化的过程称为代谢（metabolism）或生物转化（biotransformation）；代谢产物和部分未被转化的原型药物被排出体外的过程为排泄（excretion）。这四个过程可简称为 ADME 过程。

　　药物 ADME 过程的改变如药物吸收的快慢、分布的多少、转化的速率、排泄的快慢等，可导致药物在靶器官浓度的改变或维持时间的变化，进而可以影响药物对相应靶器官（组织）的毒性。药物毒代动力学（toxicokinetics）则是运用药动学的原理和方法，定量地研究在毒性剂量下药物在动物体内的吸收、分布、代谢、排泄过程和特点，进而探讨药物毒性发生和发展的规律，了解药物在动物体内的分布及其靶器官，为进一步进行其他毒性试验提供参考，并为后续临床用药及药物过量的诊断、治疗提供依据。

　　本节内容主要讨论药物在体内的 ADME 过程及其每个过程中可能产生的毒性，探讨药物毒性作用与其体内 ADME 的关系，此内容有助于临床合理用药，确定靶器官（组织）与药物中毒的联系，预防及治疗药物中毒。

案例 2-3

患者,女性,61 岁,既往精神分裂症病史,近 3 年未规律服药,生活能力自理,入院前 3 天患者出现失眠等症状。入院前 3 小时家属发现其昏迷不醒,神志不清,周边有氯丙嗪、阿普唑仑、利血平空瓶各一个,无呕吐物,屋内无煤球炉。入院后查体:深度昏迷,体温 35.0℃,血压 60/40mmHg,血氧饱和度 90%,心率 180 次/分,双侧瞳孔针尖样大小,对光反射消失,呼吸浅表,双肺呼吸音粗,未闻及干湿啰音,紊乱性心房律,生理、病理反射消失。

请思考以下问题:

患者昏迷休克的原因是什么?

案例 2-3 解析

氯丙嗪又名冬眠灵,主要在肝内代谢,约 80% 在尿中以葡萄糖醛酸盐或硫氧化物形式排泄。氯丙嗪的毒理作用主要有:扩张血管,引起血压下降。氯丙嗪能抑制中枢神经,对抗肾上腺素和去甲肾上腺素的升压作用,甚至使肾上腺素的作用与正常相反;对肝的毒性和过敏性损害。氯丙嗪能沉积于肝细胞膜的脂质成分中,干扰胆汁流的生成,引起肝内胆汁淤积;抑制大脑皮质和皮质下中枢。盐酸氯丙嗪小剂量时,可以抑制延髓催吐化学感受区的多巴胺受体,大剂量时可以直接抑制呕吐中枢,产生强大的镇吐作用,还可以阻断外周 α 肾上腺素受体作用,使血管扩张,引起血压下降,对内分泌系统也有一定的影响。

一次大剂量服用氯丙嗪可引起嗜睡、恶心、呕吐、呼吸困难、体温降低、瞳孔缩小、流涎、血压下降、四肢张力减低、反射消失、震颤及阵发性全身抽搐、昏迷等。注射过量氯丙嗪主要表现为持续性低血压,常在肌内注射后 15~30 分钟发生,静脉注射后数分钟发生。

一、药物吸收过程的毒性

吸收是指药物(毒物)从吸收部位进入血液循环的过程,吸收途径主要包括胃肠道、呼吸道及皮肤等。各种给药途径的吸收效率不同,不同的吸收途径会影响药物进入血液的速度和程度,进而影响到其毒性效应。

案例 2-4

患者,男性,47 岁。既往"癫痫病史"30 余年,长期口服苯妥英钠及苯巴比妥进行抗癫痫治疗,症状控制可。近日,无明显诱因,患者出现恶心、呕吐、腹痛、面色苍白、意识不清,逐渐昏迷。入院后查体:生命体征平稳,心肺未见明显异常;意识模糊;双侧瞳孔等大,眼球震颤。经询问家属,得知患者近日来未经医生允许,自行调整用药剂量及次数,将一日三次的剂量改成一日一次服用。随即检测血药浓度,提示苯妥英钠血药浓度达到 51.5mg/L。后续予以洗胃、血液灌流等处理。

请思考以下问题:

患者出现上述症状的原因是什么?

(一)胃肠道吸收

胃肠道吸收是药物进入机体的重要途径,小肠是主要吸收部位。影响胃肠道吸收的因素主要包括以下几种。

1. 药物的理化性质 液体状态的药物较容易吸收,固体状态的药物如果在胃肠道内溶解度低,则吸收可能较差。溶解性较低的固体药物中,分散度大的因与胃肠液接触面积大,有利于药物溶出而较易吸收。有一定脂溶性且解离度小的药物一般也因易于跨膜而被吸收。

2. 机体方面的影响

（1）胃肠道蠕动情况：胃肠道蠕动较强，则药物在其内停留时间较短，吸收较少；反之有利于吸收。

（2）胃肠道酸碱度：弱酸性药物在酸性环境的胃中容易被吸收，弱碱性药物在偏碱性环境的小肠内容易被吸收。

（3）胃肠道内各物质间的相互作用：同时存在于胃肠道中的食物或者药物发生的相互作用可影响其吸收。

（4）某些特殊生理状况：特殊生理状况对药物的吸收也有影响。例如，妊娠期血容量增加，可增加一些药物的吸收。胃酸量分泌随年龄增长而降低，可影响弱酸或弱碱性药物的吸收。

（二）呼吸道吸收

呼吸道吸收部位包括鼻腔、喉、气管、支气管、肺，其中肺是呼吸道中的主要吸收器官，肺泡上皮细胞层极薄而且血管丰富，经呼吸道吸收的物质主要有气体、各种气溶胶、细微的颗粒物质及脂/水分配系数较高的物质等。一些外源性物质可与细菌、病毒及植物花粉、孢子等形成固体气溶胶，气溶胶和颗粒物进入呼吸道后可在呼吸道中沉积。大部分颗粒物可随同气流到达终末细支气管和肺泡内，沉积并附着于细胞表面，对机体造成一定的损害，少数水溶性较高的物质可通过简单扩散进入血液。

易溶于水的气体药物等主要在上呼吸道吸收，水溶性较差的气体药物则可深入肺泡，并主要通过肺泡吸收。气体药物到达肺泡后，主要经简单扩散透过呼吸膜而进入血液，其吸收速度受多种因素影响，主要因素主要有血/气分配系数和肺的通气量与血流量。当粉末状物质或气溶胶进入呼吸道时，可以在气管、支气管和肺泡表面附着。通常情况下，当颗粒物直径大于 5μm 时，一般附着于鼻咽部；小于 2μm 的颗粒物则附着于气管支气管部位。液体喷雾剂和雾化颗粒（通常直径小于 1μm）也能被肺泡吸收，但是经由肺泡吸收颗粒相对不易。

经肺部吸收和经胃肠道吸收的药物不同，经肺吸收的药物不通过门静脉血流入肝，不经肝中的生物转化过程，可直接进入血液循环并分布全身。

（三）皮肤吸收

一些药物与皮肤接触时，可通过皮肤屏障进入血液循环。药物主要通过表皮和皮肤附属器（如汗腺管、皮脂腺和毛囊）被皮肤吸收。经表皮吸收为主要途径，吸收速度较慢。经皮肤吸收主要分为两个阶段，第一阶段为穿透角质层的屏障作用，第二阶段为吸收阶段，需经过颗粒层、棘细胞层、生发层和真皮，然后通过真皮中大量毛细血管和毛细淋巴管而进入全身循环。影响药物透过皮肤吸收的因素主要有以下几种。

1. 药物（毒物）的理化性质　在通过角质层时，脂溶性药物（毒物）透过角质层的速度与其脂/水分配系数成正比，非脂溶性极性物质的吸收与其分子量有关，分子量较小的较易穿透角质层被吸收。

2. 皮肤的完整性　人体不同部位皮肤对药物（毒物）的吸收能力存在差异，角质层较厚的部位（如手掌、足底）吸收较慢，阴囊、腹部皮肤较薄，药物（毒物）较易被吸收。

3. 其他因素　血流速度和细胞间液流动加快时，吸收加快；皮肤大量排出汗液时，药物（毒物）容易在皮肤表面的汗液中溶解，有助于吸收。

案例 2-4 解析

患者是由于服用过多苯妥英钠，导致苯妥英钠在胃肠道局部浓度过大，又因为苯妥英钠属于弱碱性药物，故而引起恶心、呕吐、腹痛等胃肠道症状。随着药物不断吸收，血药浓度增大，超出最小中毒浓度，药物透过血脑屏障，引发小脑-前庭系统失调，表现为眼球震颤、共济失调等症状，严重者精神错乱，陷入昏迷等。

二、药物分布过程的毒性

分布（distribution）是指药物吸收进入体循环后，随血液转运到机体各组织和靶器官的过程。药物在体内的分布取决于组织局部的血流量、血浆蛋白结合率、药物理化性质（分子量、脂溶性、解离度、立体构象等）、药物与组织的亲和力等因素。

案例 2-5

患者，男性，50 岁。人工心脏瓣膜置换术后 1 年，长期口服华法林进行抗凝治疗。因关节不适，自行同时服用保泰松进行抗炎镇痛，服用数日后，出现血尿。

请思考以下问题：

患者服用保泰松后发生血尿的原因是什么？

（一）血浆蛋白结合率

药物被吸收入血液后一部分与血浆蛋白结合，另一部分处于游离状态。只有游离状态的药物才能通过毛细血管壁，到达靶器官发挥药理作用。与血浆蛋白结合药物浓度与总药物浓度的比值，称为血浆蛋白结合率。药物和血浆蛋白的结合是可逆的和暂时的，并有一定的饱和性、选择性和竞争性。

多个物质可能竞争结合同一蛋白或相同位点而发生置换现象。例如，某药的血浆蛋白结合率为 99%，当被另一结合率高的药物置换 1% 时，则游离型药物浓度理论上可增加 100% 或更高，可能导致中毒。因此，在临床上同时使用两种以上药物时要慎重。两个蛋白结合率高的药物合用时，彼此间极易相互置换，从而使游离药物浓度骤然升高，在常用剂量下可能发生严重的毒性作用。例如，甲苯磺丁脲与华法林合用，两药的血浆蛋白结合率均大于 90%，可因相互置换导致低血糖或出血现象。另外，老年人肝脏合成血浆蛋白的能力下降，血浆中可供药物结合的蛋白储备能力降低，也易出现毒性作用，因此应该酌情减少常规用药量。有些药物也可与血浆蛋白结合率高的内源性物质竞争结合位点，如胆红素被置换出来后，可造成严重的脑组织损伤，称为胆红素脑病（核黄疸）。

（二）分布过程中的屏障

某些组织、器官具有阻止或减缓药物进入机体的生理功能，即屏障作用。较为重要的生理屏障有血脑屏障和胎盘屏障。除此之外，还有血眼屏障、血睾屏障等，分别在眼毒理学和雄性生殖毒理学中具有重要意义。

1. 血脑屏障　是保护脑部免受血液循环中有毒物质损伤的天然屏障，对维持脑内环境稳定起着重要作用。血脑屏障的形态学基础是微血管内皮细胞及其细胞之间的紧密连接。在新生儿阶段血脑屏障还没有完全形成，所以新生儿的脑组织容易受到外源性化学物质的影响。有些药物在治疗量时，虽有部分可通过血脑屏障，但不会呈现明显的毒性，只有当剂量过高时才产生明显的毒性。例如，青霉素毒性非常小，当大剂量快速静脉给药时，可有较多的量通过血脑屏障，从而引起头痛和惊厥。

2. 胎盘屏障　是指胎盘绒毛与子宫血窦之间的屏障。胎盘屏障是保护胎儿免受外源性化学物质损害的重要关口。主要原因是：①到达胎盘的母体血流量少，使进入母体中的药物（毒物）再进入胎儿血液循环的速度较慢。②胎盘具有一定的生物转化作用，可转化部分药物（毒物），减轻它们对胚胎的毒性。值得注意的是，许多药物都能穿透胎盘屏障进入胚胎血液循环，因此在妊娠期间应该慎用或禁用对胚胎发育有影响的药物。

（三）药物在组织器官中的蓄积

有些药物可与机体的某些部位发生特异性结合，导致该组织器官中药物浓度较高，从而可能产生较大的毒性。然而，有的物质发生毒性作用的靶组织或靶器官，并不是其分布浓度最高的组织。例如，铅在成人体内 90% 以上分布于骨骼，但却对分布较少的肾、中枢和外周神经及造血系统有选择毒性。因此，不仅要考虑药物（毒物）分布的体液区域（如血浆、细胞间液、细胞内液）和比率，还要关注它们与组织细胞的特殊亲和力及其蓄积的器官、组织。

1. 在肝和肾组织蓄积　在机体各种器官组织中，肝和肾是药物代谢和排泄的主要器官，与药物的亲和力较强，易产生蓄积作用。肝和肾可通过主动转运或与特殊组织结合的方式，富集较多的外源物代谢物。例如，肝、肾组织中含有金属硫蛋白，其可与多种金属离子结合，从而使金属离子储存在这些组织中。

2. 在脂肪组织蓄积　具有高脂溶性的小分子药物或毒物，进入人体内后很容易通过生物膜进入脂肪细胞，因此亲脂性药物（毒物）易分布甚至蓄积于脂肪组织，如硫喷妥钠、地西泮、氯丙嗪都可存在脂肪蓄积。

3. 在骨髓组织中蓄积　一些工业毒物和环境毒物（如氟、铅等），以及四环素类、氟喹诺酮类药物易在骨髓组织中蓄积。体内 90% 的铅可沉积在骨骼内；氟蓄积量大时可能妨碍骨组织对钙等元素的摄取，造成明显骨损害。

案例 2-5 解析

华法林是一种抗凝药物，对细胞凝血因子起抑制作用，血浆蛋白结合率高。而保泰松是一类非甾体抗炎药，有较强的抗炎镇痛作用，对炎症所致的肌肉、骨骼疼痛治疗效果较好。当华法林与保泰松合用时，两种药物都会竞争性地与人体内血浆蛋白结合，保泰松会导致华法林游离血药浓度升高，出现过度抗凝现象，从而导致严重出血并发症。

三、药物代谢过程的毒性

药物进入机体后，发生一系列化学变化并形成一些代谢产物，此过程称为代谢（生物转化）。大部分药物代谢后，其脂溶性降低，水溶性增高，使其易于从体内排出。但是，有些药物经代谢或生物转化后可产生活（毒）性较原型药物更大的中间产物或终末产物。肝脏是生物转化的主要场所，其他组织器官，如肺、肾、肠道、脑、皮肤等也具有一定的生物转化能力，它们的代谢能力及代谢容量都远低于肝脏，但有些药物（毒物）在这些组织中的代谢转化有特殊的意义。

案例 2-6

患者，男性，23 岁。有冠心病、陈旧性下后壁心肌梗死病史，长期服用华法林 0.75mg/d 抗凝，无口腔、黏膜下出血，无尿血、便血，定期检查国际标准化比值（INR）稳定。近期因十二指肠球部溃疡入住消化科治疗，接受奥美拉唑治疗 3 天后，患者出现便血。实验室检查提示，INR 升高，凝血功能异常。

请思考以下问题：

患者服用奥美拉唑后出现便血的原因？

▍（一）药物的代谢过程

药物的代谢过程一般分为两个阶段。第一阶段为Ⅰ相反应，包括氧化反应、还原反应和水解反应；第二阶段为Ⅱ相反应，主要包括结合反应。通过Ⅰ相代谢，使非极性的外源性化合物产生新的功能基团，使其成为Ⅱ相反应的底物，主要包括—OH、—SH、—NH 等。Ⅰ相代谢的代谢产物与体内某些内源性分子或基团相结合而产生水溶性化合物，从而易于排出体外。根据结合反应的机制，可将结合反应分为葡糖醛酸结合、硫酸结合、谷胱甘肽结合等类型。

（二）细胞色素 P450 酶系

催化代谢反应最主要的酶系是细胞色素 P450 酶系。细胞色素 P450 酶系的氧化功能在不同组织器官中有一定不同。肝脏中细胞色素 P450 氧化酶主要催化多种药物（毒物）的氧化反应，也参与少数内源性物质的代谢过程。肺、皮肤和小肠黏膜中的细胞色素 P450 氧化酶可催化多环芳烃类等外源性物质，对于多环芳烃类物质的生物转化具有一定的毒理学意义。

细胞色素 P450 酶系是一组由许多同工酶组成的超基因大家族。根据家族、亚家族和单个酶进行三级分类，家族、亚家族分别用阿拉伯数字和大写英文字母表示，同一家族的酶则根据被发现的先后顺序用阿拉伯数字编序。其中与药物代谢关系密切的酶有 CYP1A2、CYP2C9、CYP2C19、CYP2D6、CYP2El、CYP3A4 等。

（三）影响药物代谢的因素

药物代谢过程受到很多因素影响，主要有以下几个方面。

1. 代谢酶的遗传多态性　药物代谢酶具有遗传多态性，存在着种族、年龄及性别等的差异，人群有快代谢型和慢代谢型之分。代谢酶的遗传多态性可以引起药动学特征变异，导致药物不良反应及治疗失败，了解代谢酶的多态性可以指导临床个体化用药，减少不良反应。

2. 代谢酶的诱导和抑制　药物代谢酶的诱导和抑制现象是影响外源性化学物质毒性表现的重要因素，也是药物相互作用的重要机制之一。如果一种外源性物质经代谢转化为毒性中间产物，酶诱导则可促进和加强该药物（毒物）的毒性作用，如用 3-甲基胆蒽诱导后，能促进苯并芘的致癌作用。关于酶诱导的机制尚未完全清楚，目前主要认为与核受体 PXR、CAR 等的调控密切相关。对代谢酶的抑制作用，分为竞争性抑制和非竞争性抑制，目前认为非竞争性抑制作用对药物毒性影响较大，药物（毒物）通常与药物代谢酶进行共价结合，破坏其结构和功能。

3. 代谢饱和状态　代谢酶对药物（毒物）的处置通常呈线性消除过程，当药物（毒物）摄入量超过机体的代谢能力时，则呈非线性消除，这种饱和状态可影响其毒性作用。例如，对乙酰氨基酚可以在代谢酶作用下转化生成具有肝毒性的代谢物 NAPQI，如果对乙酰氨基酚摄入剂量较小，NAPQI 可与谷胱甘肽结合排出。但当对乙酰氨基酚摄入剂量过大时，因谷胱甘肽的量相对不足，甚至会出现谷胱甘肽的耗竭，导致其结合反应能力降低，继而出现毒性作用。

4. 其他因素　近年来，越来越多的研究表明，机体的饮食和营养状况、疾病状态、肠道菌群等都可以影响药物代谢酶的表达和活性，从而影响药物在体内的生物转化过程及毒性。例如，长期少量饮酒人群的药物代谢酶 CYP2E1 酶活性增加。

案例 2-6 解析

奥美拉唑是肝药酶 CYP2C19 的抑制剂，当其与华法林同时使用时，可延缓华法林的代谢过程，增加半衰期，降低清除率，增强华法林的抗凝作用，导致患者下消化道出血，出现便血。

四、药物排泄过程的毒性

排泄是指药物以其原型或代谢产物形式通过排泄器官或分泌器官排出体外的过程。药物的排泄途径主要包括经尿和粪便排泄，还有经肺呼气排泄，以及通过汗液和乳汁排泄等。机体的排泄能力也是影响药物毒性的重要因素之一，因为排泄速度是决定药物体内浓度的重要因素之一，同时排泄器官也是药物毒性作用的主要靶器官。

案例 2-7

患者，男性，70 岁。因"突然出现嗜睡，神志改变，肉眼血尿"入院，患者既往无高血压、糖尿病、冠心病、肝肾功能不全等病史。6 个月前查出右腿股骨头坏死，口服双氯芬酸钠治疗，自行服药。查体可见，生命体征稳定，心率稍快，四肢活动正常，呈嗜睡状态，右侧股骨头处红肿。实验室检查提示，肌酐明显升高，凝血功能异常，C反应蛋白异常升高，肝功能正常。

请思考以下问题：

患者产生以上症状的病因是什么？

（一）肾脏排泄

肾脏的排泄机制主要有三个方面：肾小球滤过、肾小管主动转运和肾小管重吸收。血浆中游离型药物及其代谢产物均可经肾小球滤过。肾小球毛细血管膜孔较大，其滤过速度取决于药物分子量及其血浆浓度。药物能通过近曲小管细胞以主动转运方式自血浆分泌入肾小管。经同一机制转运的药物可发生竞争性抑制。例如，丙磺舒可竞争性地抑制青霉素的转运，两药合用后青霉素血药浓度增高，疗效增强。丙磺舒也可通过同样机制使对氨基水杨酸及头孢噻啶的毒性增强。氢氯噻嗪、保泰松等可以与尿酸竞争肾小管分泌机制而引起高尿酸血症，诱发痛风。一部分药物可在肾脏近曲小管部位被重吸收，因此许多被肾小管重吸收的药物对肾脏的损害作用也容易发生在近曲小管。

影响肾脏药物排泄的主要因素包括外源性化学物质的脂溶性、解离常数、肾脏血流量、尿量、血浆蛋白结合率、尿液 pH、年龄、性别等因素。例如，婴儿的肾脏尚未发育成熟，会导致有些药物在婴儿体内的排泄缓慢，进而对身体造成损害的可能性较成年人高一些。

（二）消化道排泄

被分泌到胆汁内的药物及其代谢产物经胆道及胆总管进入肠腔，然后随粪便排出体外。进入肠腔的药物或代谢物可能有两种去路，可再经小肠上皮细胞重吸收，经肝脏后又进入血液循环，这种在肝脏、胆汁、小肠间的循环称肝肠循环。肝肠循环可延长药物的半衰期和作用维持时间，可以使一些药物重新利用和作用增强，但也可以使一些药物在体内的作用时间延长，毒性作用增强。

（三）呼吸道排泄

在体内不能被分解的气态外源性物质及挥发性液态外源性物质均可经呼吸道随呼气排出。排出方式为通过细胞膜被动扩散，其速度取决于肺泡壁两侧药物的分压差。血/气分配系数较小者排出较快，血/气分配系数较大的排出较慢。例如，血液中溶解度低的乙醚和氯乙烯经肺排泄较快，而溶解度较高的氯仿则经肺排泄较慢。

（四）其他途径的排泄

有些药物也可经唾液和泪液排泄，但排泄量很少。药物随汗液分泌排泄时，可能引起皮肤炎症。有许多药物可通过简单扩散进入乳汁，由于乳汁酸度较血浆高，故碱性药物在乳汁内的浓度较血浆内浓度略高，酸性药物则相反。随乳汁排泄途径虽然只存在于哺乳期妇女，但是却具有特殊毒理学意义，可对婴儿造成损害。例如，吗啡可通过乳汁排泄使婴儿成瘾，利福平可通过乳汁排泄使婴儿腹泻。有些毒物可经头发和皮肤排泄，但量很少，测定这些组织内的有毒金属含量具有法医学意义。

案例 2-7 解析

患者由于股骨头坏死，使用双氯芬酸钠治疗。双氯芬酸钠通过抑制环氧化酶而阻断前列腺素的合成，产生镇痛、抗炎、解热作用。双氯芬酸钠与血浆蛋白结合率为 99.7%，半衰期为 1～2 小时。该药经肝脏代谢，约 60% 的剂量以葡萄糖醛酸化结合物的形式从肾脏排泄，原型药物的排泄不足 1%。案例中该患者可能是由于服用过多的药物，导致双氯芬酸钠在肾脏蓄积，引起肾损害，从而诱发急性肾炎。

五、药物毒代动力学基本概念和研究内容

（一）药物毒代动力学的基本概念

广义的毒代动力学概念指机体对所有外源性物质（毒物）的处置过程。药物的毒代动力学是指运用药代动力学的原理和方法，定量地研究在毒性剂量下药物在动物体内的吸收、分布、代谢、排泄过程和特点，进而探讨药物毒性的发生和发展规律，了解药物在动物体内的分布及其靶器官，为后续临床用药及药物过量的诊断、治疗提供依据。而药代动力学是在治疗剂量下研究药物在体内的处置过程及其与药物疗效之间的关系；药物的毒代动力学是在毒性实验条件下，研究药物在体内的处置过程，获得一系列的参数，并对毒性试验进行解释。药物毒代动力学的目的是了解受试药物在动物毒性试验中不同剂量水平下的全身暴露程度和持续时间，从而预测受试药物在人体暴露时的潜在风险。药物毒代动力学是药物非临床安全性评价的重要研究内容之一，其研究重点是解释毒性试验结果和预测人体安全性，而不是简单描述受试物的基本动力学参数特征。

（二）药物毒代动力学的主要研究内容

毒代动力学研究需执行《药物非临床研究质量管理规范》（GLP）。毒代动力学试验通常伴随毒性试验进行，常被称为伴随毒代动力学试验。开展研究时可在所有动物或有代表性的亚组或卫星组动物中进行，以获得相应的毒代动力学数据。

1. 实验动物的选择　由于毒性试验中通常采用两种性别动物，暴露测定也应包括两种性别的动物。选择单性别动物时应说明理由。一般情况下，建议受试物的每个剂量组至少每性别4只动物。若有证据提示受试物在性别间有明显毒性差异，试验中可选择敏感性别的动物。

2. 给药剂量的设计　通常采用与毒理学研究中相同的或拟用的剂量，推荐最少3个剂量。低剂量一般选择无毒性反应的剂量。中剂量选择可根据实验目的，通常为低剂量的适当倍数，一般为3倍左右，以正确反映剂量 - 毒效应关系。高剂量应选择对动物有明显毒性反应的剂量，但在实验期周期内应尽量避免死亡。

3. 给药途径的选择　一般情况应采用与毒理学研究相同途径或人通常的接触途径。拟采用新的临床给药途径时，必须确定改变临床给药途径是否会显著降低安全范围。某些情况下，非临床试验中可能会采用与临床拟用药方式不同的给药方式（如不同的给药途径、不同制剂）开展毒性试验，此时应依据暴露量评估全身暴露是否充分。

4. 样本采集　伴随毒代动力学研究中，样品采集的时间点应尽量达到暴露评价所需的频度，但不可过于频繁，避免干扰毒性试验的正常进行并引起动物过度的生理应激反应。每项研究中的时间点数量应满足暴露评价的要求，时间点的确定应以早期毒性试验、预试验或剂量探索毒性试验以及在相同动物模型或可以合理外推的其他动物模型上获得的动力学数据为基础。

应该考虑样品是从所有的实验动物采集，还是从具有一定代表性的亚组或卫星组动物采集。通常情况下，在大动物的毒性试验中毒代动力学数据从主研究实验动物收集，而啮齿类动物的毒性试验中毒代动力学数据可从卫星组实验动物收集。采集血样的前提是受试物在血浆中的暴露量与作用靶点或毒性靶点的受试物浓度存在动态平衡关系，并且受试物容易进入动物和人的全身系统。若血液中受试物暴露量无法反映靶组织或器官的毒性反应时，则可能需要考虑采用尿液、其他体液、靶组织或器官来测定受试物浓度。

5. 分析测定方法　毒代动力学研究的分析方法应基于早期建立的分析物和生物基质（生物体液或组织）的药动学分析方法，且要根据代谢和种属差异决定。分析方法应具有特异性，并且有足够的准确度和精密度，检测限应满足毒代动力学研究时预期的浓度范围。分析物和生物基质分析方法的选择应排除样本中内源性物质可能引起的干扰。常用高效液相色谱法、放射免疫分析、放射性核素法、气相色谱-质谱法（GC-MS）、液相色谱-质谱法（LC-MS）、液相色谱串联质谱法（LC-MS/MS）等分析方法。

6. 数据统计和分析　暴露评价的数据需有代表性。由于动力学参数多存在个体差异，且毒代动力学资料多来源于小样本的动物，因此通常难以进行高精度的统计学处理。统计分析时应注意求算平均值或中位数并评估变异情况。某些情况下，个体动物的数据比经整理、统计分析过的成组数据更为重要。

在评估连续给药是否引起体内蓄积时，不仅要观察是否出现蓄积现象，还要结合受试物半衰期长短、受试物暴露对关键代谢酶或转运体的影响等方面进行分析，并注意种属差异。

7. 主要毒代动力学参数　毒代动力学参数可以说明药物（毒物）在毒性剂量下体内吸收、分布和消除的动力学规律。其中吸收速率常数（K_a）、达峰时间（T_{max}）、峰浓度（C_{max}）、药时曲线下面积（AUC）和生物利用度（F）可以反映药物（毒物）在体内的吸收情况；表观分布容积（V_d）反映药物（毒物）在体内的分布情况；半衰期（$t_{1/2}$）和清除率（CL）反映药物（毒物）的消除快慢程度。

8. 报告　完整的毒代动力学资料应包括对毒代动力学研究结果的自身评价和对毒性反应的相关解释，并报告分析方法，说明分析中所选生物基质和分析物的理由。毒代动力学的结果分析中，应比较分析受试物和（或）其代谢物的药效、毒性、药代动力学和临床拟定用药的暴露量，采用暴露量来评估受试物的安全范围。

思　考　题

1. 药物毒性作用主要分为哪几类？
2. 请阐述药物的量效关系分为哪几种情况及各自的特点。
3. 请阐述药物毒代动力学研究实验设计的注意事项。

（金　晶）

第三章　药物对肝脏的毒性作用

学习要求

　　记忆：药物性肝损伤的临床诊断。

　　理解：药物引发肝脏毒性的作用机制；药物肝毒性的检测和评价方法。

　　运用：药物性肝损伤的临床分型及表现；常见的引起肝损伤药物。

　　肝脏是药物代谢和清除的主要场所，并且肠道吸收入血的物质通过门静脉直接进入肝脏，这使得肝脏成为药物毒性作用的靶器官之一。药物性肝损伤（drug-induced liver injury，DILI）是指由各类处方或非处方的化学药物、生物制剂、传统中药、天然药、保健品、膳食补充剂及其代谢产物乃至辅料等所诱发的肝损伤。DILI 是导致药物撤市或更改上市后药物安全标签最主要的原因之一。

第一节　药物导致肝损伤的作用机制

> **案例 3-1**
>
> 　　患者，女性，50 岁，因牙痛每天口服对乙酰氨基酚 4g，治疗 6 天后（其间没有联用其他药物）出现恶心、呕吐、尿黄、轻微乏力。无慢性病毒性肝炎及其他肝病病史，无长期服药史。入院查肝功能发现 ALT 1025.1U/L，AST 856U/L，TBil 50.2μmol/L，DBil 22.2μmol/L，GGT 50.9U/L，ALP 180.6U/L。复查腹部 B 超，未见异常。考虑口服对乙酰氨基酚引起的严重肝损害。经保肝对症治疗，症状渐缓解，肝功能恢复正常，痊愈出院。
>
> 　　**请思考以下问题：**
>
> 　　上述药物导致肝损伤的作用机制可能有哪些？

　　尽管从全球范围看，DILI 的发病率相对较低，但其所导致的后果可能是致死性的，因此，阐明肝损伤发生发展的潜在机制至关重要。然而，DILI 的发病机制复杂，涉及多种因素的共同作用，迄今尚不十分明确。本节将从研究较多的药物代谢和转运、线粒体损伤、肝细胞凋亡和坏死、免疫及组织修复这五个方面简要阐述 DILI 的相关机制。

一、药物代谢与转运

　　药物诱导肝损伤的发病机制通常涉及有毒药物或其毒性代谢物的参与。遗传和环境等多种因素可以影响体内Ⅰ相、Ⅱ相代谢酶及转运蛋白的表达水平，进而决定毒性药物或代谢产物在肝细胞中的暴露量。毒性药物或代谢产物可与核酸、细胞蛋白质和脂质结合，从而导致 DNA 损伤、蛋白质功能丧失和脂质过氧化。药物代谢酶的遗传多态性，常常影响药物的代谢过程，若导致肝毒性药物或代谢产物积累，则易发生 DILI，例如，药物代谢的Ⅱ相代谢酶谷胱甘肽硫转移酶（glutathione S-transferase，GST）可结合氧化修饰产物，降低其细胞毒性。研究报道，*GSTM1* 和 *GSTT1* 基因缺失可导致药物代谢酶活性降低甚至不发挥其本身的作用。在欧美发达国家，对乙酰氨基酚（acetaminophen，APAP）的过量服用是导致急性肝衰竭的主要原因，其毒性机制为 APAP 在肝脏经肝微粒体酶 CYP2E1 代谢产生肝毒性代谢产物 *N*-乙酰-对苯醌亚胺（*N*-acetylene-*p*-benzedrine mine，NAPQI），该毒性代谢产物经与谷胱甘肽（glutathione，GSH）结合而解毒，在 APAP 过量的情况下，NAPQI 将耗尽体内储存的 GSH，过量的 NAPQI 几小时内则可引起氧化应激和广泛的肝细胞坏死。

胆汁形成是肝脏的关键职能之一，表达于肝细胞基底侧和毛细胆管侧细胞膜上的转运体是维持胆汁酸稳态平衡的重要因素。因此，膜转运体受损是 DILI 的重要发病机制。胆汁盐输出泵（bile salt export pumps，BSEP）是胆汁酸从肝细胞分泌到胆汁中这一过程的主要转运蛋白，对 BSEP 的抑制是胆汁淤积性 DILI 发生的已知危险因素，这个过程通常也会有线粒体毒性和免疫介导肝损伤等其他机制的参与。摄取转运体有机阴离子转运多肽（organic anion transporting polypeptides，OATP）1B 的基因多态性影响利福平介导的肝损伤。小管转运体多药耐药相关蛋白 2（multidrug resistance protein，MRP2）与胆红素和黄疸水平升高有关。

二、线粒体功能损伤

线粒体是肝脏中最为丰富的细胞器，其最主要的功能是氧化磷酸化，氧化磷酸化作用产生的 ATP 为胆汁分泌、糖原异生、蛋白质合成及其他肝脏重要功能提供能量。药物对线粒体的损伤涉及结构变化和功能紊乱等多种机制，包括抑制线粒体 DNA（mtDNA）复制和转录、氧化应激增加、线粒体通透性转变及电子传递体系的抑制等。例如，APAP 摄入体内后，代谢生成中间产物 NAPQI 损伤线粒体 DNA，线粒体衍生的活性氧（reactive oxygen species，ROS）扩增导致线粒体膜通透性增加，使体内超氧化物水平增高，钙稳态改变，最终导致肝细胞坏死。异烟肼诱导的 DILI 中，异烟肼在 CYP2E1 的催化下生成毒性代谢产物乙酰肼和肼，导致肝内的谷胱甘肽耗竭而引起线粒体膜通透性改变，损伤肝细胞。α 干扰素（interferon-α，IFN-α）和核苷类似物会干扰线粒体 DNA 的复制；他汀类药物能够抑制脂肪酸 β 氧化，诱导线粒体通透性改变。另外，引起线粒体功能障碍的药物可诱发甘油三酯和其他中性脂质聚集成脂肪滴，引起肝脂肪变性。

三、肝细胞凋亡和坏死

药物和毒素通过多种信号通路介导肝细胞死亡，目前研究较多的与 DILI 的发生发展密切相关的有肝细胞凋亡与坏死：细胞凋亡与细胞能量代谢相关，表现为细胞萎缩，蛋白质水解，核固缩（染色质固缩）和核碎裂，但细胞内容物未释放至细胞外。肝细胞坏死与凋亡最大的区别为坏死细胞的内质网肿胀和线粒体核碎片完全溶解，细胞内容物释放到细胞外，这会在组织损害后继而引发炎症反应。细胞凋亡的发生可分为内源性（线粒体）途径与外源性（死亡受体）途径。线粒体途径通常由 DNA 损伤或生长因子耗竭等刺激因素激活肝细胞凋亡的重要调节分子 Bcl-2 家族成员，使其转移至线粒体，引发线粒体膜通透性转变，释放细胞色素 c，在细胞内其他分子的辅助下，启动凋亡效应分子的胱天蛋白酶（caspase）。死亡受体途径则是当肿瘤坏死因子（TNF-α）、Fas 配体（Fasligand，FasL）等与跨膜受体结合后，启动外在性途径的信号级联反应，介导死亡信号复合体的形成，通过受体聚集将死亡信号传到细胞内，也是通过激活 caspase 进而诱导凋亡。受体相互作用性丝氨酸/苏氨酸蛋白激酶 1（receptor interacting protein kinase 1，RIPK-1）和 RIPK-3 的活性是发生细胞坏死所必需的。

四、免　　疫

肝细胞受损和死亡会释放信号启动免疫反应，特别是激活固有免疫中的库普弗细胞（Kupffer cell，KC）、外周血单核巨噬细胞、自然杀伤细胞（natural killer cell，NK 细胞）和自然杀伤 T（NKT）细胞等，这些细胞通过产生各种炎症因子或保护因子，调控肝损伤的发病进程。KC 是体内数量最多的固有组织巨噬细胞，具有吞噬作用，通过阻止外来免疫性物质通过肠道进入肝窦而起到重要的抗炎作用。KC 在 APAP 引起的肝损伤中的作用非常复杂并且存在争议。KC 通过产生炎症因子、趋化因子、ROS、活性氮促进 DILI 的发展。然而，KC 并非只能起到促进肝损伤的作用，也可以产生大量细胞因子发挥保护肝脏的作用，如白细胞介素 6（interleukin-6，IL-6）、IL-10。研究显示肿瘤坏死因子受体 1 敲除小鼠、IL-6 及 IL-10 基因敲除小鼠对于 APAP 诱导的肝损伤更为敏感。适应性免疫系统也参与了 DILI 的发生发展，现有研究提出了半抗原理论假说、危险信号假说和药理相互作用理论假说。

五、组织修复

药物在引发肝损伤后会有两个方面的因素最终决定损伤结果：一方面是导致损伤进展和扩大的因素，另一方面是促进细胞增殖和组织修复的因素。虽然损伤可能进入进展阶段，但在细胞分裂刺激和组织修复出现后，损伤将迅速消退。若缺乏及时的组织修复或修复被抑制，肝损伤将进展或扩大，导致肝衰竭。组织修复是一个复杂的过程，受到诸多趋化因子、细胞因子、生长因子及核受体等复杂细胞信号的调控，这些细胞信号可诱导有丝分裂基因的表达和细胞分裂。组织修复还包括肝细胞外基质的再生和血管生成。组织修复受到多种因素的影响，包括年龄、营养、热量限制、同时或交错暴露于多种异生物质，以及疾病的影响。

案例 3-1 解析

对乙酰氨基酚导致肝损伤的作用机制尚未完全阐明，可能机制为对乙酰氨基酚在 CYP2E1 作用下代谢产生 NAPQI，谷胱甘肽与 NAPQI 结合排出，在对乙酰氨基酚过量的情况下会使 NAPQI 耗尽体内储存的谷胱甘肽，毒性代谢产物 NAPQI 将引起氧化应激和广泛的肝细胞坏死。

第二节 药物性肝损伤的临床诊断

案例 3-2

患者，男性，58 岁，因"咳嗽、咳痰伴活动性气促 20 天"入院。入院诊断：1. 肺部感染；2. 肾病综合征。痰培养检出烟曲霉，结合患者长期激素使用史，考虑真菌感染可能性大，给予注射用伏立康唑 0.2g 静脉滴注抗真菌治疗，每 12 小时一次，首剂加倍。3 天后，患者咳嗽、咳痰好转，体温正常，肝功能检查示 ALT 208U/L、AST 188U/L、GGT 209U/L、ALP 467U/L、TBil 8.8μmol/L。

请思考以下问题：

患者是否发生了药物性肝损伤？

由于 DILI 发病时间差异很大，临床表型复杂，缺乏特异性诊断标志物，因此 DILI 的诊断已成为肝病学家面临的重要挑战之一。DILI 的诊断仍属排他性诊断，首先要确认存在肝损伤，其次要排除其他肝病，并全面细致地追溯可疑药物应用史，再通过因果关系评估来确定肝损伤与可疑药物的相关程度。

一、实验室检查

血清氨基转移酶［丙氨酸转氨酶（ALT）、天冬氨酸转氨酶（AST）］、碱性磷酸酶（ALP）、γ-谷氨酰转肽酶（GGT）和总胆红素（TBil）等是目前判断肝损伤和诊断 DILI 的主要实验室指标。一些急性 DILI 患者 ALT 可高达正常值上限 100 倍以上，但也应注意某些 DILI 未必出现血清 ALT 显著上升。另外，血清 ALT 的升高也可以由其他器官损伤引起。ALP 升高通常表明胆汁淤积性损伤，对于 ALP 升高，应排除生长发育期儿童和骨病患者的非肝源性 ALP 升高。血清 TBil 升高、白蛋白水平降低和凝血功能下降均提示肝损伤较重。其中，人血白蛋白水平下降需排除肾病和营养不良等病因，凝血功能下降需扣除血液系统疾病等病因。

急性肝损伤常常通过肝脏生化指标来确诊，包括 ALT、ALP、胆红素和白蛋白等。DILI 诊断的生化阈值需达到以下标准之一：① ALT≥5×ULN；② ALP≥2×ULN（伴随 GGT 升高且排除骨骼疾病引起 ALP 水平升高；③ ALT≥3×ULN 同时 TBil≥2×ULN。对药物治疗前肝脏生化指标就异常的患者，ULN（upper limit of normal value，参考值上限）以 DILI 发病前获得的平均基线值所替代。由于肝酶水平会随疾病进展发生变化，DILI 的分型由与临床事件相关的首次实验室检查决定。

二、影像学检查

急性 DILI 患者，肝脏超声多无明显改变或仅有轻度肿大。少数慢性 DILI 患者可有肝硬化、脾大和门静脉内径扩大等影像学表现，肝内外胆道通常无明显扩张。所有怀疑 DILI 的患者至少应进行腹部超声检查以排除肝脏局灶性改变和胆道梗阻。有时需要 CT 和磁共振胆管造影来排除胆结石疾病和其他可疑病因。已有报道在 DILI 患者中发现肝实质和胆管系统的形态学变化。例如，氯胺酮滥用后，胆管病变很明显，包括小胆管改变和胆管造影异常。有研究报道了与其他药物相关的继发性硬化性胆管炎，如甲巯咪唑和多烯紫杉醇。研究表明，高达 10% 的 DILI 病例可能发生继发性硬化性胆管炎。影像学对肝窦阻塞综合征（HSOS）/肝小静脉闭塞病（HVOD）的诊断有较大价值。超声、CT 或 MRI 等常规影像学检查和必要的逆行胰胆管造影对鉴别胆汁淤积型 DILI 与胆道病变或胰胆管恶性肿瘤等有重要价值。

三、组织病理检查

在慢性肝实质性疾病中，肝脏活检一直被用来评估肝脏组织病理学程度。然而，DILI 与其他实质性肝脏疾病具有相同的临床特征，缺乏特异的检查手段，因此，在 DILI 评估过程中，肝活检为非必要检查。经临床和实验室检查仍不能确诊 DILI 或需进行鉴别诊断时，行肝活检病理组织学检查有助于进一步明确诊断和评估病损程度。

四、因果关系评估

将肝损伤归因于药物时，系统评价非常重要。"因果关系评估"已成为评估 DILI 可能性的标准方法，主要有 Roussel Uclaf 因果关系评估法（RUCAM）。RUCAM 由国际医学科学组织理事会（CIOMS）在 1989 年首次提出，1993 年修改完善。通过实践证明，RUCAM 仍是当前设计最合理、要素最全面、操作最方便、诊断准确率相对较高的 DILI 诊断工具。RUCAM 量表从以下 7 个方面对药物与肝损伤的因果关系进行综合评估：①用药史，特别是从用药或停药至起病的时间；②病程长短和生化异常的动态特点；③危险因素；④合并应用的其他药物；⑤肝损伤非药物性因素的排除或权重，以及血液生化异常非肝损伤相关因素的排除；⑥药物以往的肝毒性信息；⑦药物再激发反应。对难以确诊 DILI 的病例，必要时可行肝活检组织学检查。RUCAM 量表根据评分结果将药物与肝损伤的因果相关性分为 5 级。极可能（highly probable）：>8 分；很可能（probable）：6～8 分；可能（possible）：3～5 分；不太可能（unlikely）：1～2 分；可排除（excluded）：≤0 分。

五、新的生物标志物

理想的 DILI 生物标志物应有助于 DILI 早期预警，提高临床 DILI 的诊断率，鉴别适应性（用药过程中可自行恢复）和进展性 DILI，帮助判断 DILI 的预后等。目前临床常用指标为血清 ALT、AST、ALP、TBil 及国际标准化比值（INR），尽管可帮助判断 DILI 严重程度及预后，但对 DILI 诊断缺乏特异性。近年来研究发现新的与 DILI 相关的血清学、生化学和组织学有潜力的候选标志物。例如，角蛋白 18（keratin18，K18）是一种结构蛋白，是细胞骨架的一部分。caspase 裂解的 K18（CCK18）在细胞凋亡开始时释放，K18 在细胞坏死时释放。研究发现，K18 异常比 ALT 异常出现更早，是目前预测早期 APAP 肝损伤较好的生物标志物。谷氨酸脱氢酶（glutamate dehydrogenase，GLDH）存在于大多数真核细胞的线粒体基质，主要集中在肝小叶的中央区域，用于鉴别 ALT 异常的患者是肝损伤或肌肉损伤。高迁移率族蛋白 B1（high mobility group protein box-1，HMGB1）是一种高度保守的核蛋白，机械损伤和坏死的细胞可将核内 HMGB1 释放到细胞外，引发炎症反应。HMGB1 可以视作肝细胞坏死的生物标志物。但上述标志物对 DILI 诊断仍缺乏特异性，临床应用价值尚需广泛验证。目前发现吡咯-蛋白加合物是诊断土三七引起肝窦阻塞综合征的重要生物标志物，APAP 有毒代谢产物 NAPQI 和 APAP-蛋白加合物是诊断 APAP 导致 DILI 的特异性生物标志物。

> **案例 3-2 解析**
>
> 　　首先，需要根据患者的既往病史和现病史，以及一些辅助检查排除其他疾病或病因导致的肝功能异常，即判断肝功能异常是否为药物性肝损害；然后，分析患者用药史，根据 RUCAM 因果关系评估法分别对药物使用情况与肝损伤进行因果关系的量化评估，判断患者肝损伤与疑似药物的相关性。

第三节　药物导致肝损伤的类型与表现

一、临床分型

> **案例 3-3**
>
> 　　患者王某，65 岁，无吸烟史，无慢性病毒性肝炎及其他肝病病史，无长期服药病史。该患者因"胸闷、间断发热 1 月余"入院，入院后检查显示，肝肾功能、血常规、凝血功能未见明显异常。诊断为 ALK 融合基因阳性的非小细胞肺癌，开始口服克唑替尼 250mg b.i.d. 治疗。服药 20 天后复查肝功能显示 ALT 394U/L，AST 76U/L，GGT 50U/L，ALP 120U/L。
>
> 　　**请思考以下问题：**
>
> 　　王某发生了哪种类型的药物性肝损伤？

（一）固有型 DILI 和特异质型 DILI

这是基于发病机制的分型。固有型 DILI 具有可预测性，与药物剂量密切相关，潜伏期短，个体差异不显著。固有型 DILI 已相对少见，除非获益明显大于风险的药物，才能批准上市。特异质型（IDILI）具有不可预测性，临床上较为常见，个体差异显著，与药物剂量常无相关性，临床表现多样化。多种药物可引起 IDILI。

IDILI 又可分为免疫特异质型 DILI 和遗传特异质型 DILI。免疫特异质型 DILI 有两种表现，一种是超敏性，通常起病较快（用药后 1~6 周），临床表现为发热、皮疹、嗜酸性粒细胞增多等，再次用药可快速导致肝损伤；另一种是药物诱发的自身免疫性损伤，发生缓慢，体内可能出现多种自身抗体，可表现为自身免疫性肝炎（autoimmune hepatitis，AIH）或类似原发性胆汁性胆管炎（primary biliary cholangitis，PBC）和原发性硬化性胆管炎（primary sclerosing cholangitis，PSC）等自身免疫性肝病，多无发热、皮疹、嗜酸性粒细胞增多等表现。遗传特异质型 DILI 通常无免疫反应特征，起病缓慢（最晚可达 1 年左右），再次用药未必会快速导致肝损伤。

（二）急性 DILI 和慢性 DILI

这是基于病程的分型。慢性 DILI 是指 DILI 发生 6 个月后，血清 ALT、AST、ALP 及 TBil 仍持续异常，或存在门静脉高压或慢性肝损伤的影像学和组织学证据。在临床上，急性 DILI 占绝大多数，其中 6%~20% 可发展为慢性。有研究显示，急性 DILI 发病 3 个月后约 42% 的患者仍存在肝脏生化指标异常，随访 1 年约 17% 的患者仍存在肝生化指标异常。胆汁淤积型 DILI 相对易于进展为慢性。

（三）肝细胞损伤型、胆汁淤积型和混合型

这是基于受损靶细胞类型的分类。2019 年欧洲肝脏研究学会（EASL）提出《EASL 临床实践指南：药物性肝损伤》：①肝细胞损伤型：当 ALT 单独升高 5 倍或以上时，或 R 值≥5 时；②胆汁淤积型：当仅 ALP 升高 2 倍或以上，或 R 值≤2 时；③混合型：R 值在 2～5。若 ALT 和 ALP 达不到上述标准，则称为"肝脏生化学检查异常"。$R=$(ALT 实测值/ALT ULN)/(ALP 实测值/ALP ULN)。由于肝酶水平会随疾病进展发生变化，DILI 的分型由与临床事件相关的首次实验室检查结果决定。

（四）特殊类型

1. 药物诱导的自身免疫性肝炎 许多药物已报道与药物诱导的 AIH 相关，许多特征与特发性 AIH 相同。疑似药物诱导的 AIH 应该详细评估，包括因果关系评估、血清学、基因检测和尽可能的肝脏活组织检查。对于疑似药物诱导的 AIH，停药仍未显示恢复的患者可进行类固醇皮质激素治疗，一旦肝损伤恢复，停止治疗后应密切监测。

2. 肿瘤免疫治疗相关的肝损伤 免疫检查点是一类免疫抑制性的分子，可以调节免疫反应的强度和广度，从而避免正常组织的损伤和破坏，而这些"检查点"可能被肿瘤利用形成免疫逃逸。免疫检查点抑制剂（immune checkpoint inhibitor，ICI）就是通过调节 T 细胞活性来杀伤肿瘤细胞的治疗方法。ICI 改变了肿瘤的治疗模式，但这种治疗与免疫相关不良事件（immune-related adverse events，irAEs）的增加（包括肝毒性）相关。肝毒性可表现为从无症状的肝酶升高，到急性肝炎甚至暴发性肝衰竭，通常在用药后 6～14 周发生，但也可以在用药后的更长时间甚至偶尔也可发生于停药后。ICI 引起的肝损伤通常对短期免疫抑制治疗有反应，停药后无复发。

3. 继发性硬化性胆管炎 硬化性胆管炎曾被认为由经动脉输注化疗药物引起，是胆道缺血损伤的结果，而不是化疗药物本身的毒性。然而，近年来，在少数急性胆汁淤积性 DILI 患者中，磁共振胆胰管成像（magnetic resonance cholangiopancreatography，MRCP）或内镜逆行胰胆管造影术（endoscopic retrograde cholangiopancreatography，ERCP）显示伴有弥漫性炎性狭窄的继发性硬化性胆管炎。涉及的药物包括阿莫西林克拉维酸、七氟烷、胺碘酮、英夫利昔单抗、6-巯基嘌呤、加巴喷丁、文拉法辛和阿托伐他汀等。

4. 肉芽肿性肝炎 肝肉芽肿在肝脏活检中的报道发生率为 2%～15%，在肉芽肿性肝炎患者中，2.5% 被认为与药物有关。肉芽肿通常不发生坏死，可分布于门静脉或小叶。药物相关肉芽肿性肝炎的诊断取决于药物暴露和出现临床表现之间的时间关系，并排除其他病因。别嘌醇、卡马西平、苯妥英钠、奎尼丁、甲基多巴和磺胺类药物与这种类型的肝毒性有关。

5. 急性脂肪肝 这是一种罕见的急性肝毒性，被称为"雷氏综合征"，见于水杨酸盐治疗的儿童。肝细胞内小泡性脂肪变性和糖原缺乏是肝脏的典型组织学特征。与小泡性脂肪变性相关的急性肝衰竭表现为低血糖、乳酸酸中毒、高氨血症和脑水肿。器官衰竭的迅速发展先于临床综合征，随后出现肝酶和胆红素水平的急性升高，因此，诊断一例"无黄疸性肝性脑病"患者是否是药物因素就显得至关重要。

6. 药物相关脂肪性肝病 药物是引起"继发性"非酒精性脂肪性肝病（nonalcoholic fatty liver disease，NAFLD）的一部分原因。①胺碘酮：胺碘酮的肝脏蓄积可引起磷脂质病。使用胺碘酮的患者中 1%～3% 可能出现肝损伤症状，组织学上涵盖了非酒精性脂肪性肝炎（nonalcoholic steatohepatitis，NASH）的各种表现，包括气球样变、纤维化和肝硬化。②甲氨蝶呤：长期接受甲氨蝶呤治疗与肝脏脂肪浸润和纤维化相关，并可能发展为肝硬化。亚甲基四氢叶酸还原酶基因多态性与甲氨蝶呤引起的肝毒性有关。长期甲氨蝶呤治疗有引起肝纤维化甚至肝硬化的风险，建议进行监测。③他莫昔芬：雌激素受体拮抗剂他莫昔芬与 DAFLD 之间的关联在大型临床试验中得到证实，服用该药患者脂肪肝发病率高 2 倍。他莫昔芬诱发的脂肪肝在代谢综合征的超重或肥胖女性中，风险更高。④化疗相关脂肪性肝炎：化学疗法可导致脂肪性肝炎，特别是在已存在肝脏脂

肪变的患者中，肥胖与相关风险增加有关。可导致脂肪性肝炎的药物包括氟尿嘧啶和伊立替康等。

7. 结节性再生性增生和肝窦阻塞综合征 一些药物会损伤窦状隙和门静脉的内皮细胞，广泛的血管变化导致肝实质内弥漫性结节。与这类肝病相关的药物包括奥沙利铂、白消安、博来霉素、环磷酰胺、苯丁酸氮芥、阿糖胞苷、卡莫司汀和多柔比星。肝窦阻塞综合征也与吡咯生物碱有关。

8. 肝脏肿瘤 在常规口服避孕药的人群中，肝腺瘤的年发病率为3~4/10万。激素剂量和药物持续时间与腺瘤发生的风险密切相关，口服避孕药与肝脏肿瘤之间的因果关系已被接受。

案例 3-3 解析

　　根据《EASL临床实践指南：药物性肝损伤》：王某ALT升高5倍以上，且R值≥5，为肝细胞损伤型肝损伤。

二、临床表现

DILI可表现为所有类型的急慢性肝病（表3-1）。急性DILI的临床表现通常无特异性。潜伏期差异很大，可短至1至数日、长达数月。多数患者可无明显症状，仅有血清ALT、AST、ALP及GGT等肝脏生化指标不同程度地升高。部分患者可有乏力、食欲减退、厌油、肝区胀痛及上腹不适等消化道症状。淤胆明显者可有全身皮肤黄染、大便颜色变浅和瘙痒等。少数患者可有发热、皮疹、嗜酸性粒细胞增多甚至关节酸痛等过敏表现，还可能伴有其他肝外器官损伤的表现。病情严重者可出现急性肝衰竭（acute liver failure，ALF）或亚急性肝衰竭（subacute liver failure，SALF）。

表 3-1　药物性肝损伤的表现类型

肝损伤的临床表现	导致肝损伤的药物
急性肝炎	对乙酰氨基酚、异烟肼
慢性肝炎	双氯芬酸、甲基多巴
急性胆汁淤积	阿莫西林克拉维酸、红霉素
混合型肝炎/胆汁淤积/非典型肝炎	苯妥英钠、磺胺类药物
慢性胆汁淤积	氯丙嗪
非酒精性脂肪性肝炎	胺碘酮、他莫昔芬
纤维化/肝硬化	甲氨蝶呤
微泡性脂肪肝	丙戊酸、核苷逆转录酶抑制剂
肝小静脉闭塞病	环磷酰胺、白消安
结节状再生性增生	硫唑嘌呤、激素
腺瘤和肝细胞癌	激素

慢性DILI在临床上可表现为慢性肝炎、肝纤维化、代偿性和失代偿性肝硬化、AIH样DILI、慢性肝内胆汁淤积和胆管消失综合征等。少数患者还可出现肝窦阻塞综合征及肝脏肿瘤等。

第四节　常见的易致肝损伤的药物

案例 3-4

　　患者，女性，68岁，因"乏力、恶心、尿黄"就诊，检查肝功能：ALT 985.1U/L，AST 1020U/L，TBil 80.2mmol/L，DBil 65.2mmol/L，ALP 520.6U/L，以"肝功能异常"收住院治疗。查体：巩膜黄染。无药物、食物过敏史，无慢性病毒性肝炎及其他肝病病史，无吸烟饮酒史。患者1个月前开始因神经性皮炎口服润燥止痒胶囊（2.0g/次，3次/天）。医生要求立即停用润燥止痒胶囊，并完善相关检查，排除了肿瘤、病毒性肝炎等其他病因，考虑为药物性肝损伤，经保肝对症治疗，症状渐缓解，肝功能恢复正常。

请思考以下问题：

本案例中引起肝损伤的药物可能是什么？

目前已确定具有肝毒性的药品超过 1100 种，常见的包括非甾体抗炎药（non-steroidal anti-inflammatory drugs，NSAIDs）、抗感染药物、抗肿瘤药物、中枢神经系统用药、心血管系统用药、代谢类疾病用药、激素类药物、生物制剂、中药和膳食补充剂等。本节将对常见的易致肝损伤的药物进行简要介绍。

一、非甾体抗炎药

NSAIDs 是一类广泛应用于炎症性疼痛，骨关节炎、风湿性关节炎及其他炎症性疾病的治疗药物，品种繁多，几乎绝大多数 NSAIDs 均可引起肝损伤，如阿司匹林、对乙酰氨基酚、布洛芬、双氯芬酸、吲哚美辛、塞来昔布等。大剂量服用 NSAIDs 可引起急性肝细胞坏死，甚至肝衰竭，其中最典型的例子是大剂量服用对乙酰氨基酚导致的肝损伤。

二、抗感染药物

抗菌药物包括 β-内酰胺类、大环内酯类、磺胺类、四环素类、喹诺酮类等均可引起肝损伤。红霉素类导致的肝损伤类型主要是胆汁淤积性肝炎，红霉素酯化物的肝损伤发生率可高达 40%。大剂量四环素类可造成急性肝细胞微泡脂肪变性坏死，可能与该药抑制了线粒体对脂肪酸的 β-氧化作用有关。磺酰胺类抗生素的 DILI 发生率很高，致死率高达 10%。临床一线抗结核药物异烟肼、利福平和吡嗪酰胺，不良反应以肝毒性最常见。抗真菌药物酮康唑、氟康唑、伊曲康唑、伏立康唑等均有不同程度的肝毒性。大剂量灰黄霉素可致 AST 或 ALT 升高，个别出现胆汁淤积性黄疸。

三、抗肿瘤药物

DILI 是抗肿瘤药物的常见的不良反应之一。奥沙利铂可诱导窦性阻塞综合征。甲氨蝶呤短期应用可引起可逆性胆红素和 ALT 水平增高，长期应用可引起肝纤维化，迁延不愈，导致肝硬化；阿糖胞苷小剂量可引起淤积性黄疸，与肝细胞转运功能损伤有关；6-巯基嘌呤可使 30% 的患者出现淤积性黄疸；蛋白激酶抑制剂（protein kinase inhibitors，PKI）为代表的小分子靶向抗肿瘤药物在多种恶性肿瘤的临床治疗中取得了显著疗效。然而，大部分 PKI 类药物在应用过程中会诱发不同程度的肝损伤，据统计，已有高达 54%（41/76）的 PKI 类药物有诱发肝毒性的风险，约 17% 的药物可导致严重或致命性肝衰竭。目前已有超过 29 个 PKI 类药物说明书中提示肝损伤"预防警告"，包括克唑替尼、舒尼替尼等。

四、中枢神经系统药物

各类精神治疗药物均能诱导肝损伤。服用丙米嗪和阿米替林的患者有可能出现氨基转移酶升高，但导致 DILI 的报道较少。帕罗西汀是选择性 5-羟色胺再摄取抑制剂（selective serotonin reuptake inhibitor，SSRIs）中最易诱导肝毒性的药物，可引起各类急性肝炎。25% 的患者服用苯妥英钠可产生轻度的肝功能异常，以肝细胞损伤为主。卡马西平可导致肉芽肿性肝炎、胆汁淤积、肝细胞坏死。约有 25% 的患者服用丙戊酸钠数日后即出现肝功能异常。

五、心血管系统用药

胺碘酮用于治疗快速性室性心律失常，尽管胺碘酮最严重的不良反应是肺毒性，但是肝损伤也同样常见，脂肪变性和非酒精性脂肪性肝炎是胺碘酮所致肝损伤最常见的形式。钙通道阻滞剂如地尔硫䓬、硝苯地平及维拉帕米可引起肝脏氨基转移酶升高和脂肪性肝炎，停药后一般可恢复。他汀类（阿托伐他汀、洛伐他汀）、非诺贝特、氯贝丁酯、烟酸等可引起肝脏损害。他汀类是目前临床上应用广泛的降脂药，连续应用他汀类 1 年以上者 2%～5% 会观察到无症状的肝脏 AST、ALT 异常，与剂量和疗程有关。阿托伐他汀与胆汁淤积性肝损伤相关度最高，辛伐他汀更多出现肝细胞性损伤。

六、代谢性疾病用药

噻唑烷二酮类降糖药可能引起特异质肝脏毒性反应，已有报道吡格列酮可引起明显的、速发的或迟发的肝细胞型、胆汁淤积型或混合型肝损伤。二肽基肽酶-4 抑制剂西格列汀可导致自限性肝损伤，停药后肝酶即改善。

七、激素类药物

激素及其代谢产物均可引起肝损害，可出现肝细胞坏死、胆汁淤积、肝细胞内微脂滴沉积、肝纤维化，甚至诱发肝脏肿瘤等。在性激素中，雄激素和雌激素、孕激素均可引起肝内胆汁淤积，雄激素可诱发原发性肝细胞癌，长期服用口服避孕药的患者，肝细胞腺瘤的发生率明显高于正常人。皮质类激素主要与脂肪肝的形成密切相关。Cushing 综合征患者的肝脏可有中、重度的脂肪浸润。

八、传统中药

2020 年版《中国药典》将 83 种具有潜在毒性的中草药进行了分级，其中低毒性药物占据 31 种，中毒性有 42 种，剧毒药物 10 种。在这 83 个品种中，病例报道最为常见的包括何首乌、大黄、补骨脂、雷公藤等。在中医体系中，出现 DILI 相关报道较多的则为骨伤科的活血化瘀剂（主要成分含朱砂、大黄）、安神剂（含何首乌、五味子、半夏、大黄）、解表剂（含朱砂、柴胡、薄荷）。这些药物多含有生物碱、糖苷类、萜类内酯、蒽醌类和重金属等活性成分，也是引起 DILI 的最主要原因。除了药物本身的肝毒性外，中草药应用不规范、不合理联合应用导致部分成分过量及特异质反应也是中药引起 DILI 的重要因素。

九、其　　他

全身麻醉药氟烷在氧浓度不足时经细胞色素 P450 代谢产生自由基引起脂质过氧化，导致药物性肝损害；在氧浓度充足的情况下经细胞色素 P450 代谢为多肽产物，通过免疫反应产生抗体而引起肝损伤。

> **案例 3-4 解析**
>
> 润燥止痒胶囊的主要成分是何首乌、制何首乌、生地黄、桑叶、苦参、红活麻，具有养血滋阴、祛风止痒、润肠通便的功效。何首乌肝损害病例报道较多，本例患者发生肝损伤可能是润燥止痒胶囊含有的何首乌引起。不同人群对何首乌导致的肝损害易感程度表现不一，可能与遗传性肝脏代谢酶缺陷、遗传多态性和免疫损伤有关。

第五节　药物肝毒性的检测和评价方法

一、整　体　试　验

（一）生化检查

通过化学分析和生物化学的方法，可观察肝脏或血液中某些成分及其含量的变化，从而了解肝脏损害情况。

1. 肝脏化学组成成分变化

（1）肝脂肪含量。

（2）糖原。

（3）酶和辅酶：肝脏中某些特异性的酶，如葡萄糖-6-磷酸酶（G-6-P）、酸性磷酸酶（ACP）和鸟氨酸氨甲酰基转移酶（OTC）分别来自内质网、溶酶体和线粒体，其活性改变可为肝脏毒物的毒性评价及机制研究提供实验依据。

（4）脂质过氧化产物：丙二醛（MDA）的含量可作为脂质过氧化的指标。

2. 血液生化检查

（1）血清酶学检查：包括反映肝细胞损伤的 ALT、AST、乳酸脱氢酶（LDH）、谷氨酸脱氢酶（GDH）、OTC、山梨酸脱氢酶（SDH）等；反映胆汁淤积性损害的酶：ALP、GGT、5′-核苷酸酶（5′-NT）等。

（2）血清胆红素。

（3）染料排泄试验：血清磺溴酞钠（BSP）排泄试验和吲哚菁绿（ICG）试验是常用于检测肝损伤的方法，肝功能衰退时 BSP 和 ICG 从血中消失时间延长，通过测定血浆清除率可评价肝功能损伤的程度。

（4）凝血酶原时间：是非特异药源性肝损伤指标。

（5）人血白蛋白：肝脏损伤后合成白蛋白能力将下降。

（6）药物清除试验：通过测定主要通过肝脏代谢而其他清除途径较少的药物。通过测定其清除速率与"正常"数据相比是否延长，可了解肝功能状况。

（二）组织学检查

用光学或电子显微镜检查实验动物肝组织切片是肝脏毒理学试验研究中最重要的手段之一，用电镜观察能提供早期损伤的形态改变依据，鉴别光镜下难以发现的各种亚细胞结构的精细变化，结合生化检查结果，可为研究中毒机制提供依据。

二、离体试验

离体试验可用于肝毒性筛选和机制研究。体外实验包括离体肝脏灌流、精确切取的肝组织切片、离体肝细胞、肝细胞系、分离的细胞器如微粒体、线粒体、细胞膜等。

（一）离体肝脏灌流

离体肝脏灌流保持了肝组织结构和功能的完整性，有完整的脉管系统，细胞间的相互作用及各种代谢酶的活性与体内一致，可用来研究毒物对肝脏合成、代谢、转运和排泄等过程的影响。灌流过程中可多次由胆汁和从肝脏流出的灌流液采样分析测定其外源性化学物及其代谢产物，在一定时间内动态观察化学物进入器官内所发生的变化来进行短期的代谢动力学试验；灌流结束后可进行组织学观察。但是，离体肝脏灌流需要特定的装置，操作相对复杂，肝脏功能完整性仅能维持数小时，一个灌流的肝脏只能用于研究一种特定浓度的化合物，不适用于多种化学物、多个浓度的研究。

（二）肝组织切片

随着切片技术、培养介质的改进和动态孵育系统的建立，目前，肝切片存活可达 3～5 天左右。肝切片保存了肝脏的组织结构，包含肝组织内所有类型细胞，还保存了完好的细胞基质和细胞间相互作用，肝切片功能异质性和代谢能力比较接近整体器官。染毒过程中可收集培养液检测肝组织损伤情况，染毒结束后可以进行组织学检查。精确切取的肝组织切片被广泛应用于生物化学、生理学、药理学和毒理学研究中。

（三）离体肝细胞

成年大鼠肝细胞分离方法一般采用胶原酶两步灌流法。离体肝细胞主要有肝细胞悬液和原代细胞培养两种模型。离体肝细胞保存了完整肝脏的某些特性，在对外源性化学物代谢活化方面与整体动物基本相似，可用于研究药物的代谢过程，模拟体内肝脏损伤。

（四）肝细胞系

肝细胞系主要特点是细胞数量不受限制。已经从啮齿类动物和人肝脏肿瘤建立了多种肝癌细胞系，如 HepG2，但这些细胞系的药物代谢酶谱表达均不完全，不能完全保持肝脏的组织特异性功能。

（五）亚细胞组分

亚细胞组分如经超速离心制备的肝细胞膜、线粒体、细胞核、微粒体等，可以用负责某一代谢阶段的细胞器研究特定的代谢过程，目前较常用的是微粒体。

思 考 题

1. 药物导致肝损伤的机制有哪些？
2. 简述药物导致肝损伤的类型。
3. 常见的导致肝损伤的药物有哪些？
4. 药物肝毒性检测方法有哪些？

（颜 苗 龚 慧）

第四章　药物对肾脏的毒性作用

学习要求

　　记忆：药物性肾损伤的临床诊断。

　　理解：药物引发肾脏毒性的作用机制；药物肾脏毒性的评价方法。

　　运用：药物性肾损伤的临床分型及表现；常见的引起肾损伤的药物。

第一节　药物导致肾损伤的作用机制

> **案例4-1**
>
> 　　患者李某，男性，49岁，因带状疱疹，给予阿昔洛韦1.0g加入500ml生理盐水静脉滴注。后外用阿昔洛韦软膏3日，未见好转，于是再次到诊所静脉滴注阿昔洛韦，在用药达3/4（约半小时）时，患者自觉腰酸、腰痛，继续将余下的药液滴完，用药时间不到40分钟。其后五六个小时患者出现腹胀、无尿、腰痛。遂急诊转入上级医院，肾区无叩痛，双下肢无水肿，无恶心、呕吐、发热、头痛等其他不适症状。
>
> 　　**请思考以下问题：**
>
> 　　1. 该患者可能发生了什么脏器损伤？
>
> 　　2. 引起该患者脏器损伤最可能的原因是什么？
>
> 　　3. 临床应用阿昔洛韦时需要注意哪些问题？

一、细胞毒性

　　药物（包括其代谢物）对肾脏的直接毒性作用是药物导致肾损害的最主要机制。药物的直接毒性对肾脏细胞的损伤作用是多方面的。例如，破坏细胞膜、改变膜的通透性和离子转运功能；损伤细胞线粒体、溶酶体；抑制蛋白酶活性和蛋白质合成等。药物直接毒性的损害程度与药物剂量和疗程有关，最易发生于药物浓度高、代谢活跃、可被转运到细胞内蓄积的近端肾小管。肾细胞损伤最终导致细胞死亡。具体有以下几种机制。

（一）与生物大分子结合

　　药物引起细胞损伤有不同的机制，有些药物能直接与细胞大分子结合而造成毒性作用，如汞和巯基相结合。但有些药物本身并无毒性，只有转化成活性中间代谢产物后才有毒性。例如，对乙酰氨基酚在肾脏内在 CYP450 的作用下代谢为活性中间代谢产物 NAPQI，它可与靶细胞的大分子共价结合，影响大分子的正常生物活性而造成靶细胞损伤。

（二）细胞骨架损害

　　肾毒性药物可以引起一些早期膜完整性的变化，如刷状缘的丧失、浆膜变性和细胞极性的改变。这可能与药物诱发的细胞骨架改变有关。近曲小管有明显的极性，在药物作用下，由于能量代谢紊乱，骨架的重排，近曲小管的极性被破坏。例如，秋水仙碱及长春新碱均可使细胞骨架裂解，使体外培养的肾小管细胞发生凋亡。

（三）线粒体损伤

　　外源性化学物质能够通过干扰线粒体活性和功能影响细胞呼吸过程，从而造成细胞毒性。线粒体损伤在决定细胞死亡形式方面起关键作用。肾线粒体损伤的一种主要形式是线粒体通透性改变，其特点是膜上高电导率的小孔开放，容许分子质量小于 1500kDa 的溶质分子通过，此过程与细胞凋亡的启动密切相关。例如，他汀类药物可消耗甲羟戊酸盐，通过干扰细胞合成辅酶 Q10 而影响能量代谢，导致肾细胞能量耗竭，造成细胞死亡。

二、肾脏血流动力学的改变

丰富的血液供应是肾脏维持形态结构、实现其正常功能的基本保证。药物引起的低血压、弥散性血管内凝血（disseminated intravascular coagulation，DIC）、血容量下降、肾动脉收缩及对前列腺素（prostaglandin，PG）合成的抑制等，都会造成肾脏供血减少、肾小球滤过率（glomerular filtration rate，GFR）降低。肾脏缺血程度不严重时，虽然肾功能已发生异常改变，但不一定有肾实质的组织病理学变化。较长时间严重程度的缺血，则肾实质细胞将出现变性、坏死等结构性病变。

三、免疫复合物的沉积

药物的变态反应是药源性肾损害的一个重要原因。这种损伤可以是药物直接对肾脏组织细胞的变态反应造成的，也可以是药物在血浆中形成的抗原抗体复合物沉积于肾小球基膜（glomerular basement membrane，GBM）及其他血管引起的。此类损害与药物的剂量无关，肾损害主要表现为肾小球肾炎、间质性肾炎和膜性肾病（membranous nephropathy，MN）。

四、机械性损害

药物对肾脏造成的机械性伤害可分为两种类型：①由药物引起的梗阻性肾损伤，包括药物引起的肾内梗阻和在尿路造成的梗阻；②由药物的高渗作用对肾小球和肾小管细胞造成的损伤。

某些药物产生不溶于尿液的结晶体沉积于肾小管、肾盏、肾盂或输尿管，引起结晶体病变，造成管道的堵塞，因尿路梗阻引起急性梗阻性肾脏损害，造成肾小管上皮细胞退变、坏死并伴有肾间质的细胞浸润。易产生结晶体的药物包括抗生素（如氨苄西林、环丙沙星、磺胺类等）、抗病毒药（如阿昔洛韦、更昔洛韦等）、甲氨蝶呤和氨苯蝶啶等。晶体沉积的可能性取决于药物在尿液中的浓度和尿液 pH。血容量不足和潜在肾功能不全的患者也是结晶型肾损伤的高危人群。

五、弥散性血管内凝血

药物诱导的血栓性微血管病（thrombotic microangiopathy，TMA）继发的肾损伤机制包括免疫介导反应或直接内皮损伤。最常与这种肾毒性致病机制相关的药物包括抗血小板药物（如氯吡格雷、噻氯匹定）、环孢素、丝裂霉素和奎宁等。DIC 可能导致血液供应的质和量发生急剧改变，引起"肾素-血管紧张素系统"生理反馈机制的紊乱，从而造成肾血管收缩、肾血流量减少、肾内血流重新分布、皮质缺血和 GFR 降低，肾小管上皮细胞也会发生不同程度的损害。严重的组织细胞损害进一步发展成广泛的肾小球毛细血管内凝血和肾小管坏死。

六、溶血或肌肉溶解

药物引起溶血或肌肉溶解时，血红蛋白或肌红蛋白可被大量释放入血，形成血红蛋白血症或肌红蛋白血症。游离的血红蛋白和肌红蛋白可通过肾小球滤过膜随滤液到达肾小管，如果超过肾小管重吸收的极限时，即出现血红蛋白尿或肌红蛋白尿。肌红蛋白、血红蛋白及红细胞的破坏产物，可以凝集成管型而阻塞肾小管腔。管型是蛋白质、细胞或碎片在肾小管沉积而形成并脱落至尿中的圆柱状体，依其形状和内容物的不同而有以下几种：透明管型、颗粒管型、红细胞管型、白细胞管型、上皮细胞管型、脂肪管型、细菌管型、真菌管型等。尿中出现多量管型表示肾实质有病理性变化。血红蛋白在酸性尿中可氧化成高铁血红蛋白，对肾小管上皮细胞的毒性加强，其危害性远大于色素管型的机械性阻塞作用。临床高达 81% 的横纹肌溶解是由药物和乙醇引起的，

50% 的患者随后会发生急性肾衰竭。例如，他汀类药物是目前已知的可引起横纹肌溶解的常见药物之一。

第二节 药物性肾损伤的临床诊断

药物性肾损伤的诊断是一种临床诊断，应基于明确的生物标志物标准、临床表型、并发危险因素和因果关系评估，需符合以下两个标准：①开始使用可疑药物后出现的新的肾损伤；②停止使用可疑药物后肾损伤进展改善或停止，且排除了其他可能的原因。

案例 4-1 解析

1. 李某可能是阿昔洛韦导致的急性肾损伤。

2. 阿昔洛韦导致急性肾损伤的机制尚未完全清楚，但晶体沉淀导致肾小管阻塞是最主要的原因。

3. 应用阿昔洛韦时需注意用药剂量，把握给药方式、时间和浓度，静脉滴注 2 小时尿药浓度最高，应给患者充分水化，防止药物结晶沉积于肾小管内，引起肾功能损害；避免与其他有肾功能损害的药物合用；若患者为老年人、孕妇、儿童、血容量不足或者有基础肾脏病时，更应注意密切监测尿量、肾功能、尿常规变化；当发生急性肾损伤时，应立即停药，可同时给予激素抑制免疫反应，适量静脉补液，必要时可进行血液净化治疗，以清除阿昔洛韦分子。

一、实验室检查

案例 4-2

患者，女性，24 岁，既往无肾病史。因泌尿道感染予以甲氧西林 2g 静脉滴注，每日 4 次。患者静脉滴注后逐渐出现恶心、呕吐、食欲变差，治疗 7 天后查血生化指标显示：血清肌酐（Scr）247.8μmol/L，尿素氮（BUN）10.88mmol/L，尿酸（UA）659.6μmol/L。肾活检提示：急性间质性肾炎（acute interstitial nephritis, AIN）。停用甲氧西林，给予对症、支持治疗，患者逐渐好转，停药 2 周后复查血生化，肾功能已完全正常。

请思考以下问题：

1. 药物相关急性间质性肾炎的典型临床表现有哪些？

2. 该患者肾组织活检可能有哪些病理表现？

（一）肾小球滤过率

GFR 不仅反映肾小球的功能，而且还能表明肾脏排泄毒素、浓缩尿液的能力，正常成人的 GFR 约为 125ml/min。GFR 测定的"金标准"为菊粉、碘海醇或 ^{99m}Tc-DTPA 清除率。由于其测量的不便，临床应用较少。测定血中内源性物质，如血尿素氮（blood urea nitrogen，BUN）和血清肌酐（serum creatinine，Scr）是反映 GFR 的两项常用指标，其中 Scr 尤其具有代表性。Scr 水平相对恒定，不被肾小管重吸收，排泌量较少，测定方便快速，临床习惯用 Scr 水平估计肾功能水平。但由于 Scr 受年龄、性别、种族、肌肉量、饮食的影响，相同水平的 Scr 不代表有相同的肾功能。肌酐清除率（creatinine clearance，CCR）是较 Scr 反映 GFR 下降更灵敏的指标，但必须准确留取 4 小时、8 小时或 24 小时尿液。

目前 GFR 的测定主要通过基于 Scr 的计算公式推算，需要注意的是在慢性肾脏疾病的情况下估计 GFR 的公式对于评估持续急性肾损伤（acute kidney injury，AKI）患者的肾功能不准确。

（二）血清肌酐

Scr 是应用最广泛的反映 GFR 的内源性标志物。目前多数产品校准品已经溯源到同位素稀释质谱（isotope dilution mass spectrometry，ID-MS）法。Scr 应用过程中最令人关注的问题是参考值不统一和肌酐苦味酸法测定特异性差。Scr 苦味酸测定室间变异大、特异性差（受到乳糜、黄疸、头孢类抗生素、血糖、尿酸、蛋白质含量影响大）是导致不同的医疗机构 Scr 参考值范围相差大的因素。血清肌酐酶法测定特异性相对较好，室间变异小。在 AKI 的评估中，受肾脏强大的代偿功能及尿流速度的影响，Scr 的评估往往受到限制。应针对不同患者群，建立 AKI 风险评估系统。对于高危患者（如心脏手术应用造影剂及创伤）应密切监视 Scr 和尿量的变化。

（三）尿干化学检查和血尿镜检

尿干化学检查可用于慢性肾损伤的筛查，但是可能存在假阳性和假阴性。当尿干化学检查中尿蛋白、尿红细胞和尿白细胞均为阴性时，可视为尿内有形成分大致在正常范围内，可免除镜检。

（四）尿总蛋白和尿白蛋白

蛋白尿对肾损害早期的诊断、治疗监测和预后评估具有重要作用。尿液中总蛋白浓度测定一般采用邻苯三酚红比色法，测定的灵敏度低（200mg/L），诊断的阳性率也低。尿白蛋白是大多数慢性肾脏病（chronic kidney disease，CKD）患者尿蛋白中最主要的成分。建议大量蛋白尿（磺柳酸法定性阳性患者）测定尿总蛋白/肌酐比值（proteinuria creatinine ration，PCR），必要时留取 24 小时尿测定尿蛋白排出总量。对于糖尿病、高血压等高危人群，即使尿蛋白试纸法或磺柳酸法定性阴性，也应定期测定尿白蛋白浓度和尿肌酐，报告白蛋白/肌酐比值（albumin creatinine ration，ACR），必要时测定 24 小时尿白蛋白排出总量。

（五）尿液分析

在 AKI 的诊断中，尿液分析具有不可替代的作用。结合病史、治疗史和影像学等检查，在排除肾前性和肾后性病因后，方可考虑单纯性肾性 AKI，因为尽快去除肾前性和肾后性病因，可避免发生肾性 AKI 及不可逆损伤。

肾后性 AKI 尿液检查一般没有异常，或表现为新鲜正常形态的红细胞尿，或表现为突发性无尿，或有尿和无尿交替出现。肾前性 AKI 是由于血流量不足或肾脏血管收缩等原因导致的肾脏血液减少，引起急性肾功能下降，占 AKI 的 30%～40%。肾前性 AKI 初期不存在肾实质损伤，如早期改善肾血流灌注可使肾功能恢复。如没有及时给予干预，造成加重或持续的肾脏低灌注，则导致肾小管上皮坏死，发展为肾性 AKI。

肾性 AKI 是由于肾实质结构发生急性病变所导致的急性肾功能减退，包括所有可累及肾单位和肾间质的病变，占 AKI 的 50%～60%。根据最初的组织学损伤部位，可将肾性 AKI 分为小管性、间质性、血管性和肾小球性 4 类。

肾小球或血管性 AKI 的尿检表现为突出的变形红细胞尿和肾小球源性蛋白尿（>1～3g/d，以大分子和中分子蛋白尿为主的非选择蛋白尿）。肾前性 AKI 需要与缺血导致的急性肾小管坏死（acute tubular necrosis，ATN）相鉴别，因为二者的病因学相同，不同之处在于是否发生肾脏的器质性损伤。鉴别要点为判断肾小管上皮细胞的功能与结构是否完整。

案例 4-2 解析

1. 药物相关急性间质性肾炎的临床症状多样，无特异性，主要可分为肾外表现和肾内表现。肾外表现最典型的是发热、皮疹和嗜酸性粒细胞增多。肾内表现为尿检异常及肾功能损伤，如血尿、蛋白尿、BUN、血肌酐升高、少尿和肾衰竭。

2. 急性间质性肾炎的病理表现以肾间质、肾小管的急性炎症为主，光镜下可见肾间质水肿、弥漫性淋巴细胞、单核细胞及数量不等的嗜酸性粒细胞、多形核白细胞浸润，部分可见上皮样细胞肉芽肿，而肾小球正常或仅轻度系膜增生。甲氧西林引起的急性间质性肾炎 10%～20% 的患者可见特征性免疫荧光改变，肾小管基底膜有 IgG 和（或）补体 C3 沉积，呈线状分布。

二、影像学检查

（一）彩色多普勒超声

超声诊断技术具有无创、快捷、方便、可重复性等特点。超声测定肾动脉阻力指数（resistance index，RI）值的高低可以间接反映肾脏的血流灌注情况，可以在早期有效地发现 AKI。但是彩色多普勒超声对细小血管的敏感性不高及深部组织的血流不敏感，且 RI 易受血管顺应性的影响，尚不能做到全面评价整体肾实质灌注，尤其是对肾皮质及髓质深部血流的评估不足。

（二）超声造影

肾脏血流较丰富，占心排血量的 20%～25%，肾脏皮质和髓质的血流量分布不均，髓质血流量相对皮质较少，占 5%～10%；血液流速也不同，流过肾皮质仅需 2～3 秒，而流过髓质需 60 秒之久，其血管解剖特点奠定了超声造影的成像基础。当肾脏发生病变时，肾实质血流灌注会相应地发生异常改变，而超声造影能够及时发现肾脏血流灌注的变化。

（三）光声成像

光声成像（photoacoustic imaging，PAI）是一种在生物医学领域新兴的成像方式，该技术通过声波信号探测组织深部的吸光物质分布，有较强的穿透力和安全性，能够动态成像且对血流灌注敏感，目前 PAI 在肾脏成像中的应用主要集中在动物模型。PAI 能够在早期 GFR 估测、肾组织氧评估及早期局部肾脏损伤标志物分子成像等 3 个方面辅助 AKI 的诊断和预后评估，且在未来肾脏疾病的精准治疗中提供助力，有望为肾脏疾病的临床诊疗提供有价值的信息。

三、组织病理学检查

肾活组织检查是预测药物性肾损伤预后和确定进一步治疗策略的有效方法，可鉴别药物性肾小管损伤或间质性肾损伤及其他原因。通过肾活检，可以确认肾小球的组织学，并可获得关于是否怀疑药物性肾损伤的有价值信息。当无法确定 AKI 的病因，肾功能持续恶化，或高度怀疑肾小球疾病时，强烈建议肾活检提供组织学诊断，但是典型的 ATN 一般不需要肾活检诊断。药物导致的 AIN 中，肾活检是确诊的主要手段。主要病理变化是肾间质水肿，淋巴细胞、单核细胞与嗜酸性细胞浸润，以及不同程度的肾小管变性、坏死和上皮细胞再生。

肾活检通常对诊断造影剂所致 AKI（contrast-induced AKI，CI-AKI）没有帮助，因为 ATN 病变为局灶性且无特异性，并且 CI-AKI 的持续时间一般较短。不过，与超声检查一样，对于不符合造影剂肾病（radiographic contrast nephropathy，CIN）典型临床病程或 CIN 诊断尚不确定的患者，可能在极少数情况下需行活检以排除 AKI 的其他病因。

四、因果关系评估

药物性肾损伤的因果关系评估工具尚未被开发，目前可采用 Bradford-Hill 标准和 Naranjo 量表进行因果关系的评估。

（一）Bradford-Hill 标准

1. 接触药物的时间必须至少为 24 小时，且必须在事件发生之前。

2. 可疑药物致肾损伤应具有生物学上的合理性。

3. 应该对疑似药物与伴随的风险和暴露于其他肾毒性药物的相对贡献进行评估。

4. 可疑药物与损伤之间关系的强弱应根据药物暴露、治疗时间和时间关系来判断。

（二）Naranjo 量表

Naranjo 量表是一种因果关系评估工具，帮助临床医生评估可疑药物与不良事件之间的因果关系。该工具已经过改进，以提高器官特异性不良反应的敏感性，如药物性肝损伤或皮肤超敏反应。但目前尚未开发药物性肾损伤的因果关系的评估工具。评估药物性肾损伤的因果关系时，面临的挑战包括多药物暴露和并发 AKI 风险。例如，在败血症的情况下，抗生素引起药物性肾损伤的风险会因低血压发作和使用造影剂而增加。在这些情况下，建议对每种药物进行单独评估。对于多药物暴露，应根据时间关系、影响程度和持续时间及对潜在机制的了解对每种致病因素进行等级分类（即主要的、次要的）。药物性肾损伤的因果关系评价具有主观性，主要以临床医师的知识为中心，诊断指标较少。新的尿液生物标志物改善了 AKI 的预测、检测和预后，但应用新型尿液生物标志物进行药物性肾损伤的评估还有待进一步的研究。

五、新的生物标志物

随着生物技术的发展，生物标志物在临床诊断领域和毒性研究领域不断引起重视，寻找、发现并确证能够早期诊断肾脏损伤的特异性好、灵敏度高的生物标志均成为肾脏毒理学研究重要的发展方向。几种代表性生物标志物简介如下。

（一）血清胱抑素 C

胱抑素 C（cystatin C，Cys C）是半胱氨酸蛋白酶抑制剂，是一种碱性非糖化的相对小分子（13kDa）分泌性蛋白质，由机体所有的有核细胞以恒定的速率产生，其合成不受肌肉量和急性反应等因素影响，即使在炎症状态下其产生也不会改变。与肌酐相比，其更易反映肾小球滤过膜通透性的早期变化。当 GFR 下降时，血清 Cys C 比肌酐先一步升高。血清 Cys C 的另一个特点是几乎不受年龄、性别、肿瘤、免疫性和内分泌疾病影响。尿 Cys C 浓度还可作为肾小管指标，其敏感性及特异性不亚于视黄醇结合蛋白（retinol-binding protein，RBP）。

（二）肾脏损伤分子-1

肾脏损伤分子-1（kidney injury molecule 1，KIM-1）在正常的肾组织中几乎不表达，但是在缺血及肾损伤后的人近端小管上皮细胞中却呈高表达状态。KIM-1 参与肾脏疾病的损伤及修复过程，在近端小管上皮细胞黏附、生长及分化中起重要作用。研究表明，在诊断药源性肾小管坏死、退化和（或）膨胀，以及组织细微变化或肾功能严重紊乱引起的嗜酸性粒细胞增多方面，KIM-1 的检测是高度灵敏、特异和精确的。而且 KIM-1 在尿中性质稳定，不受尿液理化特性的影响，因此 KIM-1 是检测早期肾损伤的理想标志物。

（三）N-乙酰-β-D-氨基葡萄糖苷酶

N-乙酰-β-D-氨基葡萄糖苷酶（N-acetyl-β-D-glucosaminidase，NAG）是存在于近端小管的溶酶体酶，其分子质量很大（140kDa），血浆中的 NAG 正常情况下不经肾小球滤过，尿中的 NAG 主要来自肾实质。肾近端小管上皮细胞损伤可使 NAG 脱落至尿中，通过直接检测其总量能够反映肾小管的损伤。在肾毒物暴露、肾移植术后移植肾功能延迟恢复、慢性肾小球疾病、糖尿病肾病及心肺转流术等肾脏损伤的情况中均报道有 NAG 水平的升高。在临床患者中，尿 NAG 的浓度越高，其最终发生透析或死亡的风险越高。NAG 具有灵敏度高和能够定量的两大优点，但是易受病理生理情况的影响，如尿 NAG 的活性能够被内源性尿素及一些肾毒物或重金属抑制，而在类风湿关节炎、糖耐量受损及甲亢，尿中 NAG 水平也可表现出升高。因此应与其他检测联合诊断。

（四）β2-微球蛋白

β2-微球蛋白（β2-microglobulin，β2-MG）是分子质量为 11.8kDa 的单链多肽低分子蛋白质，人体几乎所有有核细胞均能合成，主要由淋巴细胞产生，经肾小球滤过。正常人 β2-MG 的合成与释放非常恒定，且与性别、年龄及时间无关。尿中 β2-MG 水平升高，可敏感地反映肾小管功能受损。在肾毒物暴露、心脏手术、肾移植等多种因素导致的肾损伤中，尿 β2-MG 升高早于 Scr 4～5

天，可作为早期的肾小管损伤标志物。但是，β2-MG 在尿中不稳定，在室温下 pH 低于 6.0 时即快速降解，限制了其作为肾损伤生物标志物的应用。

（五）其他

除了以上新型标志物，还有一些其他的生物标志物，与 AKI、肾小管损伤等密切相关。如 RBP，已广泛用于临床作为经典的肾小管损伤标志物；丛生蛋白（clusterin），目前已在多种大鼠、犬、灵长类动物的 AKI 模型中观察到其在肾及尿中的表达均上调；中性粒细胞明胶酶相关脂质运载蛋白（neutrophil gelatinase-associated lipocalin，NGAL），能在 AKI 的早期用于判断肾功能损伤的程度，且敏感性、特异性高，对临床 AKI 的早期诊断、预防、治疗和改善其预后有着重要作用；三叶因子 3（trefoil factor family 3，TFF3），可作为肾小管损伤的标志物；白细胞介素-18（interleukin-18，IL-18）水平在 AKI 患者和肾移植患者尿中明显升高。

第三节 药物导致肾损伤的类型和表现

案例 4-3

患者，男性，56 岁，因甲状腺相关性眼病，给予甲泼尼龙 500mg/d 静脉滴注（3 天后改为泼尼松 40mg/d 口服），并口服碳酸钙、骨化三醇、阿仑膦酸钠和艾司奥美拉唑镁肠溶片预防激素相关不良反应。患者既往肾功能正常，服药 1 个月后肾功能持续下降。至服药 3 个月时，估算肾小球滤过率（estimated glomerular filtration rate，eGFR）最低为 33.1ml/(min·1.73m²)。经尿常规和肾脏彩色超声检查除外肾病和尿路梗阻性疾病，考虑艾司奥美拉唑镁肠溶片导致肾损伤可能性大。将该药换为法莫替丁，其他药物继续使用。9 天后，患者肾功能逐渐恢复，出院时 eGFR 74.0ml/(min·1.73m²)。

请思考以下问题：

1. 该患者是哪一类药物所致的肾损伤？
2. 该类药物引起肾损伤的机制是什么？

一、药物导致肾损伤的类型

药物所致的肾损伤可涉及肾小球、肾小管、肾间质和肾血管等多个部位，其中以肾小管间质病变最为多见。

（一）肾小球损伤

肾小球是肾单位中接触药物的起始部位。有些药物如多柔比星，可使肾小球滤过膜带负电荷的部位减少，以及足细胞从 GBM 脱落，改变肾小球滤过膜的电荷选择性和滤过孔大小，从而增加肾小球对带阴离子蛋白质的通透性。变态反应性损伤也是肾小球损伤的重要机制。药物可结合到肾小球膜上作为半抗原或者全抗原，尤其是通过静电作用被隔离在肾小球内部，引发变态反应，导致在肾小球部位形成免疫沉淀、介质激活，从而造成对肾小球组织的损伤。药物引起的肾小球病理损伤中，最常见的是膜性肾小球炎。其特征表现为某些患者的肾小球内可见药物包涵体，也可见免疫复合物沉积，沉积免疫复合物在临床症状消失后仍可持续存在。

（二）肾小管和集合小管损伤

肾小管系统损伤比肾小球损伤的发生率要高得多。ATN 是药物引起肾脏损伤中发生率最高的一种类型。其中，近曲小管由于具有主动重吸收和分泌的功能，药物在该部位累积浓度较高，是药物导致肾脏损伤的最常见部位。药物导致肾损害程度较轻时，表现为急性肾小管坏死，损伤较重时表现为 ATN。近曲小管损伤时尿检测会有糖尿、氨基酸尿，呈近曲小管吸收障碍的范科尼（Fanconi）样综合征。远曲小管和集合小管发生的损伤主要表现为尿浓缩能力受破坏和（或）酸化功能缺陷。临床表现有多尿、低比重尿及尿渗透压下降等。

(三)肾乳头损伤

肾乳头位于肾髓质，即肾锥体的尖端部分。肾皮质、肾髓质和肾乳头接受血液灌注的比例依次为90%、6%～10%和1%～2%。因此，肾乳头最容易受缺血因素的影响。另外，由于肾乳头管中的液体更为浓缩，以及血液在该组织中流动缓慢，在长时间药物接触下，髓质和乳头组织暴露于高浓度药物微环境。

(四)肾间质损伤

肾间质损伤包括急性和慢性肾间质损伤。急性损伤通常为肾间质的变态反应性炎症，用药2周内出现急性肾功能恶化，伴有镜下血尿和轻度蛋白尿，组织学改变主要为间质高度水肿，伴有嗜酸性粒细胞、淋巴细胞及单核细胞浸润，抗肾小管基底膜抗体（anti-tubular basement membrane antibody，TBM）呈线性样变，组织化学检查表现为IgG和补体C3沉积。慢性损伤表现为肾间质纤维化、肾小管萎缩和局灶性单核及淋巴细胞浸润，严重者可伴有局灶性或完全性肾小球硬化。

(五)肾血管损伤

病理变化以肾血管病变为主，主要表现为肾小动脉和毛细血管损害。例如，环孢素可以引起肾小球血管收缩、血管损伤及致肾小动脉透明样变性；丙硫氧嘧啶、甲巯咪唑可引起血管炎样改变。

案例4-3 解析

1. 艾司奥美拉唑是一种质子泵抑制剂（proton pump inhibitors，PPI），具有快速抑制胃酸分泌的作用。该患者是PPI引起的肾损伤。

2. PPI引起肾损伤的机制可能为：① PPI及其代谢产物在肾小管间质中沉积，作为半抗原或直接刺激T细胞表达，导致间质性肾炎，进而发展为AKI；②抑制溶酶体质子泵，减少一氧化氮的合成，增加超氧化物阴离子的合成，从而降低内皮细胞增殖，加速其衰老；③引起低镁血症，增加炎症和动脉粥样硬化标志物的分泌，造成内皮功能紊乱，引起慢性肾功能不全。

二、临床表现

不同药物导致的肾损伤临床表现各异，但具有一些共同的特点。

药物导致的急性肾损伤是药物对肾最常见的毒性反应，通常表现为一次或连续用药数日后出现的急性肾衰竭，其中大部分患者表现为肾实质性急性肾损伤，临床病理特征主要表现为AIN，部分表现为ATN，有时可为两者并存。少数可表现为功能性（肾前性）或梗阻性（肾后性）急性肾衰竭。有些药物累及肾小球或微血管则可出现急性肾炎综合征、肾病综合征、小血管炎或血栓性微血管病的表现，病理可表现为微小病变肾病、膜性肾病、抗中性粒细胞胞质抗体（antineutrophil cytoplasmic antibody，ANCA）相关小血管炎等。不同药物可导致相同的病理改变，但一种药物可导致不同的病理类型。

药物导致的慢性肾损伤常在长期持续或反复间断用药后缓慢起病，患者可表现为逐渐出现的多尿或夜尿增多、电解质紊乱（如慢性低钾血症）、肾性贫血、肾小管酸中毒和慢性肾衰竭。若进行肾脏病理检查可见多数表现为不同程度的慢性肾小管间质性肾病。

第四节　常见的引起肾脏毒性的药物

案例4-4

患者刘某，63岁，无慢性肾病史，无长期服药史。因痛风发作自行口服双氯芬酸钠75mg治疗，每天3次。服药第3天出现恶心、呕吐后停用双氯芬酸钠（共服用该药375mg）。停药2

天后患者相继出现尿量减少、胸闷不适等，实验室检查显示 Scr 758μmol/L，BUN 13.9mmol/L，血钾 3.1mmol/L，诊断为 AKI，收治入院。入院后予以对症支持治疗，停用双氯芬酸钠后第 7 天行肾穿刺活检术，肾组织病理学检查结果提示急性肾小管坏死。维持原方案治疗，患者肾功能逐渐好转。停用双氯芬酸钠后第 24 天复查，Scr 89μmol/L，BUN 7.5mmol/L。

请思考以下问题：

1. 刘某发生了哪种类型的药物性肾损伤？
2. 最可能导致刘某肾损伤的药物是什么？

一、非甾体抗炎药

非甾体抗炎药（non steroidal anti-inflammatory drugs，NSAIDs），包括选择性环氧合酶（cyclo-oxygenase，COX）-2 抑制剂和非选择性 COX 抑制剂，如阿司匹林、萘普生、布洛芬、吲哚美辛、保泰松、塞来昔布等。NSAIDs 在体内通过抑制 COX，阻断花生四烯酸转化为前列腺素（PG）、前列环素和血栓素，发挥其药理作用，通常用于解热镇痛和抗炎治疗。使用 NSAIDs 的患者中有 1%～5% 发生肾脏不良事件。NSAIDs 可引起几种不同形式的肾损伤，包括血流动力学介导的 AKI、电解质和酸碱失衡、AIN、肾病综合征、肾乳头坏死及长期使用 NSAIDs 造成的慢性肾损伤等。其中，血流动力学介导的 AKI 是 NSAIDs 相关性肾毒性的最主要类型，可导致可逆性肾功能障碍或缺血性肾小管损伤。

二、氨基糖苷类和β-内酰胺类抗菌药物

抗感染药物相关肾毒性可引起肾脏从轻微的肾小管损伤（如 Fanconi 样综合征、远端小管酸中毒或肾源性尿崩症）到严重的肾小管坏死。其他描述的模式包括伴结晶体形成的肾小管梗阻、膜内沉积介导的肾小球损伤和足细胞损伤，以及严重的血管收缩和 TMA 介导的血管损伤。氨基糖苷类和β-内酰胺类是最常见的导致肾毒性的抗感染药物。

氨基糖苷类肾毒性主要因其经肾排泄，并在肾皮质蓄积所致。近端小管毒性是氨基糖苷类肾毒性最常见的原因，特征为伴有 GFR 降低、肾小管变性坏死、Scr 和 BUN 升高的非无尿性肾衰竭。β-内酰胺类引起的肾损伤包括急性肾小球肾炎、ATN 和 AIN，以 AIN 最为相关。β-内酰胺类导致的 AIN 病理表现以肾间质、肾小管的急性炎症为主，光镜下可见肾间质水肿，弥漫性淋巴细胞、单核细胞及数量不等的嗜酸性粒细胞、多形核白细胞浸润，部分可见上皮样细胞肉芽肿，而肾小球正常或仅轻度系膜增生。

三、钙调磷酸酶抑制药

钙调磷酸酶抑制药（calcineurin inhibitors，CNI）肾毒性表现为 AKI 或慢性进展性肾病，AKI 可在降低剂量后基本逆转，而慢性进展性肾病通常不可逆。急性 CNI 肾毒性通常表现为急性功能性肾损害，但通常可逆，很少表现为 TMA，机制尚不完全明确，肾活检通常显示存在急性小动脉病和肾小管空泡形成。罕见的情况下，可见到与溶血性尿毒综合征相似的血管病变。慢性 CNI 肾毒性表现为慢性进展性肾功能恶化，包括肾小球和血管疾病所致肾功能损害、肾小管功能异常和血压升高。此外，CNI 还会引起多种电解质和酸碱异常，由 CNI 诱导的肾小管功能障碍引起。

四、顺　　铂

顺铂是一种细胞周期非特异性抗肿瘤药，尤其针对实体瘤具有较好疗效，是最常用的抗肿瘤药物之一，也是肾毒性最强的药物之一。顺铂可引起 AKI、TMA、近端肾小管功能障碍（即 Fanconi 样综合征）。无论哪类患者，补水充分都对预防顺铂诱发的肾毒性至关重要。有多种机制参与了顺铂诱导的肾毒性，包括复杂的信号通路被激活，进而导致肾小管细胞损伤和细胞死亡；

明显的炎症反应及对肾脏血管系统的损伤，会引起血管收缩、血流量降低和缺血性损伤。

五、造 影 剂

造影剂引起的肾毒性通常被称为造影剂肾病（contrast-induced nephropathy，CIN），为一种可逆性急性肾衰竭，可在血管造影或其他医疗程序（如尿路造影）中使用碘造影剂后观察到。CIN 的主要临床表现包括 Scr 早期轻度升高、非少尿型 AKI、尿沉渣镜检结果符合 ATN 等，也可能出现 GFR 下降的其他表现，包括高钾血症、酸中毒和高磷血症。

六、含马兜铃酸的中草药

马兜铃酸（aristolochic acid，AA）是马兜铃酸科马兜铃属植物中所含有的共同成分，主要含有 AAⅠ、AAⅡ和 AAⅣa，此外还有少量的 AAⅢ。含有 AA 的中草药有很多，包括关木通、广防己、青木香、马兜铃、天仙藤、寻骨风、朱砂莲等 40 多种。其中应用最广泛的是关木通和广防己。含有马兜铃酸的中草药引起的药物性肾损害称为马兜铃酸肾病（aristolochic acid nephropathy，AAN），毒性作用主要是由其中的 AAⅠ引起。根据临床表现、病程进展和病变程度，马兜铃酸肾病一般分为急性肾功能不全、慢性肾功能不全和肾小管功能障碍三种类型。马兜铃酸肾病与极高的肾盂、输尿管及膀胱细胞异型性及尿路上皮（移行细胞）癌发生率有关。

七、其 他 药 物

除了上述的氨基糖苷类和 β-内酰胺类抗菌药物，一些非 β-内酰胺类抗菌药物也可产生肾毒性。例如，利福平可导致剂量依赖性 AIN；磺胺类可诱导 AIN 和梗阻性肾损害；两性霉素 B 可引起肾毒性等。新型的免疫治疗药物——免疫检查点抑制剂（immune checkpoint inhibitor，ICI）的肾毒性也越来越受到重视。ICI 的肾毒性临床表现可以是非特异性的，并可能仅表现为 Scr 的升高，肾活检为确诊的金标准，AIN 是其最常见的类型。停用 ICI 和糖皮质激素治疗可改善绝大多数患者的肾功能。

> **案例 4-4 解析**
>
> 1. 刘某 Scr 758μmol/L，肾组织活检提示急性肾小管坏死，为药物性急性肾小管坏死。
> 2. 根据刘某的用药史，其 AKI 发生在使用双氯芬酸钠 3 天后，停用双氯芬酸钠后，Scr 逐步下降，停药后第 24 天复查，Scr 下降至正常范围，故最可能引起刘某 AKI 的药物是双氯芬酸钠。

第五节　药物肾毒性的检测和评价方法

一、体内实验评价

肾脏是动物的主要排泄器官之一，尿液中各种物质排泄的量在生理情况下是较为恒定的，排泄量过多或过少往往表示肾功能异常。同时结合血液生化的改变，可以得到初步的评价。值得注意的是，在反映尿中某物质的含量时，以 24 小时尿中的含量最理想，由于尿量的多少受饮水量的影响较大，因此只测定一次随机尿样中物质的含量不太能反映真实的情况，在收集 24 小时尿量有困难时，一般用尿肌酐来校正尿量。肾脏的浓缩-稀释功能可采用肾脏浓缩-稀释试验，又称为莫氏试验（Mosenthal test），通过测定正常 24 小时尿量、昼尿量与夜尿量之比，了解远端肾小管和集合管重吸收功能。尿液成分的改变检查包括尿液颜色与浊度、尿量、尿比重、酸碱度、尿蛋白、尿糖、尿潜血、尿酮体、尿胆原、尿胆红素、尿酶等。血液生化指标的测定包括血肌酐、尿素氮及肾脏血清免疫学检查，包括 GBM、TBM、抗 Tamm-Horsfall 蛋白抗体（简称 T-H 糖蛋白，THP）等。肾功能检查包括清除率测定、GFR 测定（可见本章第二节）、近端肾小管、远端肾小管和肾小管酸化功能的功能检查。

除了以上实验室检查，毒理学试验结束时，还应对动物进行大体解剖，进行形态和组织化学的检查。大体解剖能观察到肾脏的颜色、质地及出血、粘连等明显病变。肾脏组织的光学显微镜检查能在细胞水平上观察肾脏的病理改变，揭示肾损伤的部位、范围及形态学特征。电子显微镜检查可检测肾脏组织细胞超微结构的改变，诸如刷状缘、线粒体、基底膜及其他细胞器等。酶组织化学方法可在光镜或电镜下进行，如结合酶标记法、放射性核素标记法及免疫组化方法等，可揭示毒物的分布及肾脏病变的组织、细胞定位，观察亚细胞结构的变化，探讨毒物对肾脏细胞的免疫效应及对代谢和酶系统的影响，是肾脏毒理学研究的有力手段。

二、体外实验评价

药物肾毒性的体外实验评价方法包括离体肾脏灌流、游离肾单位或肾单位段灌流、肾脏组织切片、肾细胞培养等。这些方法都已经较为成熟，有其各自的优缺点。例如，离体肾脏灌流既保留了肾脏结构和功能上的完整性，又不受高级调节系统（如神经、激素、血容量）和其他器官组织的影响，还可以精确控制受试物的浓度，在肾毒性的研究中得到广泛应用，但其局限性是维持时间短（通常不超过 4 小时），需要特殊的灌流设备，操作技术难度大，只适用于短期毒性试验。游离肾单位或肾单位段灌流不受受试物浓度限制，可以人为决定受试物浓度，而且各段小管的分泌功能也可测定，使得转运过程更清晰，但是其操作很复杂，较少作为常规试验。肾脏组织切片较为简单，易于施行，但由于肾脏组织切片中包含不同的细胞型，很难评价某一特定细胞型暴露于化合物的功能改变，在制片过程中许多细胞受到机械损伤，切片有一定厚度，许多相互作用的细胞堆积在一起，无法保证每一个目的细胞都暴露于相同的氧和营养液浓度，以上缺点使得肾组织切片技术只能作为化合物肾毒性的初筛试验方法。

其他离体实验方法如游离肾小球、肾小管、亚细胞组分等方法也都已较为成熟，在肾脏毒理学中得到应用。

思 考 题

1. 常见的引起肾损伤的抗菌药物有哪些？
2. 非甾体抗炎药对肾脏的毒性主要有哪几种不同类型？
3. 哪些药物容易引起结晶沉积，造成梗阻性肾损伤？临床应用时，需注意哪些方面？

（陈婷婷）

第五章 药物对心血管系统的毒性作用

学习要求

记忆：药物性心血管系统损伤相关检验检查指标意义。

理解：药物引发心血管系统毒性的作用机制；药物对心血管毒性的评价方法。

运用：药物性心血管系统损伤的临床分型及表现；常见的引起心血管系统损伤的药物。

第一节 药物导致心血管系统损伤的作用机制

某些药物在治疗剂量或长期蓄积可产生心血管毒副作用，导致心律失常、传导阻滞、心肌肥大、缺血性心脏病、心力衰竭等一系列功能和器质性病变。这些药物在短时间作用引起的早期反应是生化改变，若作用一直持续，心脏则会出现形态、功能的一系列改变，导致心肌细胞死亡。

一、心脏毒性的作用机制

（一）影响离子稳态

心肌动作电位和兴奋-收缩偶联依赖于 Na^+、K^+、Ca^{2+} 离子通道活性和离子稳态，任何药物只要能够影响心肌离子转运和离子稳态，都可造成心脏毒性和心肌损伤。

1. 阻断 Na^+ 通道 能抑制心脏的兴奋性、降低传导速率、延长 QRS 间期、抑制迟发的或早后除极触发的活动。临床上使用的 I 型抗心律失常药物美西律、氟卡尼、利多卡因、普罗帕酮等都是基于 Na^+ 通道阻断的特性。然而，过度的 Na^+ 通道阻断可以导致传导减慢、心律失常复发，因此也有潜在的促心律失常的作用。

2. 阻断 K^+ 通道 能延长动作电位的不应期，导致心肌细胞复极化能力降低和动作电位持续时间增加。临床上应用的抗心律失常药胺碘酮就是基于 K^+ 通道阻断发挥作用。过量 K^+ 通道阻断可引发偶发性心动过速。

3. 抑制 Na^+/K^+-ATP 酶 Na^+/K^+-ATP 酶将 Na^+ 泵出细胞，将 K^+ 泵入细胞，以维持细胞膜的电化学稳定性。抑制 Na^+/K^+-ATP 酶将增加静息状态下细胞内的 Na^+ 浓度。通过 Na^+/Ca^{2+} 交换机制，细胞内 Ca^{2+} 的浓度继发性增高，进而增强心肌细胞的收缩力，典型的代表药物即洋地黄类药物。K^+ 能阻止洋地黄与心肌细胞膜上的特异性受体结合，而抑制 Na^+/K^+-ATP 酶的活性也可导致细胞内 K^+ 浓度降低，故洋地黄制剂的安全药物浓度范围变窄，容易出现药物蓄积，引起洋地黄中毒。洋地黄中毒时可提高心房、交界区及心室的自律性，当血钾过低时，更易发生各种快速性心律失常。

4. 阻断 Ca^{2+} 通道 L 型 Ca^{2+} 通道在心肌收缩过程中起到钙触发钙释放作用，参与动作电位复极相平台期；T 型 Ca^{2+} 通道对心肌细胞的自律性及传导起作用。临床常用的钙通道阻滞剂如维拉帕米、地尔硫草等即可阻断 Ca^{2+} 释放产生负性肌力作用，降低窦房结 P 细胞的除极化速率，减缓房室结的传导，引起心动过缓及负性变时作用。

（二）冠状动脉缺血

某些药物能诱发冠状动脉痉挛、狭窄，并引起冠状动脉血流改变，造成心肌缺血及缺氧，心肌细胞代谢异常，最终导致缺血性心脏病。例如，可卡因诱导的心脏毒性与冠状血管收缩有关；大剂量的拟交感神经药物通过激活肾上腺素能受体而诱导冠脉血管痉挛。

（三）冠状动脉缺血/再灌注损伤

缺血/再灌注损伤的作用机制比较复杂。缺血心肌再灌注期间，随着氧气供应和 pH 水平的快速恢复，可能在再灌注最初几分钟的呼吸爆发中产生大量的氧自由基，并触发和加速炎症级联反应，引起脂质过氧化，破坏细胞膜，导致细胞坏死。随着心肌能量供应的恢复，心肌肌浆网上的 Ca^{2+}-ATP 酶被激活，引起胞质 Ca^{2+} 振荡和内质网应激，钙稳态的持续破坏和活性氧的大量累积促使线粒体通透性转换孔持续过度开放，导致抗凋亡蛋白的活性被抑制，促凋亡蛋白活性增强，引起凋亡级联效应并最终导致不可逆的细胞损伤。

（四）心肌肥厚或扩大

持续的肥大能引起扩张型心肌病、心力衰竭和猝死。心血管毒物作用引起心肌细胞分子层面的一系列改变，包括细胞增大和蛋白质合成增加、诱导即早基因的表达，这些反应共同引起心脏肥大。

（五）氧化应激

心肌细胞在生理及病理情况下均有活性氧产生，生理状况下体内抗氧化机制可以及时清除自由基，防止氧化损伤。心血管毒物能够造成机体氧化-抗氧化过程失衡，使得氧自由基的生成相对增多，严重损伤心肌细胞膜，并导致大量离子从心肌细胞内溢出，而后者可以扰乱控制心脏搏动的电流信号，引起心室颤动，从而导致死亡。

（六）线粒体损伤

心脏属高耗能器官，含有丰富的线粒体。心血管毒物可以造成线粒体结构及功能改变。通过影响细胞呼吸链电子传递，使氧化磷酸化异常，细胞能量代谢障碍。代谢过程中产生的活性氧可以造成细胞氧化应激。另外，由线粒体途径可以分别导致细胞凋亡及坏死。

二、血管毒性的作用机制

毒物可以通过皮肤、胃肠道和静脉的吸收，在到达人体的其他部位之前先接触血管细胞，这样使血管细胞极易成为靶细胞而遭受毒物的侵害。毒素损伤一般从血管内腔到血管壁深层，内皮细胞是第一层细胞屏障，这种位置使内皮细胞对毒素侵害更为敏感。以下是血管毒性的主要损伤机制。

（一）动脉内膜损伤

动脉内膜损伤可表现为内膜功能紊乱，如内膜渗透性增加，表面容易形成血栓，也可表现为内膜的完整性受到破坏。一些血管活性物质，如儿茶酚胺、5-羟色胺、组胺、激肽、内皮素、血管紧张素等的长期反复作用，可使血压增高，血流动力学发生改变，从而导致内膜损伤，并诱发脂质沉积和血小板的黏附和聚集，从而形成血管粥样硬化。

（二）毒性化学物质暴露

毒性化学物质暴露可能造成氧化应激，导致基因调节机制、抗氧化损伤机制紊乱及稳态丧失，从而产生血管毒性。在血管内皮细胞及平滑肌细胞中，血管紧张素Ⅱ通过激活还原型烟酰胺腺嘌呤二核苷酸磷酸（reduced nicotinamide adenine dinucleotide phosphate，NADPH）氧化酶促进超氧化物阴离子的产生。活性氧的过度生成则是多种心血管危险因素诱发冠状动脉微血管损伤的共同机制。此外，血管特异性毒物的生物活化、血管细胞中活性毒物蓄积等也可引起血管毒性反应。不同的血管化学毒物常涉及不同机制，也可能多种机制并行，但血管细胞的生长和分化调节通常是血管毒性的观测终点。

第二节　药物性心血管系统损伤的临床诊断

一、实验室检查

心血管损伤的常规实验室检查主要包括血常规、尿常规、血生化、空腹血糖、糖化血红蛋白、促甲状腺功能等。在病程发展中还需复测电解质、肾功能等。针对心血管毒性损伤的相关检查指标如下：

（一）药物心脏毒性的相关指标

1. 血压相关指标　包括平均动脉压、左心室收缩压、左心室压最大上升速率、左心室压最大下降速率等。

2. 心脏电生理指标　如心室肌细胞瞬时外向钾电流和内向整流钾电流。

3. 心电图相关指标　如常规心电图、24 小时动态心电图、平板运动实验等。

4. 心脏生化指标

（1）心肌酶指标：如乳酸脱氢酶、肌酸激酶、肌酸激酶同工酶、丙氨酸转氨酶、α-羟丁酸脱氢酶、心肌肌钙蛋白、B 型钠尿肽（B-type natriuretic peptide，BNP）、N 端脑钠肽前体（N-terminal pro brain natriuretic peptide，NT-proBNP）等。

（2）氧化应激水平指标：如超氧化物歧化酶、过氧化氢酶、谷胱甘肽还原酶、谷胱甘肽过氧化物酶、一氧化氮合酶、丙二醛及活性氧水平等。

（3）其他生化指标：如胆碱酯酶和高敏感 C 反应蛋白（C reactive protein，CRP）等。

（二）药物血管毒性的相关指标

1. 动脉粥样硬化评价指标　包括内皮细胞形态学、心血管活性因子如组织纤溶酶原激活因子、组织纤溶酶原激活抑制因子和血栓素 A2、血栓素 B2 等。

2. 血清生化指标　如胆固醇、甘油三酯、血管性血友病因子、高密度脂蛋白、低密度脂蛋白、乳糜微粒、α-脂蛋白、极低密度脂蛋白、载脂蛋白 B 含量和肝酯酶活性等。

3. 出血相关指标　包括心脏区域出血和凝血因子水平改变等。

4. 其他指标　如细胞存活率、线粒体膜电位、细胞凋亡率。

二、影像学检查

超声心动图：经胸超声心动图是评估心脏结构和功能的首选方法，可提供房室容量、左/右心室收缩和舒张功能、室壁厚度、瓣膜功能及肺动脉高压的信息。左心室射血分数可反映左心室收缩功能。

放射性同位素扫描技术是将标记上放射性同位素的示踪剂如 ^{11}C、^{13}N、^{15}O、^{18}F 等引入人体，由于这些示踪剂可以参与机体某些生理或生化的代谢过程，因此利用 γ 射线探头探查就能形成反映示踪剂在体内分布状况的图像，从而对心脏形态结构、泵血功能、心肌血流灌注及血管分布、心肌代谢水平、心室壁运动等进行全面观察，也可以探查到体内微量水平物质的变化，提供有关脏器与病变部位的功能甚至分子水平的信息。

磁共振技术是通过识别水分子中氢原子信号的分布来推测水分子在机体内的分布，进而探测机体内部结构的技术。这种探测技术对机体无损伤、无放射、无辐射，可准确地划分心内、外膜界线，精确显示心脏的形态、功能、血流灌注、心肌活性，连续性地定量分析心肌内能量代谢变化及心脏的收缩和储备功能。该技术可分时段地检测外源性物质的毒性，避免长期毒性的漏检。

冠状动脉造影术是诊断冠心病的金标准，具有集诊断和治疗于一体的优势，是将导管经大腿股动脉或上肢桡动脉处穿刺后插至冠状动脉开口，选择性地将造影剂注入冠状动脉，记录显影过程，用以判断冠状动脉有无病变。

冠状动脉电子计算机体层血管成像（computed tomography angiography，CTA），简称冠脉 CTA，作为一种新型非侵入性创伤性检查，它是将造影剂经静脉注射，并通过螺旋 CT 扫描，将数据经计算机处理重建，可获取准确、清晰的心脏冠状动脉成像，广泛应用于诊断冠脉病变。

三、组织病理检查

动物实验是研究药物心脏毒性的常用方法。首先，通过动物实验，可实现肉眼或仪器辅助下观察心脏大小、形态与结构，计算心脏重量指数 [（心脏重量/体重）×100%]；通过染色法等免疫组化技术检测心肌病变区域的存在与体积。其次，取组织块进行组织病理学检查，根据实验需要做光镜或电镜切片。在光镜下可较为直观地观察病理改变，如心肌细胞溶解、变性或坏死，心肌纤维变性、收缩或断裂，炎性细胞浸润等；利用扫描电镜和透射电镜等精密仪器观察更为细致的病理变化，如线粒体结构、内质网结构等。也可用免疫组织化学、图像分析技术、激光共聚焦成像技术等对心血管损伤进行评价。

四、因果关系评估

药物毒性与心血管功能之间的关系主要由以下几个因素进行评估：药物本身的致毒性、药物启用的时间、毒性反应出现的时间、停药后症状是否好转、再次重启药物治疗是否导致心血管毒性再次发生或加重等。

目前国外临床诊疗和评价多是根据纽约心脏病协会（NYHA）关于心脏状态的分类，以及心血管不良反应评价标准评价心脏毒性及其分级。

五、新的生物标志物

心肌肌钙蛋白（cTn）主要存在于心肌肌原纤维细胞中，是参与心肌收缩舒张的重要调节蛋白，由源于不同基因的 3 个亚基组成：心肌肌钙蛋白 C（cTnC）、心肌肌钙蛋白 T（cTnT）和心肌肌钙蛋白 I（cTnI）。在心肌发生变性坏死，细胞膜破损时，cTnI 和 cTnT 弥散进入细胞间质，并出现在外周血中。超敏肌钙蛋白（hs-cTn）是指用更高敏的方法测定 cTn，相较普通 cTn 有助于探查微小心肌损伤，更早期诊断急性心肌梗死，更合理筛查心血管事件高危患者，优化临床治疗决策与预后评估。

BNP 和 NT-proBNP 的浓度与心力衰竭程度相关，是判定心力衰竭及其严重程度的客观指标。当心室容量负荷或压力负荷增加时，心脏分泌 B 型利钠肽原前体（pre-proBNP）较多，随后形成 B 型钠尿肽前体（proBNP），proBNP 在内切酶的作用下裂解为具有利钠、利尿、扩血管等生物活性的 BNP 和无活性的 NT-proBNP。与 BNP 比较，NT-proBNP 的半衰期更长，为 60～120 分钟，而 BNP 的半衰期约为 20 分钟。因此，与 NT-proBNP 比较，BNP 反映的心血管事件更实时。

心型脂肪酸结合蛋白（H-FABP）是心脏中的一种新型小胞质可溶性蛋白，主要在心脏组织中表达。H-FABP 在心肌细胞受损后快速释放至血液中，并短时间内达到高水平。在胸痛患者就诊的最初 6 小时内，H-FABP 有着较高的急性心肌梗死诊断灵敏度。H-FABP 可用于急性心肌梗死的早期诊断、急性冠脉综合征评估心肌再灌注损伤、不稳定心绞痛的危险分层及心脏事件的预后。

超敏 C 反应蛋白（hs-CRP）是应用最广泛的炎症标志物。在炎症因子的刺激下，由肝细胞合成。在感染或创伤发生 4～6 小时内就可以升高，且时间较长。2003 年美国心脏学会及预防中心已将 hs-CRP 作为急性冠脉综合征风险评估的重要依据。

基质裂解素 2（ST2）是由 IL1RL1 基因编码的心脏应激的蛋白质生物标志物，为 IL-1 受体家族成员，表达为跨膜（ST2L）和可溶性同种型（sST2）两个亚型，sST2 已被证明与心脏肥大、纤维化和心室功能障碍有关。

微小 RNA（microRNAs，miR）是一种非编码的内源性小核糖核酸分子，被证实参与转录后的基因表达调控。有研究发现病毒性心肌炎患者外周血中 microRNAs 的表达量与非心肌炎患者相比具有明显差异，这表明 microRNAs 可能通过不同途径参与病毒性心肌炎致病过程的调控。

第三节 药物导致心血管系统损伤的类型与表现

一、临床分型

案例 5-1

患者钱某，本次因"发热、咳黄脓痰 2 天，呼吸困难 12 小时"入院。基础疾病有高血压、冠心病、心力衰竭、房颤，既往反复因心力衰竭入院，平素长期口服呋塞米、螺内酯、培哚普利、地高辛等药物控制心力衰竭。入院查体：T37.8℃，P108 次/分，R25 次/分，BP128/78mmHg，血钾 5.3mmol/L。端坐位，大汗，颈静脉显露，双下肺对称性湿啰音，右下肺可闻及粗大湿啰音。心界明显扩大，房颤心律，心率 123 次/分，心尖部可闻及收缩期吹风样杂音（Ⅱ级）。双下肢轻度凹陷性水肿。诊断为肺部感染诱发的心力衰竭。患者入院后喘累明显，双肺较多湿啰音和哮鸣音，心电监护显示患者为房颤心律，心率为 140～150 次/分，立即给予抬高床头、吸氧、利尿等处理，因患者既往病史均提示患者心脏显著扩大且目前为快速性房颤心律，有洋地黄类药物使用的指征，故给予西地兰 0.2mg 缓慢静脉推注（急诊科电解质检查：血钾 4.3mmol/L）。约 3 小时后，心率仍有 116 次/分，再次给予西地兰 0.2mg 静脉推注。30 分钟后患者出现恶心、呕吐、头晕、黄绿视等症状，心电图示双向性室性心动过速。给予利多卡因静脉推注后微量泵入，心率逐渐转为房颤心律。

请思考以下问题：

1. 钱某在使用哪一类药物后出现中毒现象？
2. 该类药物对心血管系统的毒性作用是什么？

（一）心力衰竭

心力衰竭是指心脏结构或功能性疾病导致心室充盈和（或）射血功能受损，心排血量不能满足机体代谢需要，以肺循环和（或）体循环淤血、组织血流灌注不足为临床表现的一组综合征。

药物毒性可通过降低心脏泵血能力和升高循环体液量两个途径诱发心力衰竭。具有负性肌力作用的药物可通过抑制心肌收缩能力降低心肌射血功能。例如，钙通道阻滞剂（如维拉帕米、地尔硫䓬等）可抑制 Ca^{2+} 内流，使胞质内游离钙浓度降低，进而减弱心肌收缩力。但值得注意的是，不同 Ca^{2+} 通道阻滞剂之间的负性肌力作用不具有一致性：尼非地平的体外试验显示出负性肌力作用而体内未出现明显症状；非洛地平与伊拉地平对血管平滑肌有高选择性，对心肌几乎无抑制作用。β 受体拮抗剂可通过抑制心肌细胞 β_1 受体，抑制心肌收缩能力，减慢心率。临床试验发现，β 受体拮抗剂能显著降低血压，但是与充血性心力衰竭的发病率显著相关。

（二）心律失常

心律失常是指心脏冲动产生的频率、心脏起搏冲动在心脏中的传导速度、节律与激动心肌的次序异常。按照发生的原理分为冲动形成异常与传导异常。K^+ 通道、Na^+ 通道和 Ca^{2+} 通道等在心脏起搏与冲动传导过程中起着重要的作用，因此各种能够影响心脏细胞离子通道功能的因素均有可能引发心律失常。同时任何干扰心脏能量代谢的因素也可能导致心律失常的发生。心律失常的发病机制分为以下几类。

1. 冲动形成异常 窦房结、房室交界、房室束和浦肯野纤维等心肌细胞均有自律性。药物可通过改变自主神经系统兴奋性产生异常冲动，也可直接作用于细胞膜受体或离子通道导致冲动异常。

2. 冲动传导异常 折返是冲动传导异常心律失常中常见的发生机制。药源性因素是较为特殊的导致心律失常的原因。药物导致心律失常多是由于药物影响心肌细胞的一种或多种离子通道，导致心脏细胞的电生理发生变化。

（三）心肌炎与心肌病

心肌炎是指心肌本身的炎症病变。药物剂量使用不当及药物本身的不良反应均可诱发心肌炎，其表现为心内膜下、血管周围及间质组织的损伤与纤维化。按病变范围可分为局灶性心肌炎和弥漫性心肌炎；按发病机制可分为超敏性心肌炎与中毒性心肌炎。超敏性心肌炎的发生无药物剂量依赖关系。临床引起超敏性心肌炎的常见药物有磺胺类、甲基多巴和青霉素及其衍生物。中毒性心肌炎与超敏性心肌炎不同，有药物剂量依赖性。临床常见的可引起中毒性心肌炎的药物有蒽环类药物、可卡因、环磷酰胺、儿茶酚胺、砷剂、茶碱、氟尿嘧啶、奎尼丁、锂、巴比妥类（如苯巴比妥）等。

药物性心肌病是指接受某些药物治疗时，因药物对心肌的毒性作用而引起的心肌损伤。临床表现类似扩张型心肌病，个别药物（如儿茶酚胺类）引起类似于肥厚性心肌病变。药物引起心肌病的机制复杂。常见引起心肌病的药物类别有抗肿瘤药（如多柔比星、柔红霉素等）、抗精神病药物（如氯丙嗪、奋乃静、三氟拉嗪）、三环类抗抑郁药（如丙米嗪、阿米替林、多赛平）等。

（四）心包炎

心脏外包膜分为脏层和壁层两层。细菌、病毒、自身免疫、物理、化学等任何因素使诱发的包膜炎症性改变即为心包炎。心包发生炎症时会压迫心脏，导致心脏舒张功能减退。心包炎可分为急性和慢性心包炎两类；慢性心包炎中较为严重的类型是缩窄性心包炎。可引起心包炎的药物有普鲁卡因胺、异烟肼、色甘酸钠、麦角新碱、苯妥英钠、青霉素、多柔比星等；其中青霉素可能引发伴有嗜酸性粒细胞增多的过敏性心包炎；多柔比星常诱发心肌病，同时也有诱发心包炎的可能；普鲁卡因胺、肼屈嗪、异烟肼、苯妥英钠诱发狼疮样综合征心包炎。

（五）心脏瓣膜病

心脏瓣膜病是由于心脏瓣膜（包括瓣叶、腱索及乳头肌）炎症引起的结构毁损、纤维化、粘连、缩短，黏液瘤样变性，缺血性坏死，钙质沉着或者先天发育畸形。某些药物能引发瓣膜狭窄、瓣膜关闭不全及瓣膜损伤。药物导致心脏瓣膜疾病的可能机制尚不明确，有可能与干扰 5-羟色胺的功能与代谢相关。

（六）高血压

药源性高血压是指由于药物本身的药理和（或）毒理作用、药物之间的相互作用、或用药方法不当导致的血压升高，属于继发性高血压之一。体液潴留导致的循环体液量增高及血管收缩作用是绝大多数药物诱发血压升高的原因。

（七）低血压

应用药物后血压下降，并且伴有头晕、乏力、嗜睡、精神不振、眩晕甚至出现晕厥等临床症状，称为药源性低血压。部分高血压患者用药后血压下降过快或下降幅度过大，出现不适症状。

（八）心搏骤停和心源性猝死

最常见导致心搏骤停的病理生理机制为室颤和室速，其次为缓慢性心律失常。心搏骤停发生后，由于脑血流的突然中断，10 秒左右患者即可出现意识丧失，经及时救治可存活，否则将发生生物学死亡，罕见自发逆转者。心搏骤停常是心源性猝死的直接原因。

心源性猝死是指急性症状发作后 1 小时内发生的以意识骤然丧失为特征、由心脏原因引起的自然死亡。绝大多数心源性猝死发生在有器质性心脏病的患者身上。

药物引起的心搏骤停和心源性猝死，主要源于其急性心脏毒性作用。药物可刺激心肌，先产生过度兴奋而后麻痹，且可使细胞膜的通透性改变，K^+ 大量进入细胞内，导致严重的低钾血症，使心肌损害更为严重并导致传导阻滞、异位心律、心室颤动、心脏停搏。还有些药物如青霉素等虽不直接作用于心脏，但也会引起过敏性休克，导致心搏骤停。

（九）药物引起的血管炎

1. 中毒性血管炎 中毒性血管炎常伴有血管坏死，形态相似于结节性动脉炎，受累血管多数为中动脉和小动脉。病变常呈节段性分布，血管壁全层呈炎症细胞浸润状态，各种炎症细胞均可见到，但活动性病变则以中性粒细胞为主。内膜层和中层常有坏死，伴出血和血栓形成。在某些急性中毒中可以见到药物引起的毛细血管损伤导致斑点性出血。

2. 过敏性血管炎 过敏性血管炎累及小动脉和毛细血管，偶尔也累及小静脉。血管的三层结构均可有炎症细胞浸润，严重者可伴纤维素样坏死。炎症细胞主要为淋巴细胞和嗜酸性粒细胞。血栓形成不是过敏性血管炎的特征。别嘌醇、氨苄西林、氯霉素、氯磺丙脲、金霉素、氯噻酮、色甘酸钠、秋水仙碱、右旋糖酐、地西泮、苯妥英钠等药物均可引起过敏性血管炎。

二、临床表现

常见的心血管损伤主要是心肌缺血、心力衰竭、高血压、低血压及心律失常。心肌缺血的主要症状为突发胸骨后或心前区剧痛，向左肩臂或其他处放射，心肌梗死的疼痛程度明显比心绞痛严重，且持续时间长，含服硝酸甘油可缓解；药源性心力衰竭常伴有不同程度的呼吸困难、咳嗽、乏力、心慌、活动后气促等症状，其临床特点是发病急骤、进展较快、死亡率高，但亦有临床症状不明显、必须做心功能检查才发现心功能受损者。药源性高血压的临床表现为用药后出现高血压，或高血压患者在治疗过程中血压进一步升高或出现反跳甚至发生高血压危象；药源性低血压则是应用某种药物后，因药物的毒副作用、剂量过大或注射过快等原因，可导致一过性血压下降，尤其对心血管疾病或心功能不全患者，甚至因血压骤降而死亡。药源性心律失常取决于心律失常的类型、性质、心功能及对血流动力学影响的程度，较严重的心律失常，如病态窦房结综合征、快速性心房颤动、室性心动过速等，可引起心悸、出汗、头晕、低血压，严重者可出现晕厥、阿-斯综合征，甚至猝死。

> **案例 5-1 解析**
>
> 1. 钱某在使用洋地黄类药物后出现恶心、呕吐、眩晕、黄绿视、心律失常等现象。
>
> 2. 洋地黄中毒对心血管系统的毒性作用主要是心律失常，其典型表现为伴有房室传导阻滞的快速性房性或室性心律失常。出现该种特殊型心律失常的机制在于洋地黄对于心脏传导系统和心肌细胞各部位的作用不一致：通过抑制窦房结 4 相除极，使窦房结频率减慢；对具有快速起搏功能的快纤维细胞如心房肌、心室肌及交界区细胞可使膜电位更接近阈电位，从而使其自律性升高；而对于房室结，洋地黄可抑制其除极，延长其有效不应期，引起房室传导阻滞。

第四节 引起心血管系统毒性的常见药物

> **案例 5-2**
>
> 李某，女性，45 岁，于 2021 年 1 月 24 日行"左侧乳腺癌改良根治术"，2021 年 6 月确诊肝转移癌，乳腺病理 FISH 检测 HER-2 阳性，即开始行紫杉醇+曲妥珠单抗治疗，直至 2022 年 2 月改为曲妥珠单抗单药化疗，周期 21 天。化疗过程顺利，复查肝转移灶较前缩小，化疗期间监测 LVEF 均在正常范围。直至 2022 年 8 月 21 日，复查心脏超声提示：左心增大，LVEF 值为 49%，二尖瓣、三尖瓣少量反流，心包少量积液。1 周后患者开始出现胸闷、憋气症状，活动后明显，伴有双下肢水肿，无胸痛、心悸，无夜间阵发性呼吸困难及咳粉红色泡沫痰。当地医院给予左氧氟沙星静脉滴注 3 天未见好转，为求进一步治疗于 2022 年 9 月 2 日来我院就诊。门诊拟诊断"胸腔积液；心功能不全？胸膜转移性恶性肿瘤？低蛋白血症？"复查心脏超声：

左心增大，LVEF 值为 33%，左室壁运动幅度普遍减低，二、三尖瓣少量反流，心包少量积液。入院当天予停曲安珠单抗化疗，并给予去乙酰毛花苷强心、托拉塞米利尿、左卡尼汀营养心肌等治疗，入院第 3 天胸闷、憋气症状明显好转，双下肢水肿明显减轻。入院第 4 天复查胸腔积液超声提示右侧胸腔积液消失，左侧胸腔探及最大液区前后径约 1.9cm；复查心脏超声 LVEF 值恢复至38%。入院第 10 天，双侧胸腔积液均消失，心脏超声提示 LVEF 值恢复至 45%，心包积液消失，复查 BNP 124pg/ml，患者无自觉不适，予以带药出院。

请思考以下问题：
1. 李某在使用哪一类药物后出现了中毒现象？
2. 该类药物对心血管系统的毒性作用是什么？

一、作用于心血管系统药物

心血管系统药物若使用不当，易引起心血管毒性，这些药物主要包括钙通道阻滞剂、洋地黄类药物、抗心律失常药物等。

（一）钙通道阻滞剂

血管平滑肌细胞的收缩依赖于细胞内游离钙，钙通道阻滞剂通过减少细胞内 Ca^{2+} 含量，一方面可以松弛血管平滑肌，降低血压，增加冠状动脉血供；另一方面也可以抑制心肌收缩，降低心肌耗氧量而缓解心绞痛。但长期应用此类药物可致细胞内 Ca^{2+} 耗竭，增加跨膜 Ca^{2+} 梯度，突然停药可使进入细胞内 Ca^{2+} 增多，引起冠状动脉及全身血管痉挛，诱发或加重心绞痛。从化学结构上可将其分为二氢吡啶类和非二氢吡啶类。前者对血管平滑肌具有选择性，较少影响心脏，常用代表药物有硝苯地平、氨氯地平等。非二氢吡啶类以地尔硫卓和维拉帕米为代表，对心脏和血管均有作用，是心脏毒性较强的钙通道阻滞剂，其中毒时心电图表现为 PR 间期延长和任何缓慢性心律失常。

（二）洋地黄类药物

洋地黄类药物是治疗心功能不全合并快速心室率的常用药物，能直接增加心肌收缩力、减慢心率、减慢房室传导及利尿。因安全范围窄、个体差异大、治疗量与中毒量在一定程度上相互重叠，长期使用易发生蓄积中毒。洋地黄中毒时，可发生各种心律失常，最常见者为室性期前收缩、窦性心动过缓、房室传导阻滞或窦房传导阻滞、心房颤动伴心室率过慢、非阵发性交界处心动过速。其发生与延迟后除极引起的触发激动有关。

（三）抗心律失常药物

按电生理作用不同，抗心律失常药物分为Ⅰ类钠通道阻滞剂、Ⅱ类 β 受体阻滞剂、Ⅲ类延长心脏复极化过程药物及Ⅳ类钙通道阻滞剂。

Ⅰ类抗心律失常药：即钠通道阻滞剂。普罗帕酮是常见的Ⅰc 类抗心律失常药，能减慢心房、心室和浦肯野纤维的传导，抑制 K^+ 通道，延长心肌细胞动作电位时程和有效不应期。长期口服用于维持室上性期前收缩，也用于治疗室性心律失常。过量时可出现症状性低血压、心动过速或心动过缓、传导阻滞及心脏停搏等。

Ⅱ类抗心律失常药：即 β 受体阻滞剂，主要有普萘洛尔、美托洛尔、阿替洛尔等。适用于多种室上性和室性心律失常的治疗，亦用于高血压的治疗。其负性肌力作用可能诱发潜在性的心功能不全或使已有的心功能不全加重；抑制窦房结的作用可致窦性心动过缓、窦性停搏和窦房阻滞，偶尔也可引起快速性心律失常。

Ⅲ类抗心律失常药：胺碘酮是Ⅲ类抗心律失常药的代表。主要抑制动作电位 3 相 K^+ 通道，延长心肌细胞的动作电位及有效不应期。该药器官毒性较大，治疗剂量就可能诱发或加重心律失常。

Ⅳ类抗心律失常药物：维拉帕米是Ⅳ类抗心律失常药物的代表。通过降低窦房结和房室结的自律性，延长房室结的有效不应期，减慢房室传导，产生抗心律失常作用。过量中毒时可出现症状性低血压、心动过缓或心动过速、传导阻滞及心脏停搏等。

二、抗肿瘤药物

目前，应用于临床癌症治疗的抗肿瘤药物约有 60 种，大多数抗肿瘤药刺激性较大，如氮芥、多柔比星、丝裂霉素等，常引起不同程度的血栓性静脉炎，一旦溢出静脉外可致局部组织坏死。另外某些抗肿瘤药可引起蓄积性心脏毒性，如多柔比星、柔红霉素、表柔比星等，均有可能引起心肌病和心力衰竭，甚至导致患者死亡。根据病理改变和临床表现，将抗肿瘤药物引起的心血管系统毒性分为两大类：Ⅰ型和Ⅱ型。Ⅰ型心脏毒性常伴有不可逆的心肌损伤，更容易导致充血性心力衰竭的发生，多见于传统化疗药物如蒽环类、烷化剂等。这类心脏毒性的机制相对较为明确。Ⅱ型心脏毒性是近年来发现的，最初报道于曲妥珠单抗的治疗，此外，一些新型靶向药物［如血管内皮生长因子受体（VEGFR）抑制剂］和酪氨酸激酶抑制剂治疗后也可出现。该类型往往导致心肌收缩力的暂时性下降，发生率和严重程度各异，且多数表现可逆性，停止治疗后可恢复。

三、抗菌类药物

易导致心血管系统毒性的抗菌药物主要有喹诺酮类、大环内酯类、氨基糖苷类。其心血管毒性作用包括 QT 间期明显延长、心动周期增加、室性心律失常、窦房结性心律失常和心脏传导阻滞，其机制可能涉及氧化应激和心肌钙蛋白水平改变。

（一）喹诺酮类药物

喹诺酮类药物是目前临床应用广泛的一类抗生素，抗菌谱广，是治疗各种感染性疾病高效且安全的一类药物。莫西沙星具有中度抑制 K^+ 通道的作用，可引起严重的心律失常。老年和女性患者基础 QT 间期较长，心脏风险更大，故在使用喹诺酮类药物期间，应避免同时使用胺碘酮、奎尼丁和索他洛尔等可延长 QT 间期的药物。左氧氟沙星和环丙沙星的心脏毒性较低，但也有少量室性心律失常和 QT 间期延长的病例报告。

（二）大环内酯类药物

此类药大多可引起 K^+ 通道阻滞，如红霉素、克拉霉素和阿奇霉素等，均有使 QT 间期延长的作用甚至发生尖端扭转型室性心动过速（torsade de points，TdP）。克拉霉素的心脏毒性是一种特殊类型的不良反应，所引起的 QT 间期延长和 TdP 来势凶险，严重者可致死。红霉素可选择性地抑制快速延迟整流钾离子通道（rapidly activating delayed rectifier K^+ channel，IKr）而使 APD 延长，这可能是临床应用红霉素诱发室性心律失常的机制。红霉素可以增加心源性猝死风险，若患者同时服用 CYP3A4 抑制剂，其风险更大。地高辛与红霉素、克拉霉素等大环内酯类合用，由于肠道细菌被抑制，减少了地高辛的降解，血清地高辛浓度上升 2 倍，导致地高辛中毒。因此，红霉素类药物与地高辛合用时必须减少地高辛的用量，注意观察患者反应。

（三）氨基糖苷类

氨基糖苷类是一类由氨基醇环与氨基糖分子以苷键相结合的碱性抗生素。阿米卡星、庆大霉素、卡那霉素、奈替米星、链霉素、妥布霉素等，可引起 Ca^{2+} 通道阻滞，导致负性肌力效应，动作电位持续时间延长。

四、抗炎类药物

（一）甾体类抗炎药物

甾体类抗炎药物是糖皮质激素及其人工合成的衍生物，如泼尼松、地塞米松等，这些药物可引起水钠潴留，导致循环血量增加而发生高血压。

（二）非甾体抗炎药物

抑制 COX-1、COX-2 的阿司匹林、布洛芬、萘普生和特异性抑制 COX-2 的罗非昔布、塞来昔布等可导致血液中 K^+ 浓度升高，从而引起室性异位节律、室颤或心源性猝死。其中，越来越多的证据显示，COX-2 抑制剂会增加心血管事件的发生率，如心肌梗死、急性心功能不全等。

五、神经系统药物

（一）中枢神经系统药物

苯二氮䓬类镇静催眠药（如地西泮及硝西泮）、吩噻嗪类抗精神病药（如氯丙嗪等）及三环类抗抑郁药（如丙米嗪、阿咪替林、氯米帕明及多塞平）对心脏具有奎尼丁样作用，可使 P-R 和 Q-T 间期延长。对合并心功能不全的患者应用上述药物可引起多种心律失常，包括各房室传导阻滞、左束支传导阻滞、窦性心动过速或过缓、室上性心动过缓、心房扑动、交界性期前收缩、室性期前收缩、室速和室颤。尤其当 Q-T 间期延长时可引起尖端扭转型室性心动过速而致猝死。

（二）外周神经系统药物

新斯的明等抗胆碱酯酶药可抑制乙酰胆碱酯酶的活性而致乙酰胆碱蓄积。其过量中毒时的心脏效应是引起窦性心动过缓、窦房传导阻滞、交界性心律和房室传导阻滞等，偶见心房颤动或扑动等心律失常。

六、中　药

近年来，有关中药引起不良反应和药源性疾病的报道日趋增多，人们对中药毒性、不良反应的研究变得尤为重视。例如，雷公藤甲素既是雷公藤的主要有效成分之一，也是其引起毒性作用的主要成分。由于雷公藤对消化、心血管、生殖、血液、免疫系统及皮肤黏膜等均具有一定的毒性和不良反应，因此，使用时应严格掌握其适应证、剂量、炮制方法和剂型。

案例 5-2 解析

1. 李某在应用曲妥珠单抗化疗 6 个月后监测到 LVEF 值下降，停用药物并经抗心力衰竭治疗后 LVEF 值逐渐好转，症状明显减轻，考虑该患者出现 LVEF 下降与曲妥珠单抗的心脏毒性很可能相关。

2. 曲妥珠单抗导致心脏毒性的机制目前仍未完全明确。HER-2 蛋白主要位于心肌横小管上，HER-2 及其下游信号通路与心脏功能有着密切的关系，在严重心脏功能衰竭患者的心肌细胞上 HER-2 表达受到抑制。有研究认为，HER-2 蛋白的抑制一方面导致肌原纤维损伤，从而抑制兴奋-收缩偶联，另一方面抑制 HER-2 蛋白，影响 Erk1/2 磷酸化过程，而 MAPK/Erk1/2 信号通路与心肌纤维细胞稳定性有关。

第五节　药物致心血管系统毒性的检测和评价方法

心血管系统毒理学实验可分为两大类，即体外实验和体内实验。目前除了应用毒理学本身的技术和方法，还大量采用了细胞生物学、分子生物学、心血管药理学、流式细胞术、基因组学及磁共振技术等大量新技术和新方法，使心血管毒理学研究水平更加深入。同时，体外细胞检测和转基因动物或基因敲除动物模型在毒理学研究中的广泛应用，也为心血管毒理学研究提供了重要的实验替代方法及实验模型。

一、体内实验评价

选择并使用恰当的实验模型是心血管毒理学研究的关键之一。心脏毒性的动物实验研究可以利用正常动物、病理状态的动物和转基因动物。

（一）正常动物

以正常动物为实验对象，可从多方面探究药物对心血管毒性的作用，包括血压、心率和心电图等。同时，心肌和血液的生化测定对评价心血管毒性也是有意义的。

将正常动物尸体解剖后，可通过心脏重量、心脏每个房室的内径、心肌厚度、颜色等方面观察药物对心脏的影响。除此之外，光学显微镜和电镜的检查对判断心肌损伤的类型、机制具有重要的价值。

（二）与临床相关的心血管疾病动物模型

为了研究心血管毒物对特定病理改变的影响及可能的毒性作用机制，可以根据研究需求，利用各种方法在相关种属动物身上制造出与人类临床心血管疾病相类似的病理模型。目前常见的心血管疾病动物模型包括利用不同方法诱发的冠状动脉粥样硬化动物模型、高血压动物模型、心律失常动物模型等。

（三）转基因动物模型

转基因动物是指应用实验方法将外源基因导入早期的胚胎内，使之可以在动物染色体基因组内稳定整合，并能遗传给后代的一类动物。除基因转入外，利用基因敲除技术把需要敲除目的基因的所有外显子或几个重要的外显子或者功能区域敲除掉，获得全身所有的组织和细胞中都不表达该基因的动物模型，也是转基因动物模型的一种。通过建立相关基因的基因敲除或在心脏特异性高表达的转基因动物模型来研究基因功能、调控过程及心血管毒性作用机制和拮抗机制。随着遗传操作技术的不断发展，转基因动物技术已经广泛地应用于疾病发病机制、基因功能、药物筛选、治疗效果评价等多个方面的研究。

二、体外实验评价

（一）细胞增殖试验

1. ^{3}H-TdR 掺入法 具有增殖能力的细胞可经丝裂原刀豆蛋白（ConA）或植物血凝素（PHA）激活进入细胞周期进行有丝分裂，当细胞进入 S 期后，合成 DNA 增加。培养液中加入 ^{3}H-TdR 后，^{3}H-TdR 被作为合成 DNA 的原料摄入细胞，掺入到新合成的细胞 DNA，故此法称为 ^{3}H-TdR 掺入法。^{3}H-TdR 掺入量可由液体闪烁谱仪测定，并据此推算出受试细胞对受试物的应答水平和细胞增殖程度。

2. MTT 比色法 MTT 为浅黄色，能作为底物被活细胞中线粒体脱氢酶分解成蓝紫色的非水溶性化合物甲臜，所形成的甲臜量与细胞增殖程度成正比，采用分光光度法进行比色分析，即可推测细胞的增殖程度。此方法具有简单、经济、安全的特点，因此被广泛使用。

3. BrdU 试验 BrdU 加入培养基后，可作为细胞 DNA 复制的原料，经过两个细胞周期后，细胞中两条单链均含 BrdU 的 DNA 将占 1/2，反映在染色体上应表现为一条单体浅染。如经历了三个周期，则染色体中约一半为两条单体均浅染，另一半为一深一浅。细胞如果仅经历了一个周期，则两条单体均深染。计分裂象中各期比例，就可算出细胞周期的值。

（二）细胞凋亡与坏死检测

细胞凋亡是受基因调控的一种主动性、程序性细胞死亡，是机体维持细胞稳定和生理平衡的一种机制。目前，用于细胞凋亡与坏死的检测方法较多，包括形态学测定方法、酶联免疫分析方法、流式细胞仪检测方法和琼脂糖凝胶电泳法。这些方法适用于多种体外培养细胞凋亡与坏死的检测。

1. 形态学测定方法 这类方法主要依据细胞凋亡及坏死发生的形态学改变，借助细胞涂片、超薄切片和染色等手段，利用普通光学显微镜、荧光显微镜或电子显微镜进行观察分析。

2. 琼脂糖凝胶电泳法 发生细胞凋亡时，由于 DNA 断裂和核小体形成，出现 180～200bp 或其整倍数的寡聚核苷酸，电泳上表现为梯状电泳条带。利用凝胶电泳方法测定该条带可检测细胞凋亡。

3. 酶联免疫分析方法 在细胞凋亡早期，只有少数细胞出现 DNA 断裂。而且如果断裂 DNA 片段较大，用电泳方法难以观测到明显的 DNA 梯状条带。在这种情况下应用抗组蛋白和抗 DNA 单克隆抗体酶联免疫法可进行凋亡检测。该方法具有定量分析、不需标记细胞、灵敏度高等优点，适合于大样本量检测。

4. 流式细胞仪检测方法 Hoechst 33342 和 PI 是常见的用于测定细胞凋亡的荧光染料。Hoechst 33342 能少许进入正常细胞膜，使其染色后蓝光荧光强度较低。凋亡细胞的膜通透性增强，因此进入凋亡细胞中的 Hoechst 33342 比正常细胞多，荧光强度要比正常细胞中要高。此外，凋亡细胞的染色体 DNA 的结构发生了改变从而使该染料能更有效地与 DNA 结合。而 PI 染料不能进入细胞膜完整的正常细胞和凋亡细胞中，即活细胞对 PI 染料拒染，而坏死细胞由于膜完整性在早期即已破损，可被 PI 染料染色。根据这些特性，用 Hoechst 33342 结合 PI 染料对凋亡细胞进行双染色，就可在流式细胞仪上将正常细胞、凋亡细胞和坏死细胞区别开来。

（三）离体心脏灌注模型

离体心脏模型常用于研究毒物对心脏的作用，包括毒物对心脏收缩强度和速率及冠脉血液流速等的影响。此外，离体心房和体外培养心肌细胞也用于心脏毒性研究。

思 考 题

1. 常见引起心血管毒性的药物有哪几类？
2. 药物引起心脏毒性的主要作用机制有哪几类？
3. 简述心肌肌钙蛋白结构组成及其在心肌损伤评估中的作用。
4. 简述 BNP 和 NT-proBNP 的形成过程及其在心力衰竭评估中的作用。

（严思敏）

第六章 药物对血液系统的毒性作用

学习要求

记忆：药物对血细胞的损伤作用。

理解：药物对血液系统毒性的临床分型及表现；药物对血液系统毒性的检测方法。

运用：药物对血液系统毒性的评价方法；常见的引起血液系统损伤的药物。

第一节 药物导致血液系统损伤的作用机制

血液系统是由骨髓、脾脏、淋巴结等器官及全身各处随血液运行的血细胞所组成。血液在人体内具有输送氧气、携带营养物质、运输机体所需效应因子、调节内环境平衡等重要功能。造血组织对影响细胞生长、干扰 DNA 合成、抗有丝分裂的药物特别敏感，如用于治疗癌症、感染和免疫性疾病的药物。这些药物可以选择性地作用于某个细胞系或细胞分化的某个阶段，也可以对血液中的全体造血细胞产生毒性作用。

一、造血与血细胞成分

血液由血浆和血细胞构成，外周血细胞包括红细胞、白细胞和血小板。造血过程是各类造血细胞发育和成熟的过程。成年人最主要的造血器官是骨髓。在胎儿时期，肝、脾为主要造血器官，胎儿出生后，骨髓成为主要造血器官。

血液的所有细胞成分均来源于多能造血干细胞。造血干细胞分化为髓系干细胞和淋巴系干细胞，最终生成全部的成熟血细胞。淋巴系干细胞产生 B 细胞、T 细胞和 NK 细胞等。髓系干细胞分化为红细胞、血小板、单核细胞（最终分化为巨噬细胞）、中性粒细胞、嗜碱性粒细胞和嗜酸性粒细胞等。

二、药物的血液毒性

血液毒性分为原发性血液毒性和继发性血液毒性。原发性血液毒性是一种或多种血液成分受到直接损伤。原发性血液毒性多为外源性物质导致，尤其是药物。例如，机体受到某些药物损害时，造血干细胞可能发生质或量的改变。继发性血液毒性是损伤其他组织或系统而间接影响血液成分所致的损伤作用。例如，某些药物影响营养物质的供应（如药物引起的铁缺乏），导致造血微环境缺陷；或药物影响了重要生长因子的产生，如促红细胞生成素和粒细胞集落刺激因子等，从而导致血液系统毒性的发生。

案例 6-1

患者楚某，女性，27 岁，无吸烟、饮酒及滥用药物史。3 年前被诊断为甲状腺功能亢进症，无肝肾功能不全等疾病。使用丙硫氧嘧啶治疗，坚持规律用药并定期复查。此次入院前 13 天出现发热，体温最高可达 39℃，干咳，无痰，不伴有畏寒，使用阿莫西林、小柴胡汤治疗 3 天，发热症状减轻，但仍有发热，体温在 37.8～38.3℃，出现腹痛、呕吐、间断黑便，并出现呼吸困难入院。入院后相关检查提示肾功能不全，血肌酐 398.5mmol/L；肺部 CT 提示双肺弥漫性病变；ANCA 提示核周型 ANCA（P-ANCA）弱阳性、蛋白酶 3 抗体（PR3 抗体）阳性、髓过氧化物酶抗体（MPO 抗体）阳性、胞质型 ANCA（C-ANCA）阴性，提示 ANCA 相关性小血管炎。

请思考以下问题：
楚某发生了哪种类型的药物性血液系统损伤？

三、药物对血细胞的损伤作用

（一）药物对红细胞的损伤作用

红细胞是由骨髓造血干细胞定向分化产生，具有从肺向外周组织运输氧气的重要作用。影响红细胞的生成、功能或存活率的药物均能够对红细胞造成损伤，最常见的效应是导致红细胞数量减少，也就是贫血。

1. 红细胞的生成受损 药物引起的红细胞损伤最常见的是红细胞数量减少，包括红细胞生成减少和红细胞破坏过多。少数情况下某些增加氧亲和力的药物会导致红细胞数量增加。某些药物的使用导致叶酸或维生素 B_{12} 缺乏，可能进一步导致巨幼红细胞贫血。除此以外，某些特异反应的药物如异烟肼、苯妥英钠等，能够引起纯红细胞减少症的发生，可能与免疫介导有关。

2. 血红蛋白功能改变 血红蛋白对于氧气和二氧化碳在肺和组织之间的有效运输是必需的。某些药物可影响血红蛋白与氧的亲和力，改变血红蛋白的呼吸功能。

氧合血红蛋白是血红蛋白与氧分子可逆性结合而生成的一种物质，正常红细胞具有将血红素铁还原为亚铁状态的代谢机制。某些药物或外源性物质能够导致这种控制机制失效或干扰高铁血红蛋白还原酶系统的作用，进而导致高铁血红蛋白血症发生。

3. 红细胞存活率的改变 某些药物或外源性化学物质具有氧化损伤、降低代谢水平或改变细胞膜的损伤作用，可能导致红细胞损伤，出现溶血性贫血。药物诱导的溶血性贫血包括非免疫性和免疫性两类。

非免疫性溶血性贫血包含氧化损伤性溶血和非氧化损伤性溶血。氧化损伤会降低红细胞的活力，当具有氧化损伤作用的药物浓度足够高时，会发生氧化损伤。在非氧化损伤性溶血中，药物与溶血相关，但没有明显的氧化损伤。免疫性溶血性贫血是由 IgG 或 IgM 抗体介导的与表达在红细胞表面的抗原相互作用造成的免疫反应，引起红细胞损伤。

（二）药物对白细胞的损伤作用

外周血白细胞包括粒细胞（中性粒细胞、嗜酸性粒细胞和嗜碱性粒细胞）、单核细胞和淋巴细胞。粒细胞和单核细胞具有吞噬功能，在炎症反应和宿主防御中起着核心作用。

1. 药物对粒细胞增殖和动力学的毒性作用 中性粒细胞是具有高增殖率的细胞，其祖细胞和幼粒细胞极其容易受到有丝分裂抑制剂的影响。药物的粒细胞损伤作用常是非特异性的，对真皮细胞、胃肠道和其他快速分裂组织的细胞同样具有损伤作用。这种影响往往与药物的剂量有关，并且会导致感染等严重的不良风险。常见的与粒细胞减少相关的药物主要有烷基化物和抗代谢类药物。

2. 对粒细胞功能的损伤作用 药物引起的中毒性中性粒细胞减少根据机制可分为免疫介导和非免疫介导两种。免疫介导引起的中性粒细胞减少会导致外周血中性粒细胞破坏、祖粒细胞破坏或同时引起两者破坏。关于药物诱发粒细胞损伤存在两种介导途径。一种认为药物诱发的损伤是抗体介导的，与红细胞免疫损伤机制类似，药物或药物代谢物与蛋白质结合，发挥半抗原作用，进而诱导毒性的免疫反应。另一种认为药物诱发的损伤是细胞介导的，药物或药物代谢物具有破坏细胞的作用，从而引发针对药物的免疫反应或自身免疫反应。例如，乙醇和糖皮质激素，会在体外和体内减弱粒细胞的吞噬作用及粒细胞对微生物的摄入作用。碘海醇等放射性造影剂可以抑制粒细胞的吞噬作用。

3. 药物中毒性中性粒细胞减少症 药物损伤嗜中性粒细胞和粒细胞前体进而导致粒细胞缺乏症（血液中性粒细胞消耗至低于 $500/\mu l$）是药物在临床使用中较为严重的不良反应。某些药物导致的中性粒细胞减少症可能与药物剂量有关，其机制在于过高的药量损害蛋白质合成或细胞复制过程，导致粒细胞缺乏。此外，还有过敏性反应或免疫介导相关的损伤机制。

4. 药物导致的中毒性白血病 癌症化疗中使用的大多数烷化剂能引起骨髓增生异常综合征和（或）急性髓系白血病，急性髓系白血病是毒性药物暴露或化学暴露相关的主要白血病。白血病发生的一般机制是一个多环节作用过程，涉及染色体、遗传和表观遗传畸变等各种过程。单功能烷化剂，如亚硝基脲、达卡巴嗪、替莫唑胺，能够将烷基转移到 DNA 碱基上形成损伤，从而导致突变、二次 DNA 双链断裂引起细胞毒性。

（三）药物对血小板及凝血功能的损伤作用

止血系统能够有效地防止血液从血管损伤部位流失，并保持循环血液处于流动状态。止血过程包括受损的血管收缩、血小板血栓形成、纤维蛋白凝块形成与维持三个基本过程。止血系统的主要成分包括循环血小板、多种血浆蛋白、血管内皮细胞和其他细胞。这些成分受损或止血系统的全身激活会破坏止血过程，导致过度出血和血栓形成。同时体内存在促凝剂、抗凝剂、纤溶机制等多种调节途径，途径之间的动态调节平衡保证机体对损伤做出快速反应。药物能通过引起血小板减少和损伤血小板功能来干扰血小板在止血过程中的作用，也能通过干扰止血系统的组分导致毒性损伤作用。

1. 血小板功能 血小板直接参与凝血过程，当外伤等原因导致血管内皮细胞损伤时，血小板膜上的糖蛋白 GP Ib/IX/V 通过 von Willebrand factor（vWF）与胶原结合，使血小板黏附到受损的血管壁上并被激活。某些药物可能引起血小板减少或干扰血小板功能。

2. 药物引起的血小板减少症 药物可通过多种机制增加血小板的破坏，导致血小板减少症。药物诱发的免疫性血小板减少症通常认为是抗体介导的单核吞噬系统将血小板从循环系统中清除导致的。目前已发现 100 多种药物与免疫性血小板减少症相关，如卡马西平、布洛芬、奎尼丁、奎宁、奥沙利铂、利福平、磺胺甲噁唑、甲氧苄啶和万古霉素等较为常见。肝素诱导的血小板减少机制是抗体与肝素和血小板因子 4 等蛋白分子相互作用形成多分子复合物，激活血小板活化和聚集的生化信号通路，并释放促进凝血酶生成的血小板微粒。

3. 对血小板功能的损伤作用 许多药物具有抑制血小板功能的作用。常见的引起血小板功能损害不良反应的药物包括非甾体抗炎药、抗菌药物、麻醉剂、抗组胺药物等。非甾体抗炎药能够抑制磷脂酶 A2/环氧合酶途径和血栓素 A2 的合成，导致血小板功能受到影响。某些抗生素可能会干扰血小板激动剂与其受体之间的相互作用，间接影响血小板功能。钙通道阻滞剂能通过干扰体内钙转运而抑制血小板功能。

4. 对凝血功能的损伤作用 凝血是一系列凝血因子相继酶解并激活，最终形成凝血酶的过程。某些药物能够影响凝血途径或凝血因子，导致凝血功能异常。例如，凝血因子 II、VII、IX 和 X 的完全合成依赖于维生素 K，维生素 K 拮抗剂、干扰维生素 K 肠道吸收的药物等，能导致凝血因子 II、VII、IX 和 X 的缺乏并导致出血倾向出现。狼疮抗凝剂是干扰体外磷脂依赖性凝血反应的抗体，能够引起凝血因子清除增加，进而导致凝血功能障碍。

5. 部分抗凝药物的不良反应 华法林诱导的皮肤坏死是一种罕见的毒性作用，现有研究认为这种毒性的发生与蛋白 C 缺乏有关。肝素是广泛用于预防和治疗急性静脉血栓栓塞的抗凝剂，主要并发症是出血。出血风险与抗凝治疗强度、患者体重及是否存在其他止血缺陷（如血小板减少症）有关。纤维蛋白原溶解药通过将纤溶酶原转化为纤溶酶来达到溶栓治疗效果。纤维蛋白原溶解药能够减少纤维蛋白原、凝血因子 V、凝血因子 VIII、α2-抗纤溶酶，增加纤维蛋白原的降解产物，降解内皮细胞糖蛋白，延长凝血酶原时间（PT）、活化部分凝血活酶时间（APTT）和凝血酶时间（TT），这些药物作用会增加出血的风险。

案例 6-1 解析

楚某长期服用丙硫氧嘧啶治疗甲状腺功能亢进症,用药前肝、肾功能正常,坚持规律用药并定期复查。查阅国内外文献提示,丙硫氧嘧啶可致 ANCA 相关性小血管炎,在长期用药中更为多见。因此考虑楚某此次为丙硫氧嘧啶诱发的 ANCA 相关性小血管炎。

第二节 药物性血液系统损伤的临床诊断

从血液系统损伤症状、血细胞形态改变等层面看,药源性损伤与其他原因所致损伤本质区别不明显,主要区别在于药源性血液损伤与用药存在因果关系。因此采集病史时收集患者的用药史十分重要,明确用药史是诊断药源性损伤的前提条件。

一、实验室检查

(一)外周血检查

外周血样本易于采集,是药物性血液系统损伤的重要检查标本,可用于血液学、血液生化学、药物浓度的检测,也是药物基因组学、药物代谢组学研究的主要标本。

1. 常规血液学与形态学检查 正常人体的外周血中各种血细胞的数量有一定的正常范围,外周血常规血液检查有助于造血系统疾病的发现与诊断。

2. 血细胞形态学检查 血细胞形态学改变通常提示有病理性因素存在。血液形态学检查是最基本、最简便、最实用的检测方法。外周血中三种血细胞数量与形态学表现是提示某些疾病的重要依据,如白细胞数量超出正常参考范围、中性粒细胞分叶分化程度改变、中性粒细胞毒性颗粒及空泡改变、假性嗜酸性颗粒出现等。

3. 血液生化检查 与血液系统损伤相关的生化检查有血清铁蛋白、血清铁、运铁蛋白饱和度、红细胞内游离原卟啉等有关红细胞的生化检查;溶血试验、血红蛋白电泳、红细胞酶测定(如葡萄糖-6-磷酸脱氢酶)、放射性核素测定红细胞寿命等诊断溶血性贫血的实验检查;末端脱氧核苷酸转移酶、血清溶菌酶等有关白细胞的生化检查等。

(二)骨髓检查

药源性血液系统损伤的发生常常与骨髓损伤相关,因此骨髓检验对药源性血液系统损伤的诊断与治疗具有重要的意义和价值。通过骨髓活检可了解骨髓增生程度,粒、红、巨核三系细胞大致比例,主要增生细胞的种类、数量变化、有无形态异常,胶原纤维、脂肪细胞、淋巴细胞、浆细胞等骨髓间质成分等的变化。

(三)造血干/祖细胞检测

造血干细胞是造血细胞与免疫细胞的起源,在某些条件下可增殖分化为各类细胞的造血祖细胞。各类造血祖细胞不仅可以分化为红细胞、白细胞和血小板,还可跨系统分化成各种组织器官的细胞。造血干细胞、祖细胞增殖分裂旺盛,对药物等损伤较为敏感。药物性血液系统损伤的发生很可能与直接损伤造血干细胞、造血祖细胞有关,因此可通过造血干细胞、造血祖细胞的检测识别药物性血液系统损伤的发生。

(四)特殊检测项目

某些血液系统损伤需通过特殊项目、特殊检测方法进行检测。例如,外周血高铁血红蛋白含量检测可用于判断是否存在磺胺、苯的硝基或氨基化合物、亚硝酸盐中毒,该项目需使用分光光度法进行检测。碳氧血红蛋白是评估一氧化碳中毒的检测指标,同样使用分光光度法进行检测。另外,采用煌焦油蓝沉淀法能够检测变性珠蛋白小体,也称为海因小体,检测的意义在于能够辨别苯的硝基或氨基化合物接触或中毒、不稳定血红蛋白病患者使用磺胺嘧啶、非那西丁等药物损伤。

二、影像学检查

近年来，影像学检查在血液系统疾病诊断中的应用有很大进展，但主要对淋巴瘤的诊断与临床分期具有重要价值，对药物性血液系统损伤的诊断还有待进一步研究与探索。常用于血液系统疾病的影像学检查手段包括 X 线检查、正电子发射计算机体层成像（PET-CT）、磁共振成像（MRI）等。X 线淋巴造影对淋巴瘤深部病灶的诊断、放疗、化疗效果的评价具有一定的意义。

随着放射性核素的发现与临床应用，放射性核素在血液系统中也得到了更多探索，放射性核素已广泛用于血液成分的标记，发现了血液成分在活体内的生物学分布、功能及生存期。许多显像技术逐渐用于骨髓和其他造血器官内造血组织疾病的诊断。血液系统疾病判断的常用显像技术包括骨髓显像、脾显像和淋巴显像。

三、组织病理检查

组织病理学检查是血液系统损伤的重要诊断技术。淋巴结组织活检是临床上最常见的诊断疾病和判断病情的重要方法，最常见的部位包括颈部、腋窝和腹股沟淋巴结等，对诊断淋巴瘤及其与淋巴结炎、转移癌的鉴别有意义。脾组织活检是判断某些不明原因所致脾大的重要方法，取得脾脏活组织供作病理检查。体液细胞学检查包括胸腔积液、腹水和脑脊液中瘤细胞（或白血病细胞）的检查，对诊断、治疗和预后判断有价值。

四、因果关系评估

由于人体造血机制及过程的复杂性，从造血系统功能改变、血细胞的数量或功能改变、止血机制的干扰等方面来评估药物对血液系统造成的损伤是否存在，从理论和实践层面看都具有很高的挑战性。再者，临床治疗往往采用多种药物联合治疗，更增加了对某一种药物造成血液毒性的评价难度。

（一）药物性血液系统损伤的因果关系评价准则

1. 药物使用与血液系统损伤的时间关系　使用某种药物是因，发生血液系统损伤是果，因必早于果，这是推断药物性血液系统损伤的必备条件。

2. 药物造成血液系统损伤存在现有资料或存在生物学合理性　已有的文献资料中有所用药物造成血液系统损伤的观点，文献资料包括人体研究的数据、病理生理学理论、药理学毒理学理论、动物实验的数据及其他相关研究的数据。

3. 联系的特异性　药物造成血液系统损伤不良反应的发生必然有某类药物的接触。

4. 去激发和再激发　去激发指可疑药物被鉴别后，终止药物治疗或减少剂量不良反应消失或减轻，则因果关系的可能性大。再次暴露于药物之后再次出现同样的反应。

5. 其他原因或混杂因素　所怀疑的药物造成的血液系统损伤能够用病情进展或其他疗法的影响来解释。

（二）药物性血液系统损伤的因果关系评价方法

与药物引起的其他药物损伤因果关系评价方法一样，常用 Karch 和 Lasagna 评定法、Naranjo 评定法、我国药物不良反应评定法等。Naranjo 评定法是对药物不良反应相关问题予以打分（详见表 6-1），最后按所得总分评定因果关系等级。评定标准为：总分≥9 分，为肯定有关；5～8 分，为很可能有关；1～4 分，为可能无关；≤0 分，为可疑。

表 6-1 药物不良反应 Naranjo 评定法参考表

项目	是	否	未知	计分
1. 以前对此种反应发表过结论性报告吗？	+1	0	0	
2. 是应用可疑药物之后才出现的不良反应吗？	+2	−1	0	
3. 停药后或使用特异性拮抗剂后不良反应有改善吗？	+1	0	0	
4. 再次给药后不良反应又重现吗？	+2	−1	0	
5. 有其他原因曾在同一人身上引起此种反应吗？	−1	+2	0	
6. 给安慰剂后，此种反应会重复吗？	−1	+1	0	
7. 血液或其他体液中此水平的可疑药物会引起中毒吗？	+1	0	0	
8. 增加剂量反应更重，反之较轻吗？	+1	0	0	
9. 以往任一次暴露同一或类似药物，患者曾发生类似反应吗？	+1	0	0	
10. 通过客观检查予以确认了吗？	+1	0	0	

案例 6-2

患者刘某，58 岁，男性，既往健康，3 周前出现间断发热，入院时 WBC 16.7×10^9/L，NEUT% 90.6%，NEUT 7.1×10^9/L，经系统检查后确诊为感染性心内膜炎。使用万古霉素、头孢曲松治疗，1 周后体温好转，2 周后再次出现发热，复查血常规提示 WBC 2.6×10^9/L，NEUT 0.5×10^9/L。万古霉素血清谷浓度 29.6mg/L。停用万古霉素，继续使用头孢曲松，患者发热逐渐好转，1 周后复查血常规提示 WBC 5.6×10^9/L，NEUT 2.1×10^9/L。万古霉素血清谷浓度未检测到。

请思考以下问题：

刘某使用的哪种药物与粒细胞减少有关？

五、新的生物标志物

（一）毒物基因组学

毒物基因组学是将基因组信息和技术应用于毒理学研究的一门新兴学科，主要技术手段为高通量的基因芯片技术，基因芯片技术的快速发展，为药物导致血液系统损伤的机制研究提供了一种全新的研究思路和手段。通过毒物基因组学的研究不仅可以揭示药物诱发血液系统疾病的作用机制，还可以用于识别易感个体，发现并识别更有效的生物标志物，从而有助于风险的筛查。

（二）3D 骨髓模型

近年来，随着生物相容性和生物可降解材料及 3D 打印技术的兴起，3D 人工骨、骨髓模型的发展取得了进展。有研究者尝试使用仿生材料（如胶原微球、水凝胶、脱细胞细胞外基质提取物和合成丙烯酸酯）作为支架来开发骨髓的 3D 模型。这种方法能够阐明骨髓的复杂性，为研究血液疾病提出新的方法。

案例 6-2 解析

根据药物不良反应 Naranjo 评定法评估刘某使用万古霉素后出现粒细胞减少的相关性，如表 6-2 所示，评分总分为 9 分，考虑肯定有关。

表6-2　案例中药物不良反应 Naranjo 评定法评估结果

项目	是	否	未知	计分
1. 以前对此种反应发表过结论性报告吗？	+1	0	0	+1
2. 是应用可疑药物之后才出现的不良反应吗？	+2	−1	0	+2
3. 停药后或使用特异性拮抗剂后不良反应有改善吗？	+1	0	0	+1
4. 再次给药后不良反应又重现吗？	+2	−1	0	0
5. 有其他原因曾在同一人身上引起此种反应吗？	−1	+2	0	+2
6. 给安慰剂后，此种反应会重复吗？	−1	+1	0	0
7. 血液或其他体液中此水平的可疑药物会引起中毒吗？	+1	0	0	+1
8. 增加剂量反应更重，反之较轻吗？	+1	0	0	0
9. 以往任一次暴露同一或类似药物，患者曾发生类似反应吗？	+1	0	0	0
10. 通过客观检查予以确认了吗？	+1	0	0	+1

第三节　药物导致血液系统损伤的类型与表现

一、临床分型

◤（一）预期性和非预期性血液系统损伤

根据药物对血液系统的损伤是否具有预期性，可以将药源性血液系统损伤分为两类：第一类是预期性血液系统损伤，是由于血液中药物浓度超过阈值而引起的剂量相关性的反应，占药源性血液系统损伤的70%～80%。第二类是非预期性血液系统损伤，占药源性血液系统损伤的20%～30%。非预期性血液系统损伤仅发生于少数敏感个体，往往与超敏感性、遗传因素、特异体质等因素相关，如葡萄糖-6-磷酸脱氢酶（G-6-PD）缺乏所引起的药源性氧化溶血反应属于遗传因素导致的非预期性血液系统损伤。

◤（二）基于血液成分改变的分型

血液主要由血浆、红细胞、白细胞和血小板等成分组成，这些成分对维持着人体正常生理功能具有重要的意义。不同种类的药物可能对血液中不同的血细胞造成损伤，导致其功能发生改变。药物导致血液系统损伤可根据药物抑制骨髓造血系统或血细胞分为不同类型，主要分为以下几类：①药物对骨髓造血系统的损伤。②药物对红细胞的损伤。③药物对白细胞的损伤。④药物对血小板的损伤。

1. 药物对骨髓造血系统的损伤　骨髓是人体最主要的造血器官，主要的功能就是造血。当骨髓造血功能受到药物抑制时，血细胞的生成能力降低，从而导致多种血液疾病，如再生障碍性贫血、血红细胞减少症、白细胞减少症及血小板减少症等。血液中红细胞的寿命平均约为120天，白细胞的寿命为4～6小时，血小板的寿命为7～10天，当造血系统受到抑制后，最初的表现为白细胞或粒细胞减少，其次是血小板减少，最后是红细胞及血红蛋白降低。药物抑制骨髓造血系统后，导致最严重的疾病是再生障碍性贫血，简称再障。当患者发生再生障碍性贫血时，骨髓中红骨髓显著减少，代之以脂肪髓，造血功能衰竭，表现为全血细胞减少。

2. 药物对红细胞的损伤　红细胞的主要生理功能是运输氧及二氧化碳，基于药物对红细胞的毒性机制的不同，可分为以下类型：①药源性高铁血红蛋白血症：血红蛋白中的血红素分子是一个具有卟啉结构的小分子，在卟啉结构中心，四个吡咯环上的氮原子与一个亚铁离子配位结合。当血红蛋白载氧的时候，氧分子从卟啉环下方与亚铁离子配位结合。若血红蛋白中的二价铁被氧化性药物氧化成三价铁，即称为高铁血红蛋白（Met Hb），这时血红蛋白失去携氧功能。当血液中高铁血红蛋白超过血红蛋白总量的 1% 时，称为高铁血红蛋白血症。②药源性巨幼红细胞贫血：该类型是由于叶酸、维生素 B_{12} 缺乏或其他原因引起 DNA 合成障碍所致的红细胞贫血。许多干扰叶酸或维生素 B_{12} 吸收和利用的药物均可导致巨幼红细胞贫血，如秋水仙碱、磺胺嘧啶等。③药源性溶血性贫血：是指药物导致的红细胞破坏速度超过骨髓代偿增生的速度而引起的贫血。④药源性铁粒幼细胞贫血：是由于药物导致血红素合成障碍和铁利用不良所引起的一种贫血。

3. 药物对白细胞的损伤　白细胞是机体防御系统的一个重要组成部分，通过吞噬和产生抗体等方式抵御和消灭入侵的病原微生物。药物导致的白细胞数量及功能变化对人体可以产生重要的影响。基于药物对白细胞的毒性作用，又可分为两个类型：①药源性白细胞或粒细胞减少症：药物引起的白细胞或粒细胞减少症最为常见，在药源性血液病中约占 40%。当外周血中白细胞数量持续低于 $4×10^9$/L 时，称为白细胞减少症。其中主要是粒细胞减少，当中性粒细胞绝对值低于 $1.8×10^9$/L 时，则称为粒细胞减少症。当中性粒细胞绝对值低于 $0.5×10^9$/L 时为重度减少，也称为粒细胞缺乏症，此时患者可出现败血症或其他致死性感染。②药源性白血病：某些毒性较大的药物进入人体后，在特定条件下可能会导致药源性白血病，常见的有急性粒细胞白血病。

4. 药物对血小板的损伤　血小板的主要功能是促进止血和凝血，基于药物对血小板的毒性作用，可分为两种类型：①药源性血小板减少症：许多药物可以引起血小板破坏或生成减少，当血小板计数低于正常范围（＜$100×10^9$/L）时，即药源性血小板减少症。②药源性血小板功能障碍：某些药物可以通过多种机制干扰血小板的功能，导致凝血功能障碍，引发出血。药源性血小板功能障碍机制较为复杂，可能与多种酶和受体的抑制有关。

（三）急性和慢性血液系统损伤

基于药源性血液系统损伤病程发展的缓急程度，又可将不同类型的血液系统损伤分为急性型和慢性型，如急性粒细胞减少症和慢性粒细胞减少症、急性溶血性贫血和慢性溶血性贫血等。它们的主要区别在于病程发展的快慢，急性的发病可以在数小时或数天内迅速出现，慢性的发病则可持续数月到数年之久。同时两种类型的症状严重程度也会有所不同，急性型发病症状较为严重，较为危险，可危及生命。慢性型则症状较轻，不易被发现。

（四）其他类型血液系统损伤

1. 药源性紫癜　是由用药诱导的一种以全身毛细血管损伤为主要病变的变态反应性疾病。药物引起过敏性紫癜的发病机制较为复杂，可能是速发型变态反应或抗原抗体复合物反应引发小动脉及毛细血管扩张，血管通透性增加，从而导致出血。药物过敏性紫癜多见于儿童，临床上常见症状为皮肤紫癜，皮疹高出皮肤，初为鲜红色，继之为暗红色，亦可伴有荨麻疹和血管神经性水肿。文献中报道甲硝唑、环丙沙星等药物可以导致药源性紫癜。

2. 弥散性血管内凝血　系在某些致病因素的作用下，机体凝血系统被激活，大量可溶性促凝物质进入血液，引起的以凝血功能障碍为主要特征的病理过程。弥散性血管内凝血的临床表现为皮肤、黏膜、内脏器官出血、休克、器官功能障碍、贫血等症状。导致弥散性血管内凝血的药物有抗肿瘤药物、促凝药物等。

二、临床表现

常见的药源性血液系统损伤包括再生障碍性贫血、白细胞减少症或粒细胞缺乏症、血小板减少症、溶血性贫血等。再生障碍性贫血，主要的临床表现有贫血、出血及感染等。出血表现为皮肤黏膜的出血、瘀斑等。感染可继发于各个系统，如呼吸系统、消化系统等。药源性白细胞减少症一般无特殊症状，隐匿起病，多表现为一些非特异性症状，如头晕、乏力、食欲减退等，有些患者会发生感染。药源性粒细胞缺乏症，患者临床症状常表现为高热、寒战、头痛、乏力等，常伴有呼吸道、消化道等全身各部位感染，严重者可引起败血症或脓毒血症。药源性血小板减少症常见的临床表现为皮肤瘀点、瘀斑及黏膜出血，可伴有鼻出血或牙龈出血，症状严重者有消化道出血甚至颅内出血，还可出现寒战、发热、全身酸痛、皮肤瘙痒与潮红等。

案例 6-3

患者，男性，11 岁，右小腿近端持续性疼痛 3 个月，入院进行诊断治疗。患者无药物过敏史，无家族遗传病史，无长期服药病史。患者血常规、凝血功能未见明显异常。入院诊断：右胫骨近端骨肉瘤，入院第二天行穿刺活检，病理结果回报骨肉瘤。入院后第五天异环磷酰胺 3g×5 天化疗，化疗后第四天，患者病情稳定，无发热，血常规示白细胞降低至 $1.84×10^9$/L，给予重组人粒细胞刺激因子注射液 100μg，q.d.，i.h.。化疗后第 9 天，患者发热，体温为 38.5℃，血常规白细胞降低至 $0.06×10^9$/L。医生继续给予重组人粒细胞刺激因子及抗生素预防感染。经过几天治疗后，患者白细胞明显恢复，患者无发热、出院。

请思考以下问题：

该患者发生了哪种类型的血液系统损伤？

案例 6-3 解析

该患者用异环磷酰胺进行治疗后，血常规白细胞降低至 $0.06×10^9$/L，为药源性粒细胞减少症。

第四节   常见的引起血液系统毒性的药物

随着大量新药的发现与应用，越来越多的药物已被证明具有血液系统毒性，可以导致血液系统损伤。药物导致的血液系统损伤在各种药物不良反应中较为常见，且较为严重。同一种药物可以引起多种不同类型的药源性血液系统损伤，同一种血液疾病又可由不同药物导致。例如，氯霉素主要引起再生障碍性贫血，又可引起血小板减少症、粒细胞缺乏症及白血病等不同血液疾病；不同类型的药物如氯霉素和磺胺类药物均可诱发再生障碍性贫血。此外，不同的药物之间可能存在交叉反应，同时应用时可加重血液系统毒性，如阿司匹林与抗凝药华法林合用，两种药物均具有抗凝作用，合用时可加重出血。下面是常见的可以引起血液系统毒性的药物。

一、神经精神类药物

（一）抗精神病药

许多抗精神类药物都可引起白细胞或粒细胞减少，氯丙嗪是引起粒细胞缺乏症的最常见药物，其机制可能是直接影响骨髓幼粒细胞 DNA 的合成或对幼粒细胞 DNA 的损害，抑制幼粒细胞的分裂和增殖，使粒细胞生成障碍，导致粒细胞减少。此外，抗精神病药还会导致血小板功能障碍，如氯丙嗪、阿米替林、氟奋乃静、氟哌啶醇、丙米嗪等。

（二）抗癫痫药

常见的抗癫痫药均可引起不同程度的血液系统毒性，如卡马西平、丙戊酸钠、苯妥英钠、乙琥胺等均可导致白细胞或粒细胞减少。有文献报道卡马西平导致白细胞减少的发生率可达 10% 以上，也可见血小板减少、再生障碍性贫血、全血细胞减少等血液疾病。丙戊酸钠可导致血小板减少，发生率在 1%～10%，丙戊酸钠也可直接抑制骨髓造血系统，导致红细胞、白细胞等减少。抗癫痫药物乙琥胺、扑米酮会导致再生障碍性贫血。此外，苯巴比妥、苯妥英钠等长期服用可诱发巨幼红细胞贫血，原因可能是这些药物影响叶酸的吸收和利用。

（三）抗抑郁药

三环类抗抑郁药如阿米替林、丙米嗪可以导致血液系统不良反应，主要有白细胞减少、再生障碍性贫血等。

二、解热镇痛抗痛风药

（一）解热镇痛药

有文献报道在药源性血液病中，以解热镇痛药引起最多，约占79.5%。例如，阿司匹林、对乙酰氨基酚（扑热息痛）、氨基比林等可以导致白细胞或粒细胞减少，其机制可能是机体免疫反应导致的。阿司匹林、水杨酸钠、布洛芬等也可引起血小板减少性紫癜。阿司匹林、吲哚美辛、氨基比林等还可导致溶血性贫血。此外，解热镇痛抗炎药物如萘普生、布洛芬、吡罗昔康等均可引起血液系统损伤。

（二）抗痛风药

长期应用抗痛风药可以引起骨髓造血功能抑制，导致粒细胞或血小板计数减少、再生障碍性贫血等，如别嘌醇、秋水仙碱等。

三、抗感染药

（一）抗菌药物

许多抗菌药物具有血液系统毒性，可以导致多种血液疾病，包括白细胞或粒细胞减少症、血小板减少症、溶血性贫血、再生障碍性贫血等。例如，常见的青霉素类抗生素可引起粒细胞减少、血小板减少，其机制可能与青霉素剂量依赖性的骨髓抑制有关。此外，青霉素类药物还会导致免疫性溶血性贫血，这是由于青霉素降解产物有很强的抗原性，它能引起相应抗体（IgG）的产生，同时，青霉素和其降解产物也能与红细胞膜牢固结合。当牢固地结合在红细胞膜上的青霉素或其降解产物与青霉素抗体直接作用时，可使红细胞溶解，导致溶血性贫血。与青霉素类药物相似，头孢菌素也可导致骨髓抑制、血细胞减少等血液系统不良反应。酰胺醇类抗菌药物如氯霉素和甲砜霉素，典型不良反应为骨髓造血功能障碍，可以导致再生障碍性贫血、粒细胞及血小板减少等。磺胺类抗菌药是引起血小板减少的常见药物，还可导致溶血性贫血等，致病机制可能是免疫性破坏和对骨髓巨核细胞的抑制作用，常见的磺胺类药物有磺胺甲噁唑、甲氧嘧啶、磺胺多辛等。

（二）抗结核药

多数抗结核药物均可引起血液系统异常，包括利福平、异烟肼、环丝氨酸、吡嗪酰胺、对氨基水杨酸、链霉素等。其中利福平、异烟肼的报道较多，可以引起红细胞、白细胞或血小板单系或多系的损伤，发生时间为服药后1~2个月较为多见，其机制可能与免疫反应或骨髓抑制有关。有文献报道环丝氨酸可引起巨幼红细胞贫血，致病机制与药物影响叶酸吸收或利用有关。

（三）抗疟药

许多抗疟药会导致白细胞或粒细胞减少症，如喹啉、伯氨喹、乙胺嘧啶、氯喹、阿莫地喹、羟氯喹等。此外，一些抗疟药还会导致溶血性贫血，葡萄糖-6-磷酸脱氢酶发生缺陷的患者服用伯氨喹10mg/d，可引起溶血反应，伯氨喹可诱发或加重不稳定血红蛋白患者的溶血性贫血。

四、抗肿瘤药

几乎所有的抗肿瘤药物都具有不同程度的血液系统毒性，主要表现为骨髓造血功能抑制，引起红细胞、白细胞及血小板减少。直接影响DNA结构及功能的药物包括烷化剂类如氮芥、环磷酰胺、塞替派、白消安等；铂类化合物如顺铂、卡铂及奥沙利铂等，均可抑制骨髓造血功能，导致血液细胞的减少；此外，许多抗肿瘤药物还可以导致药源性白血病，如美法仑、环磷酰胺、苯丁酸氮芥、塞替派、丙卡巴肼、柔红霉素、多柔比星、长春新碱、白消安、博来霉素、巯嘌呤等均有导致白血病的报道，其中以烷化剂最为多见。

五、抗甲状腺药

甲状腺功能亢进症患者应用抗甲状腺药物后，大部分患者会出现粒细胞减少，少数患者出现全血细胞减少。抗甲状腺药如甲硫氧嘧啶、丙硫氧嘧啶、卡比马唑和甲巯咪唑均能引起粒细胞减少或缺乏，其中以甲硫氧嘧啶与甲巯咪唑最为常见。

六、调节血糖药

很多口服降糖药可引起血液系统的损害，表现为贫血、白细胞减少、血小板下降等。最常见影响造血系统的口服降糖药为磺酰脲类。磺酰脲类药物可直接影响骨髓造血，导致粒细胞或血小板减少，如甲苯磺丁脲、格列本脲、格列美脲等。此外，二甲双胍可以通过影响维生素 B_{12} 的吸收而影响造血功能。

七、利　尿　药

利尿药也可引起血小板及粒细胞减少，其机制尚未明确，目前较倾向于骨髓抑制作用而非免疫反应。其中以噻嗪类利尿药的上述作用最为常见。此外，呋塞米、螺内酯、乙酰唑胺、依他尼酸等利尿药偶有引起血小板或粒细胞减少的报道。

八、心血管系统药物

某些心血管系统药物也可导致血液系统毒性，如奎尼丁是引起血小板减少、溶血性贫血的常见药物之一，多数学者认为发病原因是通过免疫机制导致的。抗心律失常药如卡托普利、普鲁卡因胺、普萘洛尔、奎尼丁等均可引起粒细胞减少或缺乏症。

九、其　他　药　物

除了以上药物，还有许多其他药物对血液系统也具有损伤作用。例如，抗血栓药如环氧酶抑制药、磷酸二酯酶抑制药、凝血酶抑制药等会导致血小板减少及血小板功能障碍。抗病毒药物利巴韦林会导致溶血性贫血。有文献报道质子泵抑制剂如雷贝拉唑等也会导致白细胞或粒细胞减少。此外，某些中成药也会导致血小板减少，如小檗碱、牛黄解毒丸等。因此，长期服用这些药物，需要定期监测血常规，预防血液系统不良反应的发生。

第五节　药物致血液系统毒性的检测和评价方法

一、体内试验评价

（一）外周血液常规检查

血常规检查现普遍使用自动化仪器法，结果准确可靠，工作效率高。外周血血常规检查通常包括红细胞参数（红细胞计数、血红蛋白、红细胞比容、平均红细胞容积）、白细胞参数（白细胞计数和绝对分类计数）、血小板计数等。

（二）血细胞形态学检查

骨髓、外周血细胞形态学检查是血液系统损伤的基本检查和诊断依据。血细胞经染色剂的物理、化学作用，能清楚地显出细胞组成部分，有利于辨识细胞形态。血细胞染色多采用瑞氏染色和吉姆萨染色。此外还有兼顾二者的混合染色法，先用瑞氏染液将涂膜面覆盖，稍等片刻再加入吉姆萨染液。

（三）骨髓活检与骨髓细胞学检查

1. 骨髓活检术　是用一个特制的穿刺针取一小块 0.5～1cm 长的圆柱形骨髓组织用来做病理

学检查。骨髓穿刺与活检术能用于检查骨髓细胞的成分及原始细胞分布状况，同时还能用于观察细胞的形态。通常穿刺部位选择髂前上棘、髂后上棘、胸骨柄、腰椎棘突。

2. 骨髓细胞学检查　骨髓细胞学检查步骤一般先用低倍镜观察全片，再用油镜分系统观察。低倍镜检查时观察涂片的情况，浏览涂片上各类细胞的形态特点，进行细胞分类。经过低倍镜检查后，使用油镜选择满意的片膜段，观察100～500个细胞，按照细胞的种类、发育阶段分别计算百分率，仔细观察各系统的增生程度和各阶段细胞数量和质量变化。

（四）药物激发试验

体内激发试验是模拟自然发病条件，以少量致敏原引起一次较轻的过敏反应发作，用以确定致敏原的试验。药物引起血液系统损伤的激发试验通常认为，再次给予某种疑似药物可引起血液系统损伤，但目前临床中很少应用。尤其是药物诱发的血液系统损伤，会对患者人身安全造成威胁，后果很可能是不可挽救的，因此不应使用。

二、体外实验评价

（一）造血细胞体外培养技术

造血细胞体外培养技术的应用，可以检测出不同分化阶段造血干细胞的增殖与分化能力，确定某一细胞群体中造血干细胞的频率。造血细胞长期培养是利用预先贴壁的基质细胞作为滋养层，为造血细胞提供刺激和抑制信号，进而调节细胞增殖。造血细胞长期体外培养常用的培养方法是利用原代培养的骨髓成纤维细胞或转化的细胞系作为滋养细胞，常用计数方法是用极限稀释法进行频率计算。集落形成细胞培养也是一种造血细胞体外培养技术，通常用于检测某一细胞群体多潜能祖细胞、系列特异性细胞的含量，如粒系、红系、单核-巨噬细胞系等。集落行程培养方法已经广泛应用于基础和临床研究。

（二）干细胞表型分离与表达技术

免疫技术、克隆技术、流式细胞分类技术等的发展，促进了干细胞的研究，科学家们相继发现许多干细胞特有的表型。CD34是人们认识最早的造血分化标志。CD34目前发现具有黏附功能，细胞间接触、通信和相互作用，在细胞信号传导中起作用。表达CD34的细胞主要有外周血单核细胞、骨髓单核细胞、骨髓基质前体细胞等。一些恶性血液疾病，如急性T淋巴细胞白血病细胞、急性髓系白血病细胞等都有CD34抗原表达。

思 考 题

1. 基于药物对红细胞毒性机制的不同，可以分为哪些类型？
2. 哪些常见的药物可以导致血液毒性？请举例出三类药物。
3. 试述药源性粒细胞缺乏症常见的临床表现。
4. 药物引起溶血性贫血的毒性机制分为几种？
5. 试述药物性血液系统损伤的因果关系评价准则。

（海　鑫　孙志丹　刘　亮）

第七章 药物对神经系统的毒性作用

学习要求

    记忆：药物导致神经系统损伤的作用机制。

    理解：药物性神经系统损伤的临床诊断；药物导致神经系统毒性的检测和评价方法。

    运用：药物导致神经系统损伤的类型与表现；常见的引起神经系统毒性的药物。

神经系统是人体内重要的功能调节系统，借助体内不同类型的器官和系统内的感受器接收来自体内、外的各种信息，通过周围神经传入脊髓和脑的各级中枢进行整合，然后在统一的调节和控制下完成生理功能。当神经系统遭受损害时，所造成的影响将远超过神经系统本身。神经毒理学是研究外源性物质对神经系统结构和功能的损害作用及其机制的学科。重视药物对神经系统的毒性作用，对于药物安全、有效地应用具有重大意义。

第一节　药物导致神经系统损伤的作用机制

一、神经系统损伤的生理学基础

（一）神经传导

突触（synapse）是传导神经冲动的主要形式，是两个神经元或神经元与效应器之间的功能性连接。哺乳动物最常见的突触类型为化学性突触，通过突触末梢释放的化学递质介导信息传导。突触由突触前膜（presynaptic membrane）、突触后膜（postsynaptic membrane）和突触间隙（synaptic cleft）组成。囊泡是神经递质储存和释放的重要载体。

（二）神经递质

神经递质（neurotransmitter）是神经元之间或神经元与效应器细胞如肌肉细胞、腺体细胞等之间传递信息的化学物质。按照神经递质的化学性质，可分为以下几类：①单胺类和乙酰胆碱类：乙酰胆碱、多巴胺、肾上腺素、5-羟色胺、组胺等；②左旋氨基酸类：谷氨酸、天冬氨酸、γ-氨基丁酸（GABA）、甘氨酸等；③右旋氨基酸类：D-丝氨酸、D-丙氨酸等；④嘌呤类：腺苷、三磷酸腺苷等；⑤气体类：一氧化氮、一氧化碳等；⑥脂类：花生四烯乙醇胺、花生四烯酰甘油等；⑦肽类：脑啡肽、内啡肽、强啡肽、P物质、神经肽Y、肽YY、下丘脑释放激素、加压素、催产素、促肾上腺皮质素释放素、生长激素抑制素等。

（三）神经递质受体

神经递质受体（neurotransmitter receptors，NT receptors）是一类跨越细胞膜的蛋白质复合体（或称为膜受体），可以与神经递质结合，进行神经信号传导。按细胞质膜受体类型分类，可分为三类：离子通道型受体、G蛋白偶联受体和具有酶活性的受体。按传出神经系统受体功能分类，可分为M受体、N受体和肾上腺素受体。

（四）与药物神经损伤相关的神经系统功能特点

1. 血脑屏障　血脑屏障相邻内皮细胞之间存在由跨膜蛋白和胞质蛋白组成的紧密连接（tight junction）且内皮细胞缺乏胞饮作用，使得许多极性大或解离度高的药物难以通过，从而阻止外来物质由血液进入脑组织，同时能调节毛细血管内的血液与脑组织及脑脊液间的物质交换，从而维持中枢神经系统的稳定性。新生儿血脑屏障尚未发育完全，早产儿发育更差，故新生儿、早产儿的神经系统更易受到损害，游离胆红素更易透过新生儿、早产儿的血脑屏障导致黄疸；肿瘤患者免疫治疗可破坏血脑屏障功能，如嵌合抗原受体 T 细胞免疫治疗（chimeric antigen receptor T cell immunotherapy，CAR-T），可导致血管内皮细胞激活，血脑屏障通透性增强，细胞因子如 IL-6、IFN-γ、TNF-α 透过血脑屏障进入脑脊液并激活脑血管周围细胞，使其产生更多的细胞因子，和激活的内皮细胞一起导致血脑屏障进一步破坏，造成神经系统损害。

2. 能量需求　脑组织代谢活跃，但几乎没有氧和葡萄糖储备，需及时从循环系统摄取能量。正常人脑只占体重的 2.5%，而供血量却占人体正常供血量的 15%，耗氧量占全身耗氧量的 20%。正常条件下，葡萄糖是脑组织的唯一能量物质，即使短暂缺糖、缺氧，也会几乎不可逆地引起脑损伤。因此，外源性物质除直接损伤脑组织外，间接作用引起的缺糖、缺氧也会导致神经损害。

3. 轴突运输　轴突运输是神经元通过细胞骨架将相应的蛋白质和其他物质运输到轴突末端的过程。轴突中以微管为基础的运输有两种方式：顺向运输和逆向运输。当神经元胞体受到致死性损害时，会沿其整条突起产生变性，导致神经元胞体及突起缺损。但也有例外，有机磷酸酯类药物引起的迟发性神经毒性，表现为选择性地损害轴突和树突，病变自神经纤维远端开始，沿轴突向近端发展并波及细胞体，形成"返死性神经病"（dying-back neuropathy）。当神经损害只局限于轴突水平时，轴突发生变性，而神经元胞体可以继续存活，这种病变称为轴突病。轴突变性一般以远端为主，有可能再生和恢复，晚期病变时远端肌肉发生神经源性肌萎缩。

4. 髓鞘的形成与维护　髓鞘（myelin sheath）指包围有鞘神经纤维轴索的管状外膜，髓鞘的形成需要特有的代谢蛋白、结构蛋白及脂质维持，一些外源性物质可干扰髓鞘的合成过程导致髓鞘病（myelinopathy）。中枢神经系统髓鞘的修复远低于外周神经系统。

5. 神经传导　神经冲动的传导依赖于多种神经递质，神经递质的合成、储存、释放、再摄取、与受体结合、识别或降解过程的改变，势必会影响神经系统的生理功能。外源性物质可通过神经递质产生神经系统毒性作用。

6. 神经元的损伤和修复　一旦神经元受到损伤不可再修复，受损部位可由胶质细胞填充，但神经元的功能无法恢复。轴突受损后再生非常缓慢，且再生功能也不完全。

二、药物对神经系统损伤的类型和机制

（一）药物对神经系统结构损伤作用

神经元、轴突、髓鞘和神经递质是药物神经毒性作用最常见的四个靶位，因此，药物对神经系统的毒性作用类型（图 7-1）可分为：神经元损害、轴索损害、髓鞘损害和神经递质毒性。

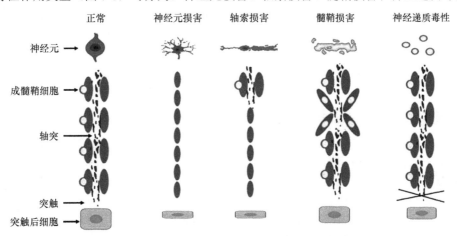

图 7-1　药物对神经系统的毒性作用类型

1. 神经元损害　外源性物质导致的神经元损伤、凋亡或坏死，可称为神经元病（neuronopathy）。

神经元具有不可再生性，药物导致的神经元损害可持续存在，且这种损伤具有不可逆性。根据损害神经元部位不同，药物所引起的神经毒性症状亦不同。氯霉素、乙醇、维生素 E、奎宁、苯妥英钠、紫杉醇等均与神经元损伤相关。

2. 轴索损害　毒性物质对神经系统的损害原发部位作用于轴突本身，称为轴索病。周围神经系统轴索变性可部分或完全恢复，而中枢神经系统轴索损害不可逆。轴索变性导致运输障碍和功能障碍，其支配的神经功能丧失可引起周围神经病变，产生感觉和运动障碍。一般轴突支配最远端的手和脚的运动功能和感知能力最先受到损害，导致"手套或袜子状"神经毒性症状，随着时间和损害的发展，较近的轴索和脊髓长轴突也会受到损害。

> **案例 7-1**
> 　　患者郭某，男性，66 岁，因"发现右上肺占位 15 天余"入院。入院检查患者神志清楚，心律齐，未闻及异常心音，双下肢无水肿。经皮肺穿刺活检结果提示：低分化癌，结合免疫表型，符合非小细胞肺癌。全身糖代谢 PET-CT 显像，未见明显恶性肿瘤病变及转移征象。综合患者病情，拟实行紫杉醇联合奈达铂化疗。化疗前该患者肝功能正常，肾小球滤过率 78.94ml/min，低于正常值。化疗后第 2 天患者出现双脚底疼痛、麻木感，考虑药物引起的周围神经炎。给予营养神经治疗，并水化，症状有所缓解。
> **请思考以下问题：**
> 　　郭某发生的周围神经炎可能是哪种药引起的？该药引起神经毒性的机制是什么？

3. 髓鞘损害　髓鞘是神经元突起的电绝缘物质，通过"跳跃式传导"机制加速动作电位传导。髓鞘受损可减慢神经传导，造成神经冲动传导紊乱。毒性物质引起的髓鞘损害主要有两种类型：一是髓鞘层分离，称为髓鞘内水肿（intramyelinic edema）；二是选择性脱髓鞘作用（demyelination）。髓鞘内水肿早期是可逆的，也可演变成脱髓鞘作用。脱髓鞘引起的症状取决于脱髓鞘范围，若局限于中枢神经系统，则产生中枢神经系统功能障碍；若局限于周围神经系统，则产生周围神经病；如果是弥漫性髓鞘损害可能引起中枢神经系统和周围神经系统功能障碍。胺碘酮和哌克昔林可引起周围神经轴突变性和脱髓鞘，引发周围神经病。

4. 神经递质毒性　药物产生神经系统毒性，除上述对神经元结构产生毒性作用外，可通过干扰神经冲动传递，阻碍或加强突触间传递，最终导致神经元功能障碍。根据药物对神经传导不同阶段的影响，可将药物引起的神经递质毒性分为以下两类：①药物可通过改变神经递质的合成、代谢和干扰神经递质的储存和释放产生神经毒性，如苯妥英钠、利多卡因等药物通过增加脑内兴奋性递质或减少抑制性递质，使兴奋和抑制失衡，引发癫痫。②药物作用于受体、细胞信号转导产生神经毒性。氯丙嗪阻断中脑-边缘系统通路和中脑-皮质通路多巴胺受体产生抗精神失常作用，而拮抗黑质-纹状体通路多巴胺受体产生锥体外系不良反应。对于以上类型损害，如果用药时间短暂，通常是可逆的，毒性可随时间推移而消失。但是如果长时间大剂量用药，也有可能产生不可逆的神经毒性。

（二）药物对神经系统功能性损伤作用

药物引发的神经系统损害的类型，按损害部位和功能障碍，可分为脑损害和精神异常，脑神经损害，脊髓损害和神经肌肉损害等。

1. 脑损害和精神异常　可由药物的直接作用和变态反应而引起。药物引起的脑损害，临床上可见癫痫、脑血管损伤、脑病等。

药源性癫痫发作是指直接或间接由药物引起或加剧的癫痫发作或惊厥。能通过血脑屏障的药物或作用于中枢神经系统的药物可能引发癫痫发作，包括中枢神经系统药物、抗菌药物、麻醉药、皮质激素类药物、抗心律失常药、抗肿瘤药物等。抗精神病药物引发癫痫多见于用药初期，增加剂量、有器质性脑病或中枢神经系统药物联用、药物突然减量或停用是其诱发癫痫的危险因素。

抗菌药物可能诱发惊厥样癫痫持续状态，机制可能与影响 GABA 受体合成相关。喹诺酮类药物还可以抑制茶碱代谢，与茶碱联用时可能导致茶碱蓄积，引发癫痫。皮质激素类药物一般在连续大剂量静脉滴注时容易诱发癫痫。

> **案例 7-2**
>
> 　　患者，女性，23 岁，因发热 7 天，伴咳嗽、咳痰加重 3 天入院。自服阿莫西林克拉维酸钾分散片未见明显改善。3 天前症状加重，咳白色黏痰，并出现喘息等症状。既往脑梗死病史 3 年，有癫痫发作史，规律服用丙戊酸钠 400mg，b.i.d. 治疗，其间多次癫痫间断发作。入院诊断为肺炎合并脑梗死后遗症癫痫，无其他相关既往病史。患者入院并签署知情同意书后，第一天做相应检查，痰培养结果显示：铜绿假单胞菌（碳青霉烯敏感、亚胺培南、美罗培南、多黏菌素敏感，头孢哌酮舒巴坦、阿米卡星中介，其他均耐药）。治疗方案为美罗培南 1g iv.gtt q8h.，依替米星 200mg iv.gtt q.d.，丙戊酸钠静脉泵入抗癫痫治疗，并且对丙戊酸钠血药浓度进行监测，氨溴索祛痰。3 天后咳嗽、咳痰减轻，在联用美罗培南前丙戊酸钠的血药浓度为 43.2μg/ml，联用后丙戊酸钠血药浓度降低至 9.6μg/ml。第 6 天清晨患者癫痫发作，神经内科会诊后建议停用美罗培南并调整丙戊酸钠剂量为 200mg p.o. t.i.d.。考虑经济缘故，选用磷霉素 4g iv.gtt q8h. 联合头孢哌酮舒巴坦 3g iv.gtt q8h.。支气管镜结果显示气道炎症，气道分泌物培养结果显示碳青霉烯敏感铜绿假单胞菌，治疗 7 天后患者各项检查及症状好转出院，癫痫症状未发生。
>
> **请思考以下问题：**
> 为什么停止使用美罗培南治疗并采用磷霉素及头孢哌酮舒巴坦联合使用进行抗感染？

　　药物引起的脑血管损伤可能包括良性颅内压增高和脑血管病。①良性颅内压增高：临床常见于婴幼儿，表现为头痛、呕吐、视力下降、复视等，一般无局限性神经系统体征，只要及时停药，预后良好。能引起良性颅内压增高的药物有非甾体抗炎药、喹诺酮类、磺胺类、四环素类、口服避孕药、维生素 A、维生素 D 等。②脑血管病：有些药物可能直接引起或诱发脑血管病，如降压药、粒细胞集落刺激因子、雌激素等引起凝血功能异常的药物，抗肿瘤药物如顺铂、长春新碱等。

　　很多药物可能引起药源性脑病，通常与药物的毒性作用和变态反应相关。药源性脑病临床症状多样，常呈急性或亚急性起病，可表现为头痛、呕吐等颅内高压症状或意识障碍、认知障碍等相应神经系统症状。疫苗和抗病毒血清导致的变态反应可能引起脑炎。无菌性脑膜炎是指在脑脊液中未找到常见病原菌的脑膜炎综合征，药物可能诱发无菌性脑膜炎，包括部分非甾体抗炎药、抗癫痫药物、某些抗生素等。

　　药物引起精神反应较常见，但有些药物可能引起严重神经异常，主要包括抗精神病药、镇静催眠药、抗组胺药等，常与剂量和疗程密切相关。抗精神病药导致的精神异常表现较多，主要表现为患者运动型兴奋、焦虑、抑郁、意识改变、谵妄等。此外，异烟肼可引起中毒性精神病，出现精神错乱、不安、欣快、失眠等；糖皮质激素可提高中枢神经系统的兴奋性，出现欣快、失眠、激动，甚至精神错乱。

　　2. 脑神经损害　药物可能引起的脑神经损害主要包括视神经损害、嗅觉、味觉、听觉障碍和锥体外系不良反应。当药物的毒性作用通过血脑屏障影响脑神经后，通常表现症状包括视力受损、眼睑下垂、眼肌麻痹、听觉障碍、味觉障碍和嗅觉障碍等。锥体外系综合征常见于抗精神病药物的不良反应中。迟发性运动障碍是长期抗精神病药物治疗后出现的最严重的锥体外系不良反应，症状不可逆转，表现为口面部、肢体和躯干不自主运动。在非抗精神病药物中，甲氧氯普胺应用后引起锥体外系不良反应报道较多。

　　3. 脊髓损害　药源性脊髓损害主要表现为脊髓炎、上行性麻痹、脑脊髓神经根炎等。除药物直接毒性因素外，脊髓损害与给药方式关系密切，鞘内注射尤其容易引起。青霉素鞘内注射误入脊髓动脉，因血管痉挛可造成永久性脊髓损害；鞘内注射糖皮质激素可引起蛛网膜炎；鞘内注射甲氨蝶呤容易引起一过性或永久性麻痹等。

4. 神经肌肉损害 多种药物容易引起神经肌肉功能障碍，包括肌病和周围神经病。

药源性肌病可以按照临床表现分为痛性和无痛性肌病。痛性肌病中，他汀类和贝特类调节血脂药物具有肌毒性，可能导致肌肉坏死。贝特类药物引起的肌病可能具有延发性，可能发生于用药后数年。大剂量使用阿片类、水杨酸类、茶碱等也可能导致坏死性肌病发生。无痛性肌病中，糖皮质激素肌病由糖皮质激素如地塞米松等引发，表现为严重的近端肌肉萎缩，与用药剂量相关。

药物是引发周围神经病的常见原因，周围神经病典型表现为远端对称性运动感觉轴索病，也有单纯表现为感觉神经病，通常在停药或减量后临床神经毒性症状减弱或完全缓解。引起感觉神经病的药物有顺铂、甲硝唑、苯妥英钠、维生素 B_6、胺碘酮、氯喹、秋水仙碱、紫杉醇、长春新碱等。

案例 7-1 解析

结合患者的用药情况，奈达铂引起的神经毒性作用多为耳毒性，周围神经系统毒性作用较罕见，发生率低于 5%；而紫杉醇化疗后出现周围神经系统毒性作用的概率较高，说明书上的临床研究结果显示其发生率高于 50%。因此，化疗后出现的周围神经炎足底症状可能是由抗肿瘤药物紫杉醇引起的。紫杉醇联合铂类是非小细胞肺癌的一线化疗方案，紫杉醇通过阻止肿瘤细胞有丝分裂发挥药效。紫杉醇除了作用于肿瘤细胞，还会作用于其他细胞。该药可与正常细胞微管蛋白结合，促进微管蛋白聚合，抑制其解聚，导致轴索运输障碍，引起周围神经病。化疗前，患者的肾功能不佳，紫杉醇在体内代谢受肾功能影响，若肾功能较差，则被体内完全代谢的时间较长，从而导致紫杉醇在体内发生蓄积，引起较严重的不良反应。

案例 7-2 解析

患者为铜绿假单胞菌感染且碳青霉烯敏感，由于癫痫采用碳青霉烯类抗生素美罗培南进行治疗，但碳青霉烯类抗生素具有高脂溶性，容易通过血脑屏障，可能诱发癫痫患者癫痫发作，且美罗培南可降低丙戊酸血药浓度，所以停用碳青霉烯类抗生素采用其他抗生素进行抗感染治疗。

第二节 药物性神经系统损伤的临床诊断

一、实验室检查

▍（一）神经学检查

神经学检查通常用来提示神经系统损伤的部位，包括：①脑神经功能检查，主要了解药物对第 Ⅰ～Ⅻ 对脑神经所支配的头面部功能的影响；②运动功能检查，检查肌肉有无萎缩、无力、自发性收缩，以此来判断运动神经元功能；③反射功能检查，能客观提示神经系统损害的部位及程度；④步态检查，用于确定药物毒性部位。

▍（二）电生理学检查

肌电图一般用于活体内研究，用来判断神经、肌肉所处的功能状态。脑电图是通过电极记录下来的脑细胞群的自发性、节律性电活动，是外界环境安静情况下记录的大脑自发电活动。诱发电位是指一种外加的特定刺激作用于感觉系统或脑的某一部位，在给予或除去刺激时，在中枢神经系统中产生可测量的电位变化。

▍（三）生化检查

神经化学检查是采用微透析技术连续在线监测活体动物大脑细胞外液中神经递质及其他活性物质的动态，适用于脑深部组织的活体生化研究。神经递质含量测定可以判断神经系统是否受影响。神经丝蛋白免疫印迹法测定药物对神经丝蛋白表达的影响，可以对神经丝 mRNA 进行含量测定。酶活力进行检测可以探讨药物对神经系统影响的机制。

二、影像学检查

影像学检查可以直接用于药物对中枢神经系统毒性的检测与研究。可以确定脑和脊髓是否病变，病变位置、大小及数量，还可提供血流动力学、脑代谢和脑功能的信息。

（一）计算机断层成像

发射型计算机断层成像（CT）包括单光子发射计算机体层摄影（SPECT）和正电子发射体层成像（PET）检查，常与 CT 联合，一般用于帕金森病的早期诊断和鉴别诊断。单独的 SPECT 成像不清晰，需利用 CT 来获取投影数据和重建断层图像；PET 示踪人体内特定物质的生物活动，经 CT 进行形态显像，是当今临床用以诊断和指导治疗神经精神疾病的最佳手段。

（二）磁共振成像与磁共振波谱

磁共振成像（MRI）是目前获得脑解剖、功能和代谢信息，研究和诊断脑病的最佳方法，以信号的形式反映图像信息，并能定量分析，多用于锰、铅神经毒性的诊断。磁共振波谱（MRS）是利用磁共振现象和化学位移作用对一系列特定原子核及其化合物进行分析的方法，可以无创性获得活体内生化、能量代谢信息，定量分析化合物浓度。

除了 CT 和磁共振影像学检查外，还包括具有损伤性的检查，如脑血管造影、脊髓动脉造影、脊髓造影和放射性核素检查等，可为神经系统毒性的诊断提供更加直观的影像结果。

三、组织病理学检查

组织病理学检查是药物性神经系统损伤评价的"金标准"，病理形态或组织化学变化能确认神经损伤及病变可逆性程度。一般先通过肉眼观察，然后在显微镜下检查组织切片的病变性质、区域及程度，还可以通过组织化学染色法确认神经毒性的细胞特异性及某些特殊生化过程的影响。

（一）显微镜检查技术

光学显微镜一般用来研究生物体的内部结构，还可用于细胞凋亡的检测。电子显微镜具有超高分辨率，用于观察亚细胞结构变化，透射电镜侧重于观察组织和细胞内的超微结构，直接反映神经组织生理状态，而扫描电镜采集图像的立体感强，在观察神经组织中的血管分布、神经纤维的缠结、神经回路方面具有独特优势。

（二）化学染色方法

神经组织的结构和功能如尼氏小体、髓鞘、变性髓鞘、神经纤维和神经胶质细胞等必须通过特定的染色技术，才能将结构显示出来。常见的神经组织化学染色方法包括苏木精-伊红染色法（HE 染色法）、尼氏染色法、Luxol Fast Blue（LFB，劳克坚牢蓝色）髓鞘染色法、免疫组织化学染色法（IHC）和神经系统通路示踪法。

四、因果关系评估

因果关系评估常需要通过核对病例信息、审阅药物使用情况，并且与实验室检查数据相互联系，以进行因果关系评估。在此列举两种常用的评价方法。

（一）行为学研究

观察多因素对人或动物的整体作用。在对人的观察中，可以采用心理功能测定量表评价药物对人的精神和神经的影响，包括学习、记忆、思维、智力、注意力等。对动物的观察主要是测试受试动物的行为和记忆功能。

（二）神经毒性量表的评分

可参考 Hausheer 等研制的患者神经毒性自评量表（PNQ），该量表分为 3 个条目，包括感觉、运动和功能影响。而国际上一直广泛应用的是医师评估量表，即美国国立癌症研究所-化疗药物不良反应标准（NCI-CTC），来评估化疗药物所导致的神经毒性。该评分方法由医师对患者神经毒性进行评估和分级，包括感觉和运动两个条目，分为 0～5 级。此外，还可参考中国卒中量表（CSS）评价患者临床神经功能的缺损程度，评分 0～45 分，评分越高说明患者神经功能缺损越严重。

五、新的生物标志物

生物标志物是指生物系统或样品发生异常变化的信号指标，目前对毒物引起人类神经系统毒性作用的生物标志物，只能采取无创性的方法进行检测，或从可获取的生物材料中寻找替代物。

神经损伤是多基因多因素的，可以采用组学技术，从基因到表型完整地评价药物的毒性，从分子水平研究神经毒性作用。组学技术是研究生物系统中所有组分（基因、mRNA、蛋白质和代谢产物等）在特定条件下的构成和相互作用，包括基因组学、转录组学、蛋白质组学和代谢组学。构建药物神经毒性的代谢产物谱及相关基因表达谱，有助于开发新的神经毒性生物标志物。

案例 7-3

患者，女性，21 岁，因"发作性抽搐 3 年加重伴头晕 10 天"入院。患者发作性抽搐表现为"四肢伸直、双眼上翻、意识不清"，长期服用"中药（含苯妥英钠）及复方苯巴比妥溴化钠片"，入院前 10 天出现间歇性头晕，表现为"视物模糊、重影，言语不清、行走不稳"。入院查体显示：血压 115/76mmHg，神志清醒，记忆力差、定向力差、双眼水平眼震，四肢腱反射减弱，肌力 V 级。MRI 显示右侧颞极囊肿，小脑萎缩，脑电图提示背景活动减慢，睡眠各期双侧额极、额、额中线区可见多量尖慢波、尖样慢波发放。血生化检查结果为：碱性磷酸酶 149.57U/L，谷氨酰转移酶 101.96U/L，胆碱酯酶 14976U/L，肌酐 46.50μmol/L，其余大致正常，提示患者肝功能异常，血药浓度检测结果为苯巴比妥浓度 0.28mg/L，苯妥英钠浓度 48.82mg/L。临床药师建议停用含苯妥英钠成分的中药，并以注射用谷胱甘肽保肝治疗，换用左乙拉西坦。治疗 4 天后出院，患者头晕症状消失，言语笨拙明显改善，可独立行走。

请思考以下问题：

临床药师建议的依据是什么？

案例 7-3 解析

经运动和反射功能等神经学检查、脑电图等电生理学检查、MRI 等影像学检查，以及血常规、血药浓度监测等生化检查，结果提示患者为药物中毒性神经系统损伤。因苯妥英钠有效浓度为 10～20mg/L，当浓度＞40mg/L 时出现严重毒性作用，表现为视物模糊、重影，言语不清、行走不稳，考虑为苯妥英钠过量导致的神经毒性作用，因此停用含苯妥英钠成分的中药。患者肝功能异常，予以注射用谷胱甘肽进行保肝治疗，选用对肝功能影响较小的左乙拉西坦，防止苯妥英钠浓度下降诱发癫痫。

第三节　药物导致神经系统损伤的临床表现

药物诱发神经系统不良反应症状多样，累及运动、感觉、自主神经功能和精神行为等。发病形式可能为急性，也可能为慢性。

（一）中枢神经系统受损

药物毒性涉及中枢神经系统时症状常有头痛、头晕、恶心、疲倦、意识模糊、注意力或短时记忆减退、步态异常或运动协调障碍、癫痫等。如果涉及脑神经损伤，可发生味觉障碍、听觉障碍、嗅觉障碍、视力受损、眼睑下垂、眼肌麻痹等神经损伤症状。如果小脑功能受损通常表现为共济失调、构音障碍和意向性震颤。同时，药物如引起锥体外系不良反应，通常表现为肌张力障碍、帕金森综合征、运动障碍和震颤。神经安定剂恶性综合征通常表现为高热、意识水平波动、肌张力障碍（常为轴性）、自主神经功能障碍等。有些药物也可能引发精神失常、抑郁等精神方面症状。药物神经毒性如果涉及脊髓，可导致脊髓炎、上行性麻痹、脑脊髓神经根炎、下肢迟缓性瘫痪、蛛网膜炎、永久性脊髓炎等与脊髓相关损伤症状。

（二）周围神经病变

药物导致周围神经病变时的症状包括经周围神经支配范围内的感觉、运动、自主神经功能异常，包括感觉异常、烧灼感、刺痛感、触觉敏感性下降等感觉神经异常，进行性麻木、活动受限、腱反射减弱或消失等运动神经异常，以及便秘、腹痛、尿频、性功能障碍等症状。

（三）神经肌肉病变

如果药物具有肌毒性，可能导致从轻微肌痛、乏力到严重时重度肌无力等症状。肌无力通常从近端开始，在组织病理学中显示肌肉受损，伴有肌酶谱增高、肌电图呈肌源性改变。

第四节　常见的引起神经系统毒性的药物

案例 7-4

患者郗某，男性，59 岁，因"右肺鳞状细胞癌"入院。患者无外伤史、手术史、药物过敏史。入院后查体，神志清醒，精神尚可，生命体征平稳，行化疗联合免疫治疗。治疗药物为紫杉醇（白蛋白结合型）400mg, iv.gtt；顺铂注射液 55mg, iv.gtt；替雷利珠单抗注射液 200mg, iv.gtt。并予以护肝、护胃、预防止吐等治疗。治疗后患者出现手、双下肢麻木，伴刺痛感，无法行走。出院后随访，患者述症状持续 2 个月左右，已逐步缓解。

请思考以下问题：
该患者治疗后出现的症状表现考虑与哪种治疗药物相关？

许多药物在临床使用中，会对神经系统造成一定的毒性，造成脑损伤、视神经病变、周围神经病变和精神异常等毒性反应。常见的引起神经系统毒性的药物包括有抗肿瘤药、抗生素、抗精神失常药、麻醉药、镇静催眠药和镇痛药等。

（一）抗肿瘤药

抗肿瘤药造成神经系统的损伤，常表现为四肢远端对称性的疼痛，或出现麻木感、触觉异常，症状表现较重者可能累及四肢近端，出现腱反射消失或者运动失调，这类毒性反应也称为"化疗后周围神经毒性"，代表药物有长春碱类、紫杉类和铂类等化疗药物。

（二）抗生素

能引起神经系统毒性的抗生素种类较多，毒性表现多样，如癫痫发作、视神经病变、周围神经病变或者精神异常等。最常见的与癫痫发作有关的抗生素为青霉素类、头孢菌素类和氟喹诺酮类，异烟肼、乙胺丁醇、利奈唑胺可能导致视神经病变。对老年患者或者有相关危险因素的患者，应慎重选择抗菌药物及用药剂量，加强临床监测，减少神经毒性的发生。

（三）抗精神失常药

有神经系统毒性的抗精神失常药包括氯丙嗪、氟哌啶醇、氯氮平、碳酸锂和三环类抗抑郁药。氯丙嗪和氟哌啶醇可引起震颤、僵直、静坐不能等锥体外系反应，与其他中枢神经系统抑制药合用会使中枢抑制作用加强。氯氮平和三环类抗抑郁药与癫痫发作有关，碳酸锂的神经系统不良反应包括萎靡、嗜睡等。应注重观察此类药物引起的中毒反应，识别先兆表现。

（四）麻醉药

麻醉药虽有神经保护作用，但也具有一定的神经毒性，如影响神经系统的发育及认知功能等，尤其对于儿童与老年人，麻醉药品的选择更需严谨科学。引起神经系统毒性的常见麻醉药包括利多卡因、布比卡因、丙泊酚等。

（五）镇静催眠药

镇静催眠药主要包含苯二氮䓬类和巴比妥类，对中枢神经有抑制作用。苯二氮䓬类药物可导致神志不清、头痛等神经系统毒性，代表药物有地西泮、阿普唑仑、奥沙西泮等；巴比妥类药物可导致精神不振、定向障碍等反应，代表药物有苯巴比妥、异戊巴比妥等。

（六）镇痛药

引起神经系统毒性的镇痛药主要包括非甾体抗炎药和阿片类药物。非甾体抗炎药可引起偏头痛、感觉异常等；阿片类药物神经毒性反应包括嗜睡、谵妄、失眠等，长期大量服用可导致上瘾和癫痫发作。

（七）其他药物

除以上药物种类外，可导致神经毒性的药物还有免疫抑制剂他克莫司、抗癫痫药苯妥英钠、抗疟疾药氯喹和奎宁等。

> **案例 7-4 解析**
>
> 　　邬某症状表现符合药物引起的外周神经毒性反应，考虑与紫杉类和铂类抗肿瘤药有关，这两类药物可导致患者手足麻木、对称性疼痛和腱反射消失等症状。化疗药导致的外周神经系统毒性，虽不会直接危及生命，但严重时会影响患者生活质量，并影响肿瘤治疗的效果。

第五节　药物致神经系统毒性的检测和评价方法

> **案例 7-5**
>
> 　　患者，男性，40 岁，既往病史：半年前确诊前列腺炎伴泌尿系统感染。治疗方案：口服甲砜霉素 0.5g t.i.d. 和盐酸黄酮哌酯 0.2g t.i.d.，上述服药史半年。
>
> 　　自述症状：自 1 个月前陆续出现双下肢膝关节以下触电感疼痛，双下肢及双侧指尖麻木。遂入院。神经内科检查提示左侧膝关节以下、右侧膝关节以下至踝关节以上震动觉减退，双侧踝关节以下位置觉和运动觉减退。肌电图检查提示四肢运动神经、感觉神经传导速度减慢，存在复合肌肉动作电位、感觉神经动作电位波幅下降。体感诱发电位（SEP）检查提示胫神经 SEP 双侧 P40 波波幅低平，潜伏期延长。其他生化、电生理指标正常。
>
> 　　诊断：周围神经病。治疗方案：停用甲砜霉素及盐酸黄酮哌酯，口服给予加巴喷丁 100mg，t.i.d.。1 周后患者双下肢痛觉减退，双下肢及双侧指尖麻木感减弱。
>
> 　　**请思考以下问题：**
>
> 　　为何停用甲砜霉素及盐酸黄酮哌酯？

一、体内试验评价

（一）神经行为毒理学评价方法

行为学是评估药物致神经系统毒性的重要指标，主要评估神经毒性药物对受试人与动物的智力、记忆力、注意力、感知能力、判断能力及运动能力等方面的影响。相对于离体研究，行为学试验能观察多因素混合作用对人和动物的影响，反映其整体状态。

1. 人体试验 WHO 推荐的神经行为核心测试组合包括情绪状态试验、手提转速度试验、目标瞄准追击试验、简单反应时间试验、视觉保留试验、数字译码试验和数字广度试验。另外，WAIS（韦氏智力量表）和 WMS（韦氏记忆量表）也被广泛使用。

2. 动物试验

（1）功能观测组合检查方法：美国国家环保署设计了功能观测组合检查方法，观察染毒试验动物（小鼠、大鼠）有无下列异常：①异常的体位、活动水平和步态。②异常行为，如自残、强迫性噬咬、转圈和后退等。③异常症状，如痉挛、震颤、流涎和嘶叫等。④感觉与运动功能的改变，如进食等。

（2）药物对动物记忆力的影响：设计记忆模型，给予受试动物刺激和训练，通过比较染毒组与对照组间的行为学差异评价药物对动物记忆力的影响。常用的记忆模型主要有：①小鼠 Y 迷宫模型；②小鼠跳台模型；③小鼠避暗模型。

（3）药物对动物的行为致畸学：①活动度测定。②运动协调功能测试：包括转棒实验、游泳耐力实验、倒挂网格实验、后肢撑力实验等，分析对照组与染毒组是否有显著性差异。③痛觉测定。

（二）药物致神经系统毒性评价的动物模型

动物神经系统疾病模型是研究疾病发生、发展的重要手段。利用对照药物建立模拟人体神经系统病变的动物模型，并与已知或未知的神经药物作比较研究，对于阐明中毒机制，寻找防治药物具有十分重要的意义。

1. 有机磷引起的迟发性神经毒性（OPIDN）鸡模型 OPIDN 的毒性症状主要表现为运动神经功能障碍，鸡模型是研究 OPIDN 的首选模型。选用健康、运动姿态正常的母鸡。设置高、中、低剂量三个试验组，一个阳性对照组和一个空白对照组。观察记录试验鸡的外观体征及其站立、步态等运动姿势和运动失调程度。连续观察 21 天，若未见异常反应或有可疑反应，须再次给药，继续观察 21 天。亚慢性试验连续给药 13 周并观察，停药后再观察 1 周。取大脑、脊髓和坐骨神经，通过毒性症状分级、组织结构观察、酶活性和神经疾病靶标酯酶（NTE）测定进行毒性评价。阳性对照组动物毒性症状可达 7～8 级（下肢完全瘫痪），组织结构观察中可见典型脱髓鞘改变。

2. 大、小鼠模型 广泛应用于神经退行性疾病的研究，如帕金森病（PD）和阿尔茨海默病（AD）等。以进食、皮下注射、腹腔注射、吸入等方式染毒。试验组一般设置 3 个以上，每组雌雄各半。目前多使用 6-OHDA（儿茶酚胺羟基衍生物）和 1-甲基-4-苯基-1,2,3,6-四氢吡啶（MPTP）诱发的 PD 模型及通过注射无机铝或具有神经毒性的生物多肽等诱发的 AD 模型。可通过上文提及的神经行为毒理学方法评价。PD 症状为震颤、强直、运动姿势不稳等。AD 症状为记忆、认知功能衰退，学习、执行功能障碍等。

3. 果蝇模式动物模型 常被用于帕金森病、阿尔茨海默病、亨廷顿舞蹈病（HD）和肌萎缩侧索硬化（ALS）等神经退行性疾病的研究。可采用果蝇幼虫制作神经-肌肉标本，运用电生理技术研究神经毒性药物对其神经-肌肉兴奋性接点电位的影响。也可用神经行为毒理学，如果蝇"热惩罚"视觉模型、"闭环飞行模拟系统"嗅觉模型等评价。

4. 斑马鱼模式动物模型 发育 2 周内的斑马鱼胚胎呈透明状，可通过注射荧光染料观察其中枢神经系统。国际标准化组织（ISO）推荐斑马鱼模式动物模型用于药物的慢、急性毒性试验，已被应用于多巴胺能神经毒性、神经行为毒理学、药物致 AD 毒性等研究。评价方法主要包括视化评价、活动力评价、换气反应和色素沉着反应。

案例 7-5 解析

盐酸黄酮哌酯为平滑肌松弛药，不良反应主要表现为口干、心悸、恶心、呕吐等。甲砜霉素为氯霉素的甲砜衍生物，具有一定的神经系统毒性。患者长时间服用甲砜霉素，停药后周围神经病症状好转，通过神经行为毒理学评价及电生理学检查等诊断为长时间使用甲砜霉素引发的继发性周围神经病。

二、体外试验评价

（一）体外组织培养系统

体外组织培养技术可通过机械、酶学等方法得到动物的脑片、胚胎、神经节等组织或器官，既可保持组织固有结构不变，在体外保持其存活、生长、发育和分化能力，同时也有利于试验条件的控制和试验结果的观察。目前常用的体外组织培养系统主要有分散细胞培养、传代细胞、全胚胎培养、器官培养、再聚集试验、无细胞系统等。

（二）体外生化、生理检测方法

1. 神经递质测定　包括乙酰胆碱、单胺类递质（如多巴胺、肾上腺素、5-羟色胺等）和氨基酸递质（如谷氨酸、甘氨酸、GABA 等）。①乙酰胆碱：反相高效液相色谱法。柱层析得到的乙酰胆碱通过柱后酶促反应得到产物 H_2O_2，通过测定 H_2O_2 在电极表面形成的氧化电位来测定乙酰胆碱含量。②单胺类递质：放射标记法。以氚标记的单胺类递质为底物做放射性计数。③氨基酸类递质：高效液相色谱联用荧光、质谱、电化学等方法，毛细管电泳法。

2. 神经递质受体测定　包括胆碱能受体、多巴胺受体、5-羟色胺受体、谷氨酸受体、GABA 受体等。检测手段主要为结合试验、免疫组化、蛋白质印迹法等。结合试验是根据受体+配体≈受体配体复合物+配体，在试验中利用不同浓度的放射性配体与一定量的受体结合，再分离已与受体结合的和未结合的游离标记配体，由总结合量减去非特异性结合量得到特异性结合量，利用直线回归方程得到受体的最大结合数和解离常数，以解离常数作为受体和配体亲和力的指标。

3. 酶活性测定

（1）乙酰胆碱酯酶（AChE）活力测定常用比色法、计时电位法、蛋白质印迹法等。比色法：AChE 可水解碘化硫代乙酰胆碱，产物硫代胆碱可与 5,5-二硫代双（2-硝基苯甲酸）反应，生成物在 412nm 处比色，以每分钟每克受试物水解底物量来评价酶活性。

（2）神经疾病靶标酯酶（NTE）是 OPIDN 的生物标志物，它可水解戊酸苯酯，产物中的苯酚可由铁氰化钾显色，在 490nm 处有一最大吸收峰。可根据吸收峰面积差值评价 NTE 活性。

（3）酪氨酸羟化酶参与合成多巴胺，其含量测定常用免疫组化法、蛋白质印迹法、高效液相色谱法等，活性则是以氚标记的 L-酪氨酸为底物，通过测定 [^{3}H-H_2O] 的释放量来进行判断。

4. 膜片钳技术　是用膜片电极或膜片吸管接触细胞膜，以千兆欧姆以上的阻抗使之封接，从而使电极尖开口处相接的细胞膜的膜片与周围绝缘，在此基础上用一个电流监视器对此膜片上的离子通道的电活动进行监测记录的技术。利用此技术可探究药物作用的离子通道类型等。膜片钳技术包括细胞吸附模式、膜内面向外模式、膜外面向内模式、开放细胞吸附膜内面向外模式、穿孔囊泡膜外面向外模式、常规全细胞模式等。例如，全细胞膜片钳（哺乳动物的神经元等）和脑片膜片钳，可通过药物激活或阻塞离子通道电流的作用来分析药物致神经系统毒性。

思 考 题

1. 药物对神经系统的毒性作用按作用靶点可分为哪几种？机制和特点分别是什么？

2. 药物性神经系统损伤的临床诊断方法具体有哪些？

3. 药物对神经系统损伤的临床表现有哪些？

4. 碳青霉烯类抗生素（如美罗培南、亚胺培南）与抗癫痫药同时使用时，应该如何选择与权衡利弊？

5. 药物致神经系统毒性的评价方法主要包括哪些？

（史　琛　吴婷婷　付之文）

第八章　药物对消化道的毒性作用

学习要求

　　记忆：药物导致消化道损伤的评价方法。

　　理解：药物引发消化道损伤的作用机制。

　　运用：药物导致消化道损伤的类型和表现、临床诊断；常见的引起消化道毒性的药物。

第一节　药物导致消化道损伤的作用机制

> **案例 8-1**
>
> 　　患者张某，男性，22岁，4天前服用胶囊类感冒药（氨酚伪麻胶囊）后出现胸骨后灼烧性疼痛。饮温水、进食时疼痛明显，无心慌、胸闷，无恶心、呕吐，无腹痛、腹泻，无嗳气、反酸，无黑便等不适，患者自行停用上述感冒药后，疼痛未缓解，至医院门诊完善心电图检查未见明显异常。胃镜检查提示：食管下段距门齿35～38cm处，四壁见多个3～5mm类圆形溃疡，周边黏膜充血肿胀。诊断为食管下段多发溃疡。
>
> 　　**请思考以下问题：**
>
> 　　引起张某食管下段多发溃疡的病因及作用机制是什么？

一、直接损伤消化道

　　药物进入消化道后，在其吸收、分布、代谢和排泄的过程中，均可对消化道造成直接的损害，如直接损伤口腔黏膜、食管黏膜、胃肠黏膜、胃肠上皮细胞等。

（一）口腔、食管黏膜损伤

　　抗肿瘤药物会引起骨髓抑制，使得机体抵抗力降低，口腔黏膜防御功能下降，容易导致口腔黏膜的破损；并且由于抗肿瘤药物对肿瘤细胞缺乏高度选择性，因此在杀死肿瘤细胞的同时，也会损伤增殖活跃的消化道黏膜组织。药物嵌顿于食管内，溶解后会刺激食管的局部组织，由于药物本身的理化性质会使得黏膜接触处发生充血、水肿、糜烂、溃疡出血等病理性改变，导致食管黏膜损伤。

（二）胃肠黏膜损伤

　　某些药物可通过局部作用和全身作用导致黏膜损伤，对消化道黏膜表面有直接损害作用。如非甾体抗炎药进入血液循环后，可抑制环氧合酶-1的活性，减少前列腺素的合成，造成黏膜血供的减少，影响胃黏膜的修复与重建，从而导致黏膜糜烂甚至溃疡形成。其他抗血小板药物会阻断血小板膜上的二磷酸腺苷受体，它并不会造成消化道黏膜的直接损伤，而是通过抑制血小板源性生长因子及血管内皮生长因子的生长，阻碍新生血管生成，影响溃疡的愈合。

　　非甾体抗炎药也可能会引起小肠或结肠黏膜产生炎症、糜烂甚至溃疡等。主要是由于该类药物多以肠溶制剂或缓释制剂应用，当药物到达肠道溶解后会加重肠黏膜的直接损伤。另外，由于该类药物可抑制前列腺素的合成，使得肠道黏膜细胞防御功能降低导致损伤，继而引发黏膜下层纤维增生变性，造成肠道狭窄等，从而影响肠道内容物的通过而造成肠梗阻。

（三）胃肠上皮细胞损伤

　　化疗药物是细胞毒药物，可直接损伤胃肠上皮细胞的DNA，导致组织损伤，继而导致具有毒性的活性氧代谢产物的形成和释放，导致细胞凋亡；一系列信号通路与转录因子被激活，会直接损伤胃肠道黏膜上皮细胞，严重破坏上皮细胞的完整性，并引起免疫细胞的异常增殖与分化、免疫调控异常，干扰肠黏膜的免疫机制，促进炎症介质释放，诱发炎症反应。

案例 8-1 解析

胶囊剂型可以避免药物本身与消化道接触，在方便服用的同时减少药物对口腔、食管的损伤。张某服用胶囊型感冒药后出现胸骨后灼烧性疼痛，胃镜提示食管下段多发溃疡，可能是因为该患者服药方式不当，导致药物嵌顿于食管后胶囊壳破裂，内部药物溶解出来后刺激食管的局部组织。氨酚伪麻胶囊主要成分之一为对乙酰氨基酚，其水溶液显酸性，易使得黏膜接触处发生充血、水肿、糜烂、溃疡出血等病理性改变，造成食管黏膜与药物接触处受到损伤，进而产生溃疡，导致食管黏膜损伤。

案例 8-2

患者陈某，男性，58岁，因反复咳嗽、咳痰、气促10个月，加重3周入院。入院后给予头孢曲松联合克林霉素抗感染治疗7日，效果不佳，调整抗感染治疗方案为哌拉西林他唑巴坦钠联合左氧氟沙星，患者症状较前好转，但是调整治疗方案用药8天后，患者出现下腹痛，腹泻，5～6次/日，稀水样便，伴少量黏液。粪便谷氨酸脱氢酶抗原和艰难梭菌毒素A、B检测均为阳性。

请思考以下问题：
导致患者腹泻的病因和作用机制是什么？

二、间接损伤消化道

药物在体内发挥药效的同时，还可能间接对消化道造成损害，如影响机体菌群、引起中枢性呕吐、刺激肠道和引起药物相关性便秘等。

（一）影响机体菌群

长期使用口服广谱抗生素或者吸入糖皮质激素时，容易造成口腔菌群的失调，真菌会趁机生长繁殖，导致口腔真菌感染，常见于念珠菌的感染。大量应用抗菌药物、免疫抑制剂、细胞毒性药物、激素等会直接影响肠道内的菌群。例如，长期使用抗菌药物会引发肠道菌群的失衡，从而导致艰难梭菌的感染，艰难梭菌分泌的毒素会引起肠道黏膜损伤及炎症，引发艰难梭菌相关腹泻。

（二）引起中枢性呕吐

抗肿瘤药物会引起中枢性呕吐的发生。抗肿瘤药物一方面可直接激活大脑后脑区域的神经递质受体而引起恶心和呕吐，另一方面还可诱导肠嗜铬细胞释放血清素，激活腹腔迷走传入神经末梢的相关受体，传入纤维将刺激传递至脑干，脑干处理并发出呕吐信号，诱导呕吐的发生。抗肿瘤药物引起的呕吐大多数为急性呕吐，即发生于用药后的24小时内。

（三）刺激肠道

口服含盐类离子溶液后，因其不易被肠壁吸收，进而使得肠腔中的内容物渗透压升高，高渗会阻止肠道内水分的吸收，导致肠内容积增大，使得肠道被扩张而刺激肠蠕动，增加排便。所以芒硝等硫酸盐溶液可产生导泻的作用。

（四）药物相关性便秘

当药物（如阿片类药物）与阿片类受体结合时会抑制肠道神经系统的兴奋性、运动神经元及相关神经递质释放，导致胃排空延迟；也会减弱节律性肠蠕动及肠管推进，导致粪便硬结；阿片类受体激活还会增加肛门括约肌痉挛，进一步导致排便困难；另外，阿片类受体作用于胃肠道，可使胃肠道腺体分泌减少，也会引起粪便硬结。

案例 8-2 解析

陈某入院后给予抗菌药物治疗，导致肠道菌群失调，引起艰难梭菌感染相关的腹泻。艰难梭菌是具有芽孢结构的革兰氏阳性厌氧杆菌，其分泌的毒素会引起肠道黏膜损伤及炎症，引发艰难梭菌相关腹泻。

第二节 药物性消化道损伤的临床诊断

一、药物性口、咽部损伤的临床诊断

（一）口腔黏膜炎（OM）的临床诊断

1. 用药史 有服用易引起 OM 的药物史，以肿瘤药物多见。

2. 临床症状 口腔局部疼痛、进食困难、口干及味觉障碍等。

3. 临床检查 口腔视诊可见口腔黏膜充血、红斑、水肿、糜烂及不同程度的溃疡等。

4. 辅助检查 血常规，咽拭子细菌、真菌、病毒培养。

准确的 OM 分级是正确选择治疗策略的前提，临床常用的癌症患者 OM 分级标准主要有 WHO 口腔毒性量表、RTOG 急性放射性黏膜炎分级标准和 NCI-CTCAE 标准等，见表 8-1。

表 8-1 癌症患者口腔黏膜炎常用评估工具

分级标准	0级	1级	2级	3级	4级
WHO	没有症状	疼痛伴有（或无）红斑	红斑、溃疡、能进食固体食物	溃疡，只能进食流质食物	无法进食
RTOG	没有症状	黏膜红斑	斑片状，≤1.5cm，不连续	斑片融合，＞1.5cm	坏死，或深溃疡伴有（或无）出血
NCI-CTCAE（放疗）	没有症状	红斑	形成片状假膜，直径≤1.5cm	假膜融合，直径＞1.5cm	坏死，或深溃疡
NCI-CTCAE（化疗）	没有症状	无痛的溃疡、红斑或无黏膜损害的中度疼痛	疼痛的红斑、水肿或溃疡，但可以进食	疼痛的红斑、水肿或溃疡，需要静脉补液	严重的溃疡，需要全/部分胃肠外营养，或需要预防性气管插管

WHO：世界卫生组织；NCI：美国国家癌症研究所；RTOG：北美放射肿瘤学组织；CTCAE：不良事件的通用术语标准

（二）口、咽部真菌感染的临床诊断

1. 用药史 有服用易引起口、咽部真菌感染的药物史。

2. 临床表现 常在服药数小时、数日甚至数周后，口腔黏膜表面出现白斑、溃疡，溃疡周围黏膜红肿，有口腔真菌感染的表现，还会出现咽部充血、红肿、咽痛等。一般症状较轻，停药后大多可自行消退。

3. 辅助检查

（1）药物试验性诊断：可以通过试用制霉菌素或克霉唑等局部抗真菌药来进行推定诊断。

（2）实验室检测：包括将可疑病变的切口活检或刷子活检（剥脱性细胞学检查）进行革兰氏染色或放入氢氧化钾（KOH）制剂或高碘酸希夫溶液中进行染色，再进行组织学鉴定。

二、药物性食管损伤的临床诊断

（一）用药史

服用过已知能够引起食管炎的药物，如抗生素（多西环素、四环素、克林霉素等），抗炎药

（阿司匹林等），双膦酸盐类药物（阿仑膦酸）等。

（二）临床表现

患者摄入致病药物后数小时至 1 个月内出现胸骨后疼痛或烧心（60%）、吞咽痛（50%）和吞咽困难（40%）。疼痛严重患者，可导致难以吞咽唾液。极少数患者可能出现呕血、腹痛和体重减轻。患者通常有睡前干吞药片的经历。

（三）辅助检查

1. 内镜检查　典型的内镜表现为散在溃疡，且溃疡周围的黏膜相对正常，溃疡大小不等，小溃疡 1～2mm，大溃疡可至数厘米。浅表溃疡仅累及黏膜层，大溃疡可穿透到更深层的组织，偶尔可见致病药物残留在黏膜损伤部位。

2. 影像学检查　气钡双重食管造影在药物性食管炎的诊断中，其敏感性低于上消化道内镜，所以气钡双重食管造影检查主要应用于上消化道内镜怀疑外源性食管压迫的患者，以及存在持续吞咽困难的患者。

三、药物性胃损伤的临床诊断

（一）用药史

有服用易引起胃溃疡、胃出血的药物史，例如，长期服用非甾体抗炎药、抗血小板药和糖皮质激素等药物。

（二）临床表现

临床表现包括上腹部疼痛、饱胀、反酸、食欲减退、恶心、呕吐及反复呕血和（或）黑便或失血性休克等症状。此外，还包括一些不典型的上消化道出血症状，例如，头晕、乏力、面色苍白等。

（三）辅助检查

1. 血生化检查　急性上消化道出血患者，应检查血常规，其中白细胞计数、红细胞计数、血红蛋白、血细胞比容等可帮助评估出血的严重程度。急性大出血患者，因血红蛋白被分解，血尿素氮会升高，血尿素氮＞21mg/dl（特异度 93%）或血尿素氮、肌酐比值＞30 提示为上消化道出血（特异度 98%、敏感度 69%），血尿素氮对鉴别上、下消化道出血具有重要意义。部分患者胆红素、肝酶水平会升高。

2. 大便潜血试验　是消化道隐性出血的直接定性诊断，也是最简便的定性检测方法，可检出消化道出血量为 1～5ml。

3. 内镜检查　是诊断和明确胃黏膜发生病变最可靠的方法。

四、药物性肠道损伤的临床诊断

案例 8-3

患者，李某，男性，68 岁，因精神分裂症口服氯氮平 6 年，剂量为 125mg、b.i.d，之后因病情出现反复，将剂量改为 250mg，b.i.d。加量用药约 1 个月，患者出现腹痛、腹胀、恶心、呕吐、少尿，遂自行停用氯氮平。停药 2 天后于医院急诊科就诊，体格检查见腹部膨隆，全腹压痛，肠鸣音弱。实验室检查示 Scr 109μmol/L，BUN 12.4mmol/L。腹部 X 线片显示小肠扩张伴多发阶梯状气液平面，考虑为麻痹性肠梗阻。

请思考以下问题：

该患者是否为药物性肠梗阻？可从哪几个方面进行诊断？

（一）药物相关性腹泻

1. 用药史　近期有使用可导致腹泻的药物，例如，质子泵抑制剂、非甾体抗炎药、抗生素、化疗药、轻泻药和（或）大便软化剂等。

2. 临床表现　排便次数增加和（或）排稀烂便，常伴有肛门排气过多和（或）肠痉挛、麻痹，未经处理可进展为重度腹泻，出现频繁水样便。

3. 辅助检查

（1）粪便检查：包括大便常规检查，粪便电解质，粪便培养，大便隐血试验，病原学检查（艰难梭菌、寄生虫及虫卵），pH 和脂肪含量等。粪钙卫蛋白是一种炎性指标，灵敏性高、特异性强，可用于鉴别炎症性肠病与非炎症性肠病所导致的腹泻。

（2）血生化检查：血常规异常和肝、肾功能结果异常，通常可以提示存在感染。

（3）影像学检查：肠道的 CT、MRI 检查可帮助了解肠壁及周围情况，可以初步判断有无器质性病变。

（4）内镜检查及组织学检查：下消化道的内镜检查是最直观的检查手段，可以直接观察到结肠黏膜情况，明确结肠黏膜是否存在病变，还可取结肠黏膜多点送病理活检，进一步明确病因。

（二）药物性肠梗阻的临床诊断

1. 用药史　服用过可引起肠梗阻的药物，如氯氮平、利培酮、氯丙嗪、吉非替尼等。

2. 临床表现　腹部绞痛、阵发性腹痛、恶心、呕吐、食欲减退、无法排便或排气、腹胀。体格检查可见腹部膨隆、压痛，伴或不伴可触及的腹部包块。当肠梗阻由部分性进展为完全性时，症状从腹绞痛、恶心和偶发呕吐逐渐进展为腹绞痛症状减轻但消化道症状和腹部膨隆加重。若不及时积极治疗，最终可导致肠壁缺血、坏死，患者表现为剧烈腹痛和压痛。

3. 辅助检查

（1）腹部平片：包括仰卧位和非仰卧位（即直立位或左侧卧位以检测气腹），对于诊断高位小肠梗阻的敏感性更高。

（2）腹部盆腔 CT：通常用于诊断临床怀疑有肠梗阻的患者。与腹部平片相比，腹部增强 CT 可检测到有无梗阻，并能确定梗阻的部位和梗阻的严重程度，诊断有无闭襻性肠梗阻，以及检测出梗阻肠段缺血或穿孔的情况。低位性小肠梗阻通过腹部 CT 诊断更加准确。

（3）腹部盆腔 MRI：一般不作为临床一线影像学检查手段，但对特定患者，可用其来诊断肠梗阻。

（4）腹部超声：因充气肠襻对超声显像具有一定的干扰，该检查对于诊断肠梗阻的价值比较局限。

（5）结肠镜检查：比较局限，对小肠梗阻的诊断价值不高，仅限于大肠梗阻的诊断。

（6）实验室评估：对怀疑或确诊的肠梗阻患者，应常规进行实验室检查以评估有无机体的代谢紊乱（如电解质紊乱、酸碱失衡和肾功能损伤）和白细胞增多。若实验室检查的结果明显异常则可能提示肠缺血、坏死，但特异性不高。

（三）药物性便秘的临床诊断

1. 用药史　近期有服用可引起便秘的药物。最常见的为阿片类药物。

2. 临床表现　用力排便，大便呈颗粒状或硬质，有排便不畅感、肛门直肠梗阻感或阻塞感，需要手动操作帮助排便，每周排便次数少于 3 次。

3. 辅助检查

（1）粪便造影、结肠传输试验、肛肠测压及盆腔动态 MRI 等是目前临床常用的便秘相关性的检查方法。

（2）结肠镜、钡剂灌肠检查在便秘患者中的诊断中具有重要价值，特别是在排除并存的器质性病变或巨结肠的诊断中具有重要临床意义。

国际上目前对功能性便秘的诊断主要参考罗马Ⅳ标准（表 8-2）。

表 8-2　阿片类药物致便秘的罗马Ⅳ诊断标准

诊断标准
1. 当开始、改变或增加阿片类药物治疗时出现新的或不断加重的便秘症状必须包括以下两种或两种以上： 　至少 25% 的排便都感到很吃力。 　至少 25% 的排便为块状或硬大便（BSFS-2）。 　至少 25% 的排便有排便不尽的感觉。 　至少 25% 的排便感觉肛门直肠阻塞。 　至少 25% 的排便需要人工手法辅助排便。 　每周自发排便次数少于 3 次。
2. 不使用泻药很少出现稀便。

BSFS：布里斯托尔粪便性状评估表

案例 8-3 解析

李某考虑为药物性肠梗阻。诊断依据如下：①用药史：患者有服用可导致肠梗阻的药物（氯氮平）史 6 年，且近期用药剂量加大。②临床表现：腹痛、腹胀、恶心、呕吐。体格检查：腹部膨隆、全腹压痛、肠鸣音弱。③辅助检查：腹部 X 线片显示小肠扩张伴多发阶梯状气液平面，考虑为麻痹性肠梗阻。患者因精神分裂症服用氯氮平，氯氮平除了抗精神分裂作用外，还具有抗胆碱能和抗血清素能作用，可导致胃肠动力不足和结肠胀气，两者的共同作用，可导致梗阻的发生。

第三节　药物导致消化道损伤的类型与表现

案例 8-4

患者王某，男性，72 岁，既往冠心病史，曾行经皮冠脉介入术（PCI）治疗，术后长期服用阿司匹林。该患者因"间断腹痛半个月，呕血、黑便 2 次"入院。入院前 6 小时于午餐后再次出现脐周隐痛，随即呕吐咖啡色胃内容物，伴头晕、乏力和意识丧失，约数分钟后意识恢复，出现排血便，量多。至急诊后再次呕血伴排血便 1 次，量多，生命体征尚稳定，入院查血红蛋白 97g/L，尿素氮 15mmol/L，余生化检查未见异常。入院诊断：上消化道出血，胃溃疡伴出血。

请思考以下问题：

患者发生了哪种类型的消化道损伤，临床表现有哪些？

消化道在体内的组成、结构、功能复杂，消化道不同部位在受到药物对其造成的损伤时，会表现出各种不同的特征。药物导致的消化道损伤常见的症状包括恶心、呕吐、溃疡、肠炎、腹泻、腹痛/不适、便秘等。根据药物对消化道不同部位的损伤，可分为药物对口咽部、食管和胃肠道的损伤。

一、药物对口咽部损伤的类型与表现

药物引起的口腔病变临床表现包括感染、色素沉着、溃疡、齿龈增生、唇炎、化疗相关的口腔毒性等。药物所致的口腔感染常见于使用抗生素和吸入性皮质类固醇的患者，以口腔假丝酵母菌病多见，可分为假膜型、增生型和红斑型。药物性色素沉着可能导致黑素细胞性病变。最常见的引起口腔色素沉着的药物如羟氯喹、齐多夫定、四环素、氯丙嗪、口服避孕药、环磷酰胺等。常见的药物性溃疡包括 Stevens-Johnson 综合征（Stevens-Johnson syndrome，SJS）/中毒性表皮坏死松解症（toxic epidermal necrolysis，TEN）、mTOR（mammalian target of rapamycin，又称哺乳动物雷帕霉素靶蛋白）抑制剂相关口炎、检查点抑制剂相关口腔病变和尼可地尔诱发的溃疡。有些药物可诱发牙龈过度生长的不良反应，如苯妥英钠、硝苯地平和环孢素 A 等；其中苯妥英钠诱发齿龈增生在儿童中最常见。阿司匹林等药物可引起接触性口炎，累及口腔或口周组织。口腔黏膜炎临床表现为软腭或颊黏膜软组织红斑，伴口腔烧灼感，此后可能出现伴有轻微疼痛的孤立性隆起的白色脱屑斑片。随着病情进展，可出现上皮坏死脱落并导致多发性浅表溃疡从而形成伴假膜样外观，然后融合成较大的疼痛性溃疡，导致吞咽困难和经口摄食减少。常见容易诱发口腔黏膜炎的药物有阿糖胞苷、多柔比星、依托泊苷（高剂量）、甲氨蝶呤等。

二、药物对食管损伤的类型与表现

口服药物引起食管损伤主要表现为药物性食管炎，一般于服药几小时后突然出现不适症状，表现为胸骨后疼痛、吞咽疼痛、咽下困难、低热及呕血、黑便等，内镜下食管黏膜呈炎性反应改变，如黏膜发红、血管网模糊、糜烂、溃疡、出血、狭窄等。一般引起食管损伤的药物有高酸性药物（例如，盐酸四环素、硫酸亚铁、色甘酸钠及维生素 C 等）和细胞毒性药物（例如，奎尼丁、氟尿嘧啶、氯化钾缓释片及非甾体抗炎药等）。

三、药物对胃肠道损伤的类型与表现

药物引起的胃肠道损伤比较常见的有胃肠道动力不足与便秘、腹泻、消化性溃疡、药物性肠病等。药物引起上消化道运动的改变可导致反刍、胃食管反流、误吸、呕吐、高胃残留、胃轻瘫和胃排空延迟，外源性儿茶酚胺可减少胃窦收缩、改变运动模式并减少小肠蠕动。相反，若药物引起结肠动力的降低往往会导致便秘，如阿片类镇痛药、止吐药及部分抗癌药物常引起便秘。药源性腹泻的主要表现为排便次数异常增多，为水样便，或带有黏液、血性水样便或见有假膜，同时伴有腹痛、腹胀、恶心、呕吐等，甚至可出现寒战、高热、昏迷、休克等。例如，镁盐、磷酸钠制剂等可引起渗透性腹泻；地高辛、奎尼丁等可诱发分泌性腹泻；促动力剂和大环内酯类抗生素可引起运动性腹泻。另外，与药物相关的脂肪、碳水化合物和（或）胆汁吸收不良也会导致腹泻。大部分的抗生素易诱发感染性/炎症性腹泻如伪膜性结肠炎，可表现为水样泻、下腹痛或绞痛、低热、恶心和厌食，腹泻可伴有黏液或隐血，但一般无黑便或便血。

阿司匹林（即使剂量很低）及其他非甾体抗炎药等可损伤胃和十二指肠黏膜，导致消化性溃疡。许多非 NSAIDs 药物也可能导致或加剧消化性溃疡和（或）上消化道出血，如双膦酸盐、氯吡格雷、糖皮质激素和一些癌症化疗药物等。临床表现为上腹痛、餐后嗳气、上腹饱胀感、早饱、高脂肪食物不耐受、恶心及偶见呕吐等消化道症状，也可能在最初时没有症状而后发生出血、胃出口梗阻、穿透性溃疡和瘘形成、穿孔等并发症。

药物性肠病是指药物直接或间接引起的肠道器质性损害或功能性改变，如胶原性肠炎和肠穿孔及肠出血。胶原性肠炎临床较少见，非甾体抗炎药可引起胶原性结肠炎，以水泻为主要临床特征，伴或不伴腹痛。药物所致肠穿孔及肠出血多见于老年人及少数儿童，在临床上多为散发病例，主要与非甾体抗炎药、抗生素、抗肿瘤药、抗结核药等有关。

案例 8-4 解析

王某因长期服用阿司匹林，导致胃溃疡及其并发症上消化道出血等胃肠道损伤。临床表现主要为腹痛、呕血、黑便/血便，伴头晕、乏力和意识丧失等。

第四节　常见的引起消化道毒性的药物

案例 8-5

患者朱某，男性，62 岁，因上腹及背部疼痛半年余、加重半月余入院，诊断胰腺癌，服用吗啡缓释片止痛，服药 2 周后，患者出现便秘的症状。

请思考以下问题：

引起朱某便秘的原因是什么？

许多药物在临床使用中，会对消化道造成一定的毒性，造成恶心、呕吐、腹痛、腹泻、出血、穿孔、菌群失调等毒性反应。常见的引起消化道毒性的药物包括非甾体抗炎药、口服抗栓药物、糖皮质激素、化疗药物、抗菌药物等。

一、非甾体抗炎药

NSAIDs 分为非选择性环氧合酶（cyclooxygenase，COX）抑制剂（如吲哚美辛、双氯芬酸等）和选择性 COX-2 抑制剂（包括艾瑞昔布、塞来昔布等）。NSAIDs 最常见的不良反应是胃肠道损伤，包括胃炎、食管炎、胃及十二指肠溃疡、穿孔、出血、梗阻及小肠黏膜的损伤（如糜烂和溃疡等，小肠出血较为罕见）。

NSAIDs 引起消化道损伤的机制较复杂，主要包括以下几方面：①对胃黏膜表面直接的损害。②抑制 COX-1，减少前列腺素的合成，导致胃肠道黏膜供血减少，进而损伤黏膜上皮，导致糜烂和溃疡形成。③抗血小板凝集效应：NSAIDs 可抑制血小板凝集，导致十二指肠溃疡、出血。④其他机制：可能与白细胞的功能和淋巴细胞的免疫调节有关。

在长期口服 NSAIDs 的患者中，大约有 40% 可能发生内镜下消化性溃疡。NSAIDs 相关胃溃疡的发病率高于十二指肠溃疡。但是，由于 NSAIDs 具有镇痛作用，50%～85% 的 NSAIDs 相关溃疡患者无明显临床症状。不同 NSAIDs 消化道损伤的发生率也不相同，其中，选择性 COX-2 抑制剂的胃肠道安全性优于非选择性 COX 抑制剂。但是，在有胃肠道风险因素的患者中，选择性 COX-2 抑制剂不再具有安全优势。

二、口服抗栓药物

口服抗栓药物可导致消化道损伤并出现消化道症状，如上腹不适、恶心、纳差、反酸、烧心和腹痛等，也可导致消化道出血。抗栓药物可通过多种机制导致消化道损伤和出血，主要包括全身抗栓作用、药物局部刺激及抗栓作用之外的局部生物学效应（如抑制黏膜修复）。

常用的口服抗栓药物包括抗血小板药物和抗凝药物。

口服抗血小板药物主要包括：① COX 抑制剂：如阿司匹林；阿司匹林通过抑制 COX-1 介导的前列腺素合成及局部刺激作用，从而引起消化道黏膜糜烂、溃疡甚至出血等并发症，损伤胃肠黏膜；② P2Y12 受体拮抗剂：如氯吡格雷、普拉格雷等。P2Y12 受体拮抗剂通过抑制血小板衍生生长因子和血小板源性血管内皮生长因子的释放，阻碍新生血管生成，延缓黏膜修复，加重胃肠道黏膜损伤。口服抗凝药物主要包括：①维生素 K 拮抗剂（vitamin K antagonist，VKA）：如华法林；华法林通过抑制维生素 K 依赖性凝血因子产生的抗凝作用导致消化道出血的风险。②直接口服抗凝药（direct oral anticoagulants，DOACs）：包括 Xa 因子抑制剂（如利伐沙班、艾多沙班等）和 IIa 因子抑制剂（即直接凝血酶抑制剂，如达比加群）。小肠黏膜通透性糖蛋白（permeability glycoprotein，P-gp）可调节胃肠道内 DOACs 的浓度，联合应用影响 P-gp 的药物（如酮康唑、利托那韦、红霉素等）时，可增加 DOACs 的出血风险。阿哌沙班引起的消化道出血风险低于其他 Xa 因子抑制剂，可能与药物的剂量、峰浓度和清除率等差异有关。达比加群的激活是在胃肠道内的转运过程中，可引起消化道（尤其是下消化道）出血。

三、糖皮质激素

临床上常用的糖皮质激素主要包括内源性糖皮质激素如可的松、氢化可的松及外源性的糖皮质激素如泼尼松、甲泼尼龙、地塞米松等。糖皮质激素可诱发消化性溃疡病，也可使原有溃疡病加重，导致穿孔、出血等。糖皮质激素导致消化道的损伤与用药品种、剂量、疗程、剂型、用法等有密切关系，另外，糖皮质激素与其他促进胃酸分泌或损伤胃黏膜屏障的药物如咖啡因、口服抗栓药、非甾体抗炎药等合用，也会增加消化道损伤的风险。

四、化疗药物

化疗药物所致的消化道毒性主要包括口腔毒性、化疗所致恶心呕吐及胃肠道相关毒性如腹泻、便秘和肠穿孔等。在恶性肿瘤的治疗过程中，口腔黏膜炎是常见的口腔毒性，最常引起口腔黏膜炎的细胞毒性药物包括博来霉素、阿糖胞苷、多柔比星、高剂量依托泊苷、氟尿嘧啶推注方案和甲氨蝶呤等。一般而言，DNA 细胞周期特异性化疗药物（如博来霉素、氟尿嘧啶和甲氨蝶呤）的口腔毒性大于细胞周期非特异性药物（如环磷酰胺、顺铂、蒽环类药物）。另外，某些药物如甲氨蝶呤、依托泊苷可被分泌入唾液，这可能会增加口腔毒性。分子靶向药物中，口腔黏膜炎发生率最高的是阻断表皮生长因子受体和成纤维细胞生长因子受体信号通路的药物（如阿法替尼、英菲格拉替尼等），以及 mTOR 抑制剂（如替西罗莫司和依维莫司）。

急性化疗相关性腹泻（chemotherapy-related diarrhea，CRD）最常见于下述细胞毒化疗药物：氟嘧啶类（特别是氟尿嘧啶和卡培他滨）、伊立替康、培美曲塞和卡巴他赛。腹泻在使用氟嘧啶类药物（如氟尿嘧啶及其口服衍生物卡培他滨）的患者中尤为常见。伊立替康所致迟发性腹泻可发生于所有剂量水平，且不可预测、非累积性。

化疗药物引起的便秘较少见，长春碱类药物、来那度胺及相似药物（如沙利度胺和泊马度胺）可引起便秘，但重度便秘很少见。

肠穿孔是似乎与抗血管生成药物有关的一种少见并发症，特别是靶向血管内皮生长因子（vascular endothelial growth factor，VEGF）的单克隆抗体贝伐珠单抗，这种并发症并非血管生成靶向药物所特有。肠穿孔在 EGFR 抑制剂、MEK 抑制剂、PI3K δ 抑制剂、沙利度胺治疗时偶有报道，是免疫治疗的已知毒性。

五、抗菌药物

抗菌药物本身的化学性质会导致消化道的毒性，如多西环素、克林霉素等会引起咽喉炎和溃疡性食管炎。另外，长期口服氨基糖苷类（新霉素、卡那霉素）、多黏菌素等抗菌药物后，会出现吸收不良性的腹泻。抗菌药物的使用还会引起人体消化道菌群的紊乱，长期使用广谱抗生素如四环素类药物（四环素、米诺环素等）会导致口腔念珠菌等真菌感染。抗菌药物的使用也会导致艰难梭菌的感染而引起假膜性肠炎，如克林霉素、青霉素、氟喹诺酮类和头孢菌素类等，也包括对艰难梭菌有治疗作用的甲硝唑和万古霉素。

六、其他药物

其他如阿片类药物（可待因、吗啡等）、儿茶酚胺类药物（多巴胺、肾上腺素等）会引起便秘；抗精神类药物（利培酮、氯氮平等）容易引起肠梗阻；H_2 受体阻滞剂（西咪替丁、雷尼替丁等）会引起轻微的腹泻；质子泵抑制剂（奥美拉唑、雷贝拉唑等）会引起恶心、呕吐、腹泻；他汀类药物（阿托伐他汀、瑞舒伐他汀等）会导致腹泻；口服降糖药（瑞格列奈、阿卡波糖等）会引起胃肠道不适等。

案例 8-5 解析

吗啡属于阿片类药物，阿片类药物常见不良反应有便秘、嗜睡等。患者服用吗啡缓释片 2 周后出现便秘，考虑患者因服用吗啡导致便秘的可能性较大。

第五节　药物致消化道毒性的检测和评价方法

常见的药物致消化道毒性症状包括恶心、呕吐、腹泻、腹痛、便秘等，多为功能性损伤，恢复较快，不危及生命，常常被忽略。由于症状较轻时难以获得组织标本，缺少病理学检查结果，所以毒性药物对消化道的实质损伤较难判断。常见的检测和评价方法包括体内实验评价和体外实验评价。体内实验评价包括在体动物消化道分泌功能、消化道运动功能的测定和临床上常用的消化道损伤检测方法。测定在体动物的胃肠道容量、胃肠道吸收和平滑收缩功能等，是消化道损伤常见的评判监测方法，但这些方法对动物机体损伤较严重。临床上，常采用的体内实验评价包括实验室检查、影像学检查、内镜检查、病理检查等。体外实验评价主要采用离体动物组织进行消化系统运动检测。

一、体内实验评价

（一）实验室检查

1. 血液学检查　对于怀疑消化道出血的患者，应进行以下实验室检查：血红蛋白（HBG）、血细胞比容（PCV）、血尿素氮（BUN）、肌酐（Cr）、血小板计数（PLT）、凝血酶原时间（PT）、部分凝血活酶时间（APTT）、国际标准比值（INR）、肝酶指标（AST、ALT）、血型交叉试验等。对急性腹痛患者通常开展下列实验室检查：全血细胞计数、电解质、BUN、Cr、肝功能测定、乳酸、淀粉酶和（或）脂肪酶。肠缺血时，肠上皮细胞通透性增加，原本在外周血中检测不到的肠脂肪酸结合蛋白（I-FABP）可在外周血中检出，特异性较高。胃黏膜存在炎症或萎缩时，血清中胃蛋白酶原Ⅰ（PGⅠ）和（或）胃蛋白酶原Ⅰ与胃白酶原Ⅱ的比值（PGⅠ/PGⅡ）会发生变化。

2. 大便常规检查　一般包括粪便性状、颜色、幽门螺杆菌检测、白细胞、红细胞、寄生虫卵、隐血试验等。钙卫蛋白是一种大量存在于中性粒细胞中的钙结合蛋白，胃肠道出现炎症反应时粪便中钙卫蛋白水平升高。

（二）影像学检查

消化道黏膜损伤和出血的影像学检查技术包括螺旋 CT 小肠造影、螺旋 CT 血管造影、磁共振小肠造影等。

（三）内镜检查

消化道黏膜损伤和出血的患者应首选内镜检查。常见的有胃镜、结肠镜、双气囊小肠镜和胶囊内镜等。超声内镜结合了超声与内镜的特点，与普通内镜相比，能显著提高病变检出率，除了显示消化道管壁的黏膜情况和层次结构，超声内镜还能准确判断病变部位及与周围组织的关系。

（四）病理检查

对药物性胃肠道损伤的评估除了内镜检查外，还可对损伤部位活检进行病理学检测，进一步明确损伤原因。例如，服用阿仑膦酸盐的患者会发生剥脱性食管炎，病理活检显示鳞状黏膜上皮内分裂，深层嗜酸性角质形成细胞的表层含有固缩核，而下层上皮基本正常。

二、体外实验评价

一般采用动物离体标本实验测定消化系统运动机能。动物消化道平滑肌具有肌源性运动的特点，动物离体的肠段乃至胃肠肌片段，只要具有合适的存活环境就可保持其运动机能。常选用兔、豚鼠、大鼠等动物的组织，也可利用手术中取下或猝死剖检时取下的消化道器官进行实验。

<h1 style="text-align:center">思 考 题</h1>

1. 长期服用阿司匹林会引起消化道损伤，它的作用机制是什么？

2. 糖皮质激素常见的消化道毒性有哪些？

3. 患者，女性，50 岁。因胃癌术后 1 个月收入院，术后病理报告提示为腺癌。第 1 周期化疗顺利结束，第 2 周期化疗前查血常规、肝功能、肾功能均正常。化疗方案为 OLF（奥沙利铂、四氢叶酸钙、氟尿嘧啶）方案，化疗第 4 天，患者口腔黏膜微红，但无疼痛，化疗第 5 天，患者颊黏膜、牙龈、舌面、舌根布满大小不等的溃疡面，伴出血、肿胀、剧痛，无法进食。请结合患者用药情况，分析患者发生了哪种类型的消化道损伤，临床表现有哪些？

4. 患者，女性，38 岁，因停经 2 月余，检查发现侵蚀性葡萄胎。予氟尿嘧啶 1.5g q.d.，静脉滴注，化疗第 7 天时出现腹泻（3 次/天），予蒙脱石散止泻，但效果不佳，腹泻达 10 余次/天，继续给予蒙脱石散、枯草杆菌二联活菌颗粒止泻，症状可好转，但停药后患者腹泻加重，每次持续 2～3 分钟，黄色水样便，伴持续脐周腹痛。血常规提示：白细胞 $0.91×10^9$/L、红细胞 $3.53×10^{12}$/L、血红蛋白 103g/L、血小板 $54×10^9$/L、中性粒细胞百分比 37.1%，CT 提示回肠远段、结肠肠壁弥漫性增厚。

请问患者腹泻是药物引起的吗？诊断依据有哪些？

（李　卉）

第九章　药物对呼吸系统的毒性作用

学习要求

记忆：药物对呼吸系统损伤的生理学和形态学基础。

理解：药物导致呼吸系统损伤的作用机制；药物致呼吸系统毒性的评价方法。

运用：药物导致呼吸系统损伤的临床分型及表现；常见引起呼吸系统毒性的药物。

第一节　药物导致呼吸系统损伤的作用机制

药物导致呼吸系统损伤是指药物导致呼吸系统，包括鼻、咽、喉、气管、支气管、肺、肺血管或胸膜等出现病变的总称。药物导致呼吸系统损伤的机制尚不完全清楚，多为多种机制共同作用的结果。目前认为的可能机制如下：

1. 直接毒性作用　药物或其代谢物对肺泡上皮细胞、气道上皮细胞或肺毛细血管内皮细胞的直接毒性作用，包括药物或其代谢产物对呼吸道局部的刺激性损伤，以及在肺组织或气道的沉积引起直接的炎症损伤。药物损伤肺内皮细胞或上皮细胞，可引起免疫活性细胞在局部的聚集，释放炎症因子，特别是巨噬细胞释放的肿瘤坏死因子、白细胞介素和趋化因子等，持续性的、难以消除的肺部炎症反应可导致肺纤维化等严重损害。药物对呼吸系统的直接毒性作用通常与药物的性质、颗粒大小、在呼吸系统沉积的部位等相关。

2. 氧自由基损伤　药物或其代谢产物可在肺组织中发生氧化还原反应，使还原型辅酶等必需的还原辅助因子被大量消耗，从而破坏肺的抗氧化防御机制，导致大量的活性氧自由基如超氧阴离子、单线态氧、过氧化氢、羟自由基等生成，使细胞发生脂质过氧化损伤，导致肺泡弥漫性损伤，肺泡上皮通透性增高，肺泡内有纤维素样渗出物、透明膜形成、出血、水肿（急性肺损伤），继而出现肺间质成纤维细胞增生，形成肺间质纤维化等。

3. 免疫介导损伤　药物或其代谢产物可作为半抗原或抗原形成抗原抗体复合物沉积于肺部，并激活免疫细胞和补体，诱导淋巴因子释放和效应细胞分化，激活巨噬细胞，释放大量的炎症活性物质等导致肺纤维化。再者，药物还可引起肺部间质及肺泡有大量的嗜酸性粒细胞浸润，诱发肺部变态反应性炎症损伤。此外，药物还可通过促进间质中成纤维细胞的有丝分裂，增加胶原合成，最终发展成肺纤维化。

4. 诱发变态反应　药物可通过特异性 IgE 介导的Ⅰ型超敏反应诱发气道痉挛、喉头水肿等，也可通过抑制环氧合酶，释放白三烯或组胺等，导致支气管平滑肌收缩诱发哮喘等；亦可通过减少缓激肽降解，使气管-支气管的缓激肽、前列腺素和 P 物质局部浓度升高，引起咳嗽。

5. 干扰细胞代谢和 DNA 复制　药物可蓄积于肺组织细胞干扰细胞代谢，从而诱发肺细胞功能障碍和损伤。例如，胺碘酮引起肺泡巨噬细胞和肺泡Ⅱ型细胞内溶酶体的磷脂沉积，影响溶酶体胶原酶的合成和分泌，减少肺间质纤维的降解，导致肺泡腔内泡沫细胞聚集、肺泡上皮细胞增生及肺间质纤维化。另一些药物可能在肺细胞中与 DNA 发生链内、链间或分子间的交叉连接，抑制 DNA 合成，阻碍细胞有丝分裂，发生致突变和致癌作用。例如，烷化剂可能在肿瘤化疗中通过诱导支气管上皮细胞发生恶性转化，从而诱发肺癌。

6. 其他　药物通过影响神经系统、心血管系统或凝血系统等非呼吸系统的作用，间接导致呼吸系统损伤。

第二节　药物性呼吸系统损伤的临床诊断

一、实验室检查

（一）呼吸功能检查

药物性呼吸系统损伤直接反映为呼吸功能的障碍，包括通气功能和换气功能两方面，通过检测呼吸频率、通气功能和换气功能相关指标反映药物对呼吸系统功能的影响。通气功能的检测主要包括潮气量、肺活量、气道阻力和肺顺应性等机械性呼吸运动功能指标。换气功能的检测包括通气/血流比值、血氧分压（PO_2）及肺弥散功能等。

肺功能检查可通过肺功能仪进行检测，可提供肺功能的若干个特异性指标，如用力肺活量（forced vital capacity，FVC）、第一秒用力呼气容积（forced expiratory volume in one second，FEV_1）、FEV_1/FVC 值、呼气峰流量等，可判断肺受损的部位、性质及严重程度等。此外，还可通过血气分析动态监测动脉血氧分压（PaO_2）、动脉血二氧化碳分压（$PaCO_2$）等指标用于评估肺换气功能和缺氧程度等。

（二）支气管肺泡灌洗液检查

支气管肺泡灌洗液检查是肺毒理学中重要的体外试验方法之一，可通过检测支气管肺泡灌洗液的细胞组分和生化指标灵敏发现肺损伤情况。常规检测指标包括总蛋白、磷脂组分、乳酸脱氢酶、酸性磷酸酶、碱性磷酸酶、脂质过氧化物、超氧化物歧化酶、谷胱甘肽过氧化物酶、清蛋白、N-乙酰神经氨酸和葡萄糖-6-磷酸脱氢酶及炎症细胞成分的变化等。

（三）羟脯氨酸含量测定

肺组织细胞中羟脯氨酸含量是反映早期肺纤维化的病理变化，具有特异性强、相关性好的特点。羟脯氨酸含量测定可在肺组织标本或肺泡灌洗液中测定。

（四）抗核抗体测定

药物导致的红斑狼疮样综合征肺炎常伴有抗核抗体阳性，但抗 dsDNA 阴性。

（五）嗜酸性粒细胞含量测定

药物导致的过敏性肺炎者，常伴有外周血嗜酸性粒细胞增高、血沉升高等。

二、影像学检查

呼吸系统的损伤可利用 X 线、CT 或超声技术等进行检查，其优势在于无创操作，且可连续动态地观察。肺部影像学可直观表现药物所致的肺损伤累及部位（支气管、气管、肺叶、肺实质、肺间质、胸膜等）和严重程度，是否存在弥漫性渗出或局灶性改变，是否形成结节、发生肺纤维化及伴发胸腔积液等。肺部影像学检查不具有特异性，需结合用药史、肺功能检测、组织病理学检查等综合评估。

三、组织病理检查

肺部组织病理学检查与呼吸功能、生化检查、影像学检查密切结合，检查结果相互验证，是进行呼吸系统毒理学评价的主要检查指标，主要包括一般组织病理学检查和组织化学检查。留取支气管和肺组织标本，制成病理组织切片，借助光学显微镜检查组织细胞的病理学改变，明确药物所致肺损害病理生理变化。

四、因果关系评估

药源性肺损伤属于排他性诊断，缺少特异性检查手段。临床常用的免疫学检查、组织学检查和肺功能检查对药源性肺损伤的诊断有一定帮助，但均无特异性。

药源性肺损伤诊断前需排除可引起同样或类似症状的其他疾病（如肺部感染、既往肺部疾病复发、恶性肿瘤肺转移等），结合可靠详细的用药史、临床表现、影像学检查等进行综合评估。患者暴露于可能的致病药物与出现新的体征症状具有时间相关性，且停药后这些症状有所缓解或不再加重。需注意有些药物所致的肺损伤呈不可逆性，且恢复时间较长，因此停药后症状持续仍不能排除药源性肺损伤。因此，临床医师或药师在使用具有潜在肺毒性药物时应提高对药源性肺损伤的警惕性，结合临床治疗过程，进行全面分析，避免漏诊。

五、新的生物标志物

（一）KL-6

涎液化糖链抗原（Krebs von den Lungen-6，KL-6）是由增生的Ⅱ型肺泡细胞分泌的一种黏蛋白样高分子量糖蛋白，测定 KL-6 的血清浓度是特发性肺纤维化，过敏性肺炎，特发性间质性肺炎、结节病，胶原病相关间质性肺炎等疾病活动性的敏感标志物。目前较多研究认为 KL-6 与间质性肺炎的发生、进展、药物疗效及预后均有明显相关性。也有学者提议将血清 KL-6 作为胺碘酮肺毒性的标志物，但缺乏特异性，实用性不高。

（二）SP-A 和 SP-D

肺表面活性蛋白 A（pulmonary surfactant protein A，SP-A）和肺表面活性蛋白 D（pulmonary surfactant protein D，SP-D）是Ⅱ型肺泡上皮细胞合成和分泌的大分子亲水性的表面活性蛋白，主要参与肺宿主防御功能。研究显示血清中 SP-A 和 SP-D 可作为间质性肺炎的生物标志物，SP-A、SP-D 与磨玻璃影所见的肺泡炎的程度相关，而与纤维化病灶的蜂窝肺的相关性很低。

第三节　药物导致呼吸系统损伤的类型与表现

一、临床分型

案例 9-1

患者蔡某，女性，69 岁，因"呼吸困难、干咳"入院，既往有高血压，规律服用氨氯地平治疗；复发性尿路感染，必要时服用呋喃妥因治疗。入院后检查显示，体温 38.2℃，呼吸频率快，30 次/分，四肢轻度发绀，双下肺可闻及捻发音。血常规示：白细胞计数 $8×10^9$/L，中性粒细胞百分比 79%，嗜酸性粒细胞百分比 8%。胸片显示双下肺条纹状或斑片状阴影无局灶性病变。痰培养和血培养：阴性。

请思考以下问题：

蔡某"呼吸困难、干咳"可能是哪种药物导致呼吸系统损伤，属于哪种类型？

根据药物导致呼吸系统损伤临床特点，将药物对呼吸系统的毒性作用分为以下类型。

（一）呼吸抑制

药物所致呼吸抑制主要是由于药物直接抑制呼吸中枢或阻断与呼吸相关的神经肌肉接头受体与递质的结合和传递等，从而导致呼吸肌麻痹。大体上可分为中枢性和外周性两大类。

中枢性呼吸抑制主要包括降低呼吸中枢对二氧化碳的敏感性，亦可抑制延髓呼吸调节中枢，或通过激活 γ-氨基丁酸受体，增加 Cl^- 的通透性，使细胞膜超极化，导致突触后抑制，如各种中枢性麻醉药、中枢性镇痛药和镇静催眠药等。外周性呼吸抑制主要通过作用于神经-肌肉接头的 N-胆碱受体，阻断受体与乙酰胆碱的结合，如筒箭毒碱、琥珀胆碱等肌松药；也可通过抑制 Ca^{2+} 内流，减少运动神经末梢乙酰胆碱释放，阻断神经-肌肉接头的传递而引起呼吸肌麻痹，如氨基糖苷类、多黏菌素类、硫酸镁和钙通道阻滞剂等。

（二）呼吸道反应

药物可直接刺激气管和支气管处的感受器，也可通过诱发变态反应、影响支气管平滑肌神经调节、干扰呼吸道活性物质的代谢和对呼吸道局部刺激，导致气道痉挛、呼吸道局部炎症等，出现喉头水肿、哮喘、咳嗽、鼻塞、胸部紧张感、呼吸困难等临床症状。

1. 喉头水肿 药源性喉头水肿是药物通过诱发Ⅰ型变态反应，引起喉部血管神经性水肿，其发生与药物剂量无关，难以预测，发病急骤，进展迅速，严重者可使患者在短期内窒息死亡。最常见药物包括以β-内酰胺类为代表的抗菌药物、造影剂、中药注射剂、生物制品等。

2. 哮喘 药物性哮喘表现为发作性伴哮鸣音的呼吸困难，严重者呈端坐呼吸，干咳或咳大量白色泡沫痰，甚至出现发绀等。药物性哮喘涉及多方面机制：①对呼吸道黏膜的局部刺激作用引起气道平滑肌痉挛，常见药物包括各类气雾剂或粉雾剂等。②特异性IgE介导的Ⅰ型超敏反应诱发支气管痉挛，常见药物包括抗菌药物、麻醉药等。③降低交感神经张力引起支气管平滑肌收缩诱发哮喘，常见药物包括普萘洛尔、毛果芸香碱等。④抑制环氧合酶，释放白三烯或组胺，导致支气管平滑肌收缩引起哮喘，常见药物有阿司匹林等。

3. 咳嗽 药物诱发咳嗽的发生与呼吸道局部的状态和反应性有关，同时受诸多活性物质调节。例如，卡托普利等血管紧张素转化酶抑制剂可通过减少缓激肽降解，使气管-支气管的缓激肽、前列腺素和P物质局部浓度升高，增强了呼吸道反应，引起咳嗽。

4. 鼻塞 药源性鼻塞主要是由药物舒张鼻部血管，引起鼻组织充血、水肿，影响鼻腔通气所致。常见药物包括甲基多巴、哌唑嗪、肼屈嗪和普萘洛尔等降压药，长期使用阿司匹林等非甾体抗炎药，激素类药物等。

（三）肺水肿

肺血流丰富、组织疏松，各种肺内和肺外病理生理均易发生肺水肿，药物性肺水肿可分为心源性和非心源性两大类。心源性肺水肿是由于药物对心血管系统的直接影响，左心室功能下降肺水淤积所致，常见药物包括α受体激动剂、β受体阻滞剂和钙通道阻滞剂。非心源性的肺水肿是药物直接作用于肺血管内皮细胞或肺泡上皮细胞及肺泡-毛细血管通透性增加所致，常表现为急性呼吸窘迫综合征。

肺水肿是急性肺损伤的早期表现之一，由于肺泡-毛细血管屏障通透性增加，组织间液渗出增加，引起呼吸膜换气功能障碍，从而限制了肺泡内氧气与二氧化碳的弥散，导致通气/血流灌注比例失调，形成低氧血症。此外，肺泡-毛细血管屏障的损害可导致Ⅱ型肺上皮细胞分化为Ⅰ型肺上皮细胞，参与肺泡的损伤修复，由于Ⅱ型肺上皮细胞富含各种细胞器，导致气-血屏障增厚，气体交换功能受阻。与此同时，Ⅱ型肺上皮细胞分化的不足直接影响肺泡表面活性物质的分泌减少，肺泡表面张力增加，导致肺泡趋于萎缩，肺容量下降，产生呼吸困难。肺水肿可引起炎性细胞的浸润，炎性介质的释放和相关免疫反应的激活，导致肺炎的发生，以及修复过程中纤维的增生出现不同程度的纤维化等。

（四）肺炎

药物性肺炎包括药物或其代谢产物直接引起Ⅰ型肺泡上皮细胞的损伤，氧自由基、变态反应等引起的肺组织的间质性炎症。间质性肺炎最常见，包括弥漫性肺泡损伤、非特异性间质性肺炎、机化性肺炎、过敏性肺炎、红斑狼疮样综合征肺炎、闭塞性细支气管炎和淋巴细胞性间质性肺炎等，以及原有间质性肺疾病急性加重。临床症状以咳嗽、呼吸困难和低氧血症，伴或不伴发热为主，肺部听诊可闻及湿啰音。影像学表现为弥漫性磨玻璃影、网格影，少数会出现斑片状实变和结节影，部分可发展为弥漫性纤维化和蜂窝样肺。组织病理表现为肺间质炎性细胞的浸润、水肿，肺小血管栓塞等，也可出现肺泡壁损伤、坏死，肺泡内水肿、出血、透明膜形成，以及胸膜炎和胸腔积液等。此外，药物所致的嗜酸性粒细胞性肺炎也应得到重视，临床表现为发热、寒战、咳嗽、喘息时伴呼吸困难，有时伴皮疹并累积多器官等全身性症状，常伴外周血中嗜酸性粒细胞增多。

常见毒物或药物包括二氧化硅、滑石等粉尘；博来霉素、环磷酰胺等细胞毒性药物；干扰素、IL-2 抑制剂、PD-1/PDL-1 抑制剂等生物制剂；HER-2 抑制剂、VEGF/VEGFR 抑制剂、EGFR 抑制剂等小分子靶向药物；胺碘酮、吲达帕胺、肼屈嗪等心血管药物；青霉素类、磺胺类、头孢菌素类等抗菌药物及利巴韦林、呋喃妥因、普鲁卡因胺、青霉胺等。

（五）肺纤维化

长期或反复接触毒性药物可引发肺部出现慢性间质性水肿或炎症，免疫活性细胞局部聚集、持续性释放细胞因子和炎症介质导致肺纤维化。同时还可促进间质中成纤维细胞有丝分裂，胶原细胞增多，胶原蛋白合成增加，最终发展为肺纤维化。此外，药物诱发的肺纤维化也可不伴有明显的肺炎等损伤反应，如醛固酮通过促进肺组织胶原蛋白合成引起肺纤维化。胺碘酮可引起细胞内溶酶体的磷脂堆积，影响溶酶体胶原酶的合成及分泌，减少肺间质纤维的降解，导致肺纤维化。

（六）肺气肿

肺气肿是指肺充气过度，肺终末细支气管远端部分膨胀或破裂，气体交换面积的破坏使得肺过度膨胀，血气比例失调导致肺气体交换功能障碍，引起的一种阻塞性肺疾病。肺气肿是由于反复发作的肺部炎症、支气管哮喘导致，常继发于慢性支气管炎、支气管哮喘和肺纤维化。常见引起肺气肿的物质包括粉尘、烟雾中焦油、尼古丁及空气中污染物如二氧化硫、氯气、氧化氮等。

（七）弥漫性肺出血

肺血管网面积巨大，细小的血管和毛细血管网极为丰富，在凝血和止血功能障碍的情况下，肺易于发生出血。各种抗凝血药、抗血小板药和溶栓药物，以及可引起血小板数量下降或凝血因子减少的药物，都可能诱发肺出血，常见药物包括肝素、华法林、链激酶、尿激酶等。此外，由于直接细胞毒性作用导致肺泡上皮细胞或肺毛细血管内皮细胞损伤的药物有吉非替尼、呋喃妥因、西罗莫司、丙硫氧嘧啶、青霉素、柳氮磺吡啶和肼苯哒嗪等。

（八）肺栓塞

药物性肺栓塞是由于药物引起外周血管内皮损伤、血液呈高凝状态等，诱发静脉血栓形成，脱落的栓子随静脉血回流，泵入肺动脉堵塞血管所致。广泛肺动脉血管栓塞可导致肺动脉高压、急性右心衰竭，以及肺泡塌陷、坏死和呼吸功能严重障碍，甚至急性死亡。常见药物包括环磷酰胺、甲氨蝶呤、丝裂霉素等细胞毒性药物，口服避孕药、雌激素制剂等。

（九）肺动脉高压

在缺氧、炎症等的刺激下，肺动脉血管容易收缩、痉挛等而引起肺动脉高压。各种引起肺慢性损伤的药物，以及损害肺血管、诱发肺血管平滑肌细胞增殖和血管收缩的药物都有可能引起肺动脉高压。临床表现为呼吸困难、外周水肿、胸痛、晕厥等。常见药物包括阿米雷司、芬氟拉明等减肥药，口服避孕药、环孢素、丝裂霉素、普萘洛尔等。

（十）其他

药物对呼吸系统损伤还可表现为胸腔积液、胸膜增厚或气胸，如甲氨蝶呤、呋喃妥因、胺碘酮、博来霉素、苯妥英钠、环磷酰胺、米诺环素等。此外，环磷酰胺和塞替派等抗肿瘤烷化药可诱导支气管上皮细胞发生恶性转化，在肿瘤化疗中引发原发性或继发性肿瘤。

二、临床表现

药物导致呼吸系统损伤临床表现各异，起病时间可从用药后几分钟至数月甚至数年后发生，严重程度可从无症状或轻度的咳嗽到呼吸衰竭甚至死亡，累及部位可从气管、支气管、肺泡、肺间质、胸膜、肺血管及与呼吸有关的神经肌肉系统等。其临床表现也因发病时间不同分为急性、亚急性或慢性。常见的呼吸系统损伤临床表现为喉头水肿、气道痉挛、咳嗽、咳痰、哮喘、胸闷、气促、呼吸抑制等，部分患者可伴有发热、寒战、皮疹、嗜酸性粒细胞增多等，少数患者伴有多脏器功能损伤等。

> **案例 9-1 解析**
>
> 　　蔡某"呼吸困难、干咳"可能是呋喃妥因所致的嗜酸性粒细胞性肺炎。
>
> 　　该患者肺部症状以呼吸困难、干咳为主，无脓性痰，痰培养阴性，同时血常规提示白细胞计数和中性粒细胞百分比不高，而嗜酸性粒细胞百分比高（8%），提示该患者可能不是由于细菌性肺炎导致的肺部症状。结合患者老年、女性、长期间断服用呋喃妥因，为呋喃妥因致肺损伤的高危人群，且符合呋喃妥因引起嗜酸性粒细胞性肺炎的临床表现：咳嗽、呼吸困难、发热以低热为主，有时伴有胸痛和发绀。

第四节　常见的引起呼吸系统毒性的药物

一、抗肿瘤药物

> **案例 9-2**
>
> 　　患者王某，男性，70 岁，诊断为非小细胞肺癌化疗后转移复发，给予纳武利尤单抗 3mg/kg，2 周一次治疗。在治疗第 4 周期第 1 天时，患者出现呼吸困难、气短、活动耐量下降，咳嗽以干咳为主，无发热，下肺听诊呈爆裂音，肺部 CT 提示双肺磨玻璃影，肺部肿瘤较前缩小。血常规、肝肾功能、凝血功能均正常。CRP 58mg/L，ESR 75mm/h。痰培养阴性。临床诊断为：间质性肺炎。
>
> 　　**请思考以下问题：**
>
> 　　王某间质性肺炎的原因是什么？判断依据有哪些？

肺组织血流丰富，是抗肿瘤药物所致药源性损伤中最常见靶器官。据估计，10%～20% 使用抗肿瘤药物的患者可发生肺损伤，发生风险与药品种类、剂量和合并易感因素等相关。抗肿瘤药所致肺损伤机制尚未完全阐明，包括：①直接损伤肺泡上皮细胞或肺泡毛细血管内皮，释放细胞因子和募集炎症细胞；②细胞因子全身性释放导致内皮功能障碍、毛细血管渗漏综合征及非心源性肺水肿，如吉西他滨；③淋巴细胞和肺泡巨噬细胞活化导致细胞介导的肺损伤；④氧自由基导致的氧化损伤，如博来霉素；⑤免疫检测点抑制剂导致免疫系统异常强化或 T 细胞活化调节异常；⑥靶向表皮生长因子受体的药物可能损害肺泡修复机制；⑦放疗与细胞毒药物化疗共同导致肺损伤。

抗肿瘤药物所致肺损伤临床表现多样，第一个治疗周期的早期或是后续治疗疗程中表现为干咳、呼吸困难、低热和低氧血症，可出现体重减轻、皮疹等全身症状，罕见寒战和排痰。肺部听诊可闻及细小湿啰音、双肺底爆裂音，哮鸣音罕见。影像学以弥漫性间质性病变为主，不均匀分布的单侧或双侧网状纹理、毛玻璃影或实变影，有时可伴有少量胸腔积液。

抗肿瘤药物致肺损伤的危险因素包括高龄、合并其他细胞毒性药物、高浓度氧疗、放疗，肿瘤类型和肿瘤严重程度，有些药物诱发肺损伤与患者的肾功能、药物累积剂量、合并集落刺激因子等相关。

案例 9-2 解析

王某间质性肺炎可能由纳武利尤单抗导致的肺毒性，理由如下：①该患者肺部肿瘤较前缩小，无其他引起间质性肺炎的病因。②纳武利尤单抗属于免疫检查点抑制剂，间质性肺炎是其常见并发症，从开始用药到停药后均可能出现。③临床表现以呼吸困难、气短、干咳为主；肺部 CT 提示双肺磨玻璃影，血常规正常，伴有 CRP 或 ESR 的升高，符合免疫检查点肺炎的临床表现和影像学特点。

二、抗菌药物

抗菌药物导致呼吸系统毒性通常发生率非常低，表现为急性超敏反应所致喉头水肿，也可出现嗜酸性粒细胞性肺炎，以及因神经肌肉传导阻滞诱发呼吸肌乏力等。常见药物包括呋喃妥因、β-内酰胺类、柳氮磺吡啶、多黏菌素及氨基糖苷类等。

（一）呋喃妥因

呋喃妥因肺部并发症发生率小于 1%，根据发生时间分为急性反应和慢性反应，其中急性反应较多见，慢性反应相对发生率低。急性反应多发生在用药后几小时或几天，是由急性超敏反应导致的急性肺损伤。临床表现为发热、呼吸困难、刺激性咳嗽，偶可见皮疹，严重者可见低氧血症。病理表现为轻度间质炎症、局灶性出血，部分可见嗜酸性粒细胞，偶可见机化性微血栓、肺泡渗出伴巨噬细胞，极少见肉芽肿。慢性反应多在低剂量治疗数月后发生，临床表现为呼吸困难、干咳和乏力，可伴有皮疹等全身症状，发热和嗜酸性粒细胞增多少见。病理表现为弥漫性间质性肺炎，也可出现机化性肺炎、特发性肺纤维化等。

（二）柳氮磺吡啶

肺炎是柳氮磺吡啶常见不良反应，一般于用药后 1～8 个月发病，近半数患者表现为嗜酸性粒细胞性肺炎，临床以咳嗽、呼吸困难起病，常伴有发热和皮疹，外周血和肺泡灌洗液中嗜酸性粒细胞增多，胸片表现为外周斑片状阴影，肺部听诊可闻及爆裂音。肺部表现为非特异性间质性肺炎、肉芽肿性肺病，偶可见胸腔积液。

（三）其他

β-内酰胺类抗菌药物可引起变态反应，导致喉头水肿、呼吸困难等。多黏菌素和氨基糖苷类药物可通过导致的神经肌肉阻滞，诱发呼吸肌无力，引起呼吸衰竭或呼吸暂停。

三、心血管药物

案例 9-3

患者张某，男性，65 岁，因"乏力、呼吸困难和活动后气促 10 天"入院，患者气促表现呈进行性加重，否认有发热、咳嗽和胸部疼痛等症状。3 个月前诊断室性心律失常，服用胺碘酮 400mg q.d. 治疗。肺部听诊可在吸气相时有散在的爆裂音，胸部 X 线提示弥漫性肺间质阴影。心脏检查未发现明显的心力衰竭体征。血常规、肝肾功能正常，ESR 58mm/h。痰培养阴性。临床诊断为：间质性肺炎。

请思考以下问题：

张某有哪些症状和体征支持胺碘酮所致的间质性肺炎的诊断？

多种心血管药物可导致呼吸困难、咳嗽及影像学异常，极少引起弥漫性肺实质病变。临床表现为上气道血管性水肿或血肿、支气管收缩、间质性肺炎、机化性肺炎、嗜酸性粒细胞性肺炎、药源性狼疮、急性呼吸窘迫综合征、弥漫性肺泡出血、胸膜炎、胸腔积液和孤立性肺部肿块。常见药物包括胺碘酮、血管紧张素转化酶抑制剂（ACEI）、血管紧张素 II 受体阻滞剂（ARB）、抗凝血药、阿司匹林、β受体阻滞剂等。

（一）胺碘酮

肺毒性是胺碘酮最常见的不良反应之一，发生率为1%～5%，多在使用胺碘酮1个月或几年后隐匿性发病。其最常见的肺损伤形式是间质性肺炎，此外，还可表现为嗜酸性粒细胞性肺炎、机化性肺炎、急性呼吸窘迫综合征、弥漫性肺泡出血、肺结节及孤立性肿块，偶可见胸腔积液。临床特征以干咳和（或）呼吸困难为主，可伴有发热、胸膜炎性疼痛、咯血、体重减轻和不适。影像学可见新发的局灶性或弥漫性网状影或磨玻璃影。肺泡灌洗液中可见"泡沫状"细胞（充满胺碘酮-磷脂复合物的肺泡巨噬细胞），偶可见嗜酸性粒细胞增多。

胺碘酮诱发肺部毒性的机制尚不明确，以直接细胞毒性损伤为主，包括：①胺碘酮及其代谢产物单去乙基胺碘酮蓄积于肺组织，通过改变磷脂双分子层破坏细胞膜和细胞器膜的功能，或者通过产生氧自由基等导致肺组织损伤；②药物-磷脂复合物蓄积于肺细胞中（如巨噬细胞和间质细胞）并干扰正常细胞代谢路径，最终导致细胞直接受到损伤和死亡，细胞损伤可进一步引起慢性炎症，最终导致纤维化。此外，还可通过引起超敏反应诱发肺损伤，表现为淋巴细胞浸润，通常伴有"肺泡内芽状物"、淋巴细胞增多症等。胺碘酮诱发肺毒性的危险因素包括：剂量≥400mg/d、治疗时间>2个月、年龄>60岁、肺部疾病史、手术及肺血管造影史等。

（二）血管紧张素转化酶抑制剂

ACEI类药物的呼吸系统毒性主要表现为咳嗽，以夜间干咳为主，发生率为25%。几乎所有的ACEI类药物均可引起持续性干咳，可在首次用药后几个小时或几周至几月后出现。常见于女性、非吸烟者和华裔。机制可能与体内慢反应物质、激肽和P物质的代谢等相关。

此外，ACEI类药物还可引起血管性水肿，发生率为0.1%～0.7%，主要导致口、唇、舌、喉、咽和声门下组织的水肿，一般不出现瘙痒和荨麻疹。罕见情况下还可引起弥漫性间质性肺炎，表现为嗜酸性粒细胞性肺炎、伴有淋巴细胞浸润的急性过敏性肺炎。

（三）β受体阻滞剂

β受体阻滞剂可加重气道疾病，如慢性阻塞性肺疾病和哮喘，也可加重肺血管疾病，如门脉性肺高压，极少数情况下会引起胸膜或肺实质疾病，如药源性狼疮和间质性肺炎。由于大小气道平滑肌上的β肾上腺素能受体主要是β_2亚型，因此，非选择性β受体阻滞剂（如普萘洛尔）更易引起易感个体的支气管收缩，因此哮喘患者应禁止使用非选择性β受体阻滞剂，COPD急性发作的患者慎用该类药物。此外，β受体阻滞剂可能引起肺血管阻力升高；少数患者可引发伴有胸膜炎及肺炎的狼疮综合征，以及机化性肺炎和嗜酸性粒细胞性肺炎等。

（四）阿司匹林

阿司匹林的肺毒性发生率较高，约5%的哮喘患者应用阿司匹林后可出现支气管痉挛。临床表现为急性支气管收缩导致呼吸困难，大多数患者可同时出现鼻充血、鼻溢、喘鸣，并发皮疹、胃肠道疾病等，少数患者可出现面部潮红/红斑、喉痉挛、腹部绞痛、上腹疼痛和低血压等。阿司匹林导致呼吸系统损伤的具体机制尚不明确，可能与花生四烯酸代谢过程中环氧合酶被抑制，脂氧化酶产物白三烯类物质增多及前列腺素失衡等因素有关。

案例 9-3 解析

张某间质性肺炎可能由胺碘酮导致，理由如下：①该患者排除了充血性心力衰竭症状，无其他引起间质性肺炎的病因。②患者临床症状表现为气促、呼吸困难进行性加重，无发热、咳嗽等症状，肺部影像提示典型的间质性肺炎，提示该患者肺部症状可能由药物所致。③该患者具有胺碘酮诱导肺毒性的高危因素：日剂量≥400mg/d、治疗持续时间>2个月、患者年龄>60岁。

第五节　药物致呼吸系统毒性的检测和评价方法

一、体内实验评价

（一）形态学检查

常用大鼠、小鼠、兔、豚鼠、犬等动物，进行整体试验后呼吸系统组织、器官的解剖和大体形态学观察。实验动物处死后，先观察喉头、声门黏膜有无出血和水肿，两侧肺表面有无出血、感染、肺实变或肺气肿现象。再剪开气管、支气管及其分支，检查黏膜有无充血、出血情况，有无泡沫样炎性渗出液。观察肺的形状、体积、大小、色泽、位置、硬度、分泌物、出血、淤血、肿物等情况。并行肺组织的纵切或横切，观察有无实质性病灶、气肿、萎缩、出血等病变和肺门淋巴结大小及形态。肺重是肺毒理学反应中的重要指标，通常以肺系数（肺湿重/体重×100%），以及肺湿重与肺干重比值作为评价指标。

此外，留取动物或人体的支气管和肺组织标本，制成病理组织切片，借助光学显微镜检查组织细胞的病理学改变；借助电子显微镜观察肺内部结构，组织表面的改变和细胞群的重新排列；借助聚焦显微镜探究组织深部的特异细胞类型；运用免疫组化、原位杂交和细胞动力学分析，研究特异性基因表达的解剖位点，蛋白分子的表达及细胞亚群的分布等，从而进一步探究药物所致呼吸系统毒性损害的靶细胞及病理机制。

（二）肺功能研究

肺功能研究是一项简单无创的实验方法，通过肺功能仪检测人体呼吸道的通畅程度、肺容量的大小，通过对肺容量、呼气流速、压力等的测定和呼吸气体成分的分析，可判断肺通气、换气功能；通过对肺功能的持续追踪，还可判断疾病的严重程度，评估疗效及预后。

（三）支气管肺泡灌洗研究

通常小量多次用等张盐水冲洗动物暴露肺脏，收集肺泡表面衬液，测定肺泡灌洗液中细胞分类计数（如多形核中性粒细胞、吞噬细胞、单核细胞、嗜酸性粒细胞含量和比值等）及生化指标（如乳酸脱氢酶、β-葡萄糖苷酸酶、碱性磷脂酶、白细胞介素-1 等）。此外，通过测定静脉内注射的示踪剂在肺灌注液体中的量来测定血气屏障通透性的改变等。

（四）物理学检查

呼吸系统的损伤可利用 X 线、CT 或超声技术等进行检查。其优势在于无创操作，可对人或活体实验动物进行连续的动态观察，主要用于大动物，也可用于小动物，对呼吸毒理学评价有一定的辅助作用。但需要一定的设备，操作相对复杂。

二、体外实验评价

体外体系适合于研究引起肺损伤的机制，下列体系被广泛应用。

（一）离体肺灌流体系

离体肺灌流体系是将动物肺在体外用离体肺灌流设备进行人工灌流和控制通气，使其在一段时间内保持正常功能，毒性物质进入灌注液或吸入的气体中，灌注液多次取样后可以确定药物的代谢率和肺的代谢活性。该方法便于研究哺乳动物离体肺在人工控制条件下，其功能、代谢等方面的变化，广泛应用于呼吸生理学、急性肺损伤、肺血管通透性变化、低氧血管收缩，药物对肺血管的作用，药物在肺脏的蓄积、代谢和药物相互作用等的研究。

（二）离体气管条实验

离体气管条实验是评估药物对气道平滑肌作用的实验方法之一。原理是根据离体组织在适宜的条件下，仍能保持正常兴奋性，不同的药物通过直接或间接激动不同的受体可使离体气管条产生收缩或松弛作用。由于豚鼠的气管对药物的反应敏感，其生理特性接近人类，故豚鼠的气管常作为观察气管对药物反应的标本。根据实验目的不同可选择气管片、气管环、气管连环、气管螺旋条和离体完整气管法进行实验。

（三）肺的外植和切片

从传导气道或肺实质取的切片和外植体可以确定肺实质生化和形态的改变而不会干扰移入组织的细胞。如果首先用琼脂使肺膨胀，那么在外植体中肺泡始终开放。用这种方式取得的切片可以存活好几个星期，常用来研究慢性损害发展的机制。

（四）显微解剖法

许多吸入剂在呼吸道有限的区域产生作用，像终末细支气管，这个区域富含有代谢能力较高的克拉拉（Clara）细胞（支气管无纤毛上皮细胞）。呼吸道的微解剖需要从周围的实质中剥离小支气管和细支气管，维持培养时离体气管的完整性。特异的生化反应主要发生在小呼吸道细胞中，然后用生化或形态学技术进行研究。

（五）组织培养系统

组织培养系统可以维持上皮细胞的极性、分化和正常功能，这与体内观察到的相似。该方法中上皮细胞的表面暴露于空气中（或含有毒性物质的气相），基底部分被组织培养介质浸泡。

（六）离体细胞培养实验

离体细胞培养实验是呼吸毒理学研究常用的方法，可对细胞凋亡、膜毒性、增殖毒性、活性氧自由基的氧化损伤作用、细胞超微结构损伤、恶性转化及基因水平的改变等一系列指标进行研究评价。该方法不仅操作方法简便，还便于对毒理机制进行深入研究。但它不能研究肺的呼吸功能，因此不能取代整体实验。

思 考 题

1. 药物导致呼吸系统损伤的主要作用机制有哪些？
2. 药物导致呼吸系统损伤的临床分型有哪些？
3. 常见的引起呼吸系统损伤的药物有哪些？

（谢悦良）

第十章 药物对内分泌系统的毒性作用

学习要求

记忆：药物对胰腺、甲状腺、垂体及肾上腺损伤的作用机制。

理解：药物对胰腺、甲状腺、垂体及肾上腺毒性的评价方法。

运用：药物对胰腺、甲状腺、垂体及肾上腺损伤的临床分型及表现；常见的引起胰腺、甲状腺、垂体及肾上腺损伤的药物。

第一节　药物导致内分泌系统损伤的作用机制

一、药物对胰腺损伤的作用机制

（一）药物对胰腺的毒性作用及药源性高血糖

人体胰腺中有 25 万～175 万个胰岛。胰岛主要有两种细胞，一种是 α 细胞，分泌胰高血糖素；另一种是 β 细胞，分泌胰岛素。药物或化合物通过破坏胰岛 β 细胞或干扰胰岛 β 细胞的功能，导致糖尿病或药源性高血糖。

药源性高血糖指药物在治疗非血糖相关性疾病时，引起胰岛 β 细胞分泌胰岛素功能异常，导致胰岛素分泌绝对/相对不足或靶细胞对胰岛素的敏感性降低，引起糖、蛋白质和脂肪代谢紊乱，进而出现血糖升高、尿糖阳性。药物引起血糖升高的病理生理机制和所有类型糖尿病一样，可归纳为胰岛细胞功能缺陷和（或）周围组织胰岛素抵抗（insulin resistance，IR）两方面。不同的药物通过不同的作用机制损伤胰腺，而且有些药物可能具有多种作用机制，作用于糖代谢的多个环节引起血糖异常。药物致血糖异常的可能机制有：①药物毒性直接破坏胰岛 β 细胞，胰岛 β 细胞数量减少，导致胰岛素绝对缺乏，如链脲菌素、肾上腺皮质激素和免疫检查点抑制剂等。②药物降低胰岛素细胞的环腺苷酸（cyclic adenosine monophosphate，cAMP）水平，从而抑制胰岛素的分泌和（或）产生，如 β 受体阻滞剂和钙通道阻滞剂等。③药物使肝糖原异生作用增强，促进肝外蛋白质分解，增加葡萄糖合成，并可降低肾糖阈，如糖皮质激素和利尿剂等。④降低组织对胰岛素的敏感性和（或）诱导体重增加，导致葡萄糖稳态紊乱，如非典型抗精神病药和口服避孕药等。

药物是否引起糖尿病或血糖增高还受另外两个因素的影响：①个体对药物的敏感性。这是由个体对药物作用的分子遗传学变异及个体的药物代谢重要器官的功能状况所决定的。②个体中其他类型糖尿病的遗传和环境发病风险因素的聚积状况。

（二）药源性低血糖

药源性低血糖指的是因某些药物不合理使用、降血糖药不能正常地排泄、肾衰竭等所引起的低血糖并发症。常见的引起低血糖的机制有：①增加胰岛素水平或胰岛素分泌，如胰岛素、磺酰脲类、双胍类降糖药。②提高对胰岛素的敏感性，如血管紧张素转化酶抑制剂。③降低负反馈调节，如 β 受体阻滞剂。④其他，如奎宁、奎尼丁、色氨酸、单胺氧化酶抑制剂、环丙沙星、对乙酰氨基酚。

二、药物对甲状腺损伤的作用机制

（一）药源性甲状腺功能亢进（甲亢）

人体摄入大剂量碘时，由于碘是合成甲状腺激素的底物，它被主动转运至甲状腺滤泡细胞内，与甲状腺球蛋白的酪氨酰残基有机结合，可引起甲状腺激素合成的增加，导致碘源性甲亢。

胺碘酮是导致药源性甲亢的常见药物，每口服 100mg 胺碘酮，会释放约 3mg 无机碘进入血液循环，是碘推荐摄入量的 10~20 倍。在一般情况下，正常人群对于碘可进行自身调节，防止在暴露于碘负荷后发生甲亢。但是，在部分存在基础甲状腺疾病的患者，碘的自身调节功能存在缺陷，不能自主调节碘的水平。例如，有自主功能区的结节性甲状腺肿或潜伏性 Graves 病患者，在碘负荷下，可能导致甲状腺激素合成过量和甲状腺毒症。

（二）药源性甲状腺功能减退（甲减）

当机体暴露于高浓度碘化物时，甲状腺细胞会减少碘的氧化和甲状腺激素的合成（Wolff-Chaikoff 效应）。即当碘浓度达到较高水平（10mmol/L）时，甲状腺内大量的碘会与甲状腺过氧化物酶（thyroid peroxidase，TPO）竞争，抑制过氧化物酶的活性从而减少酪氨酸有机化，最终抑制甲状腺激素的合成。正常人群中，Wolff-Chaikoff 效应持续 10~14 天后，可出现逸脱现象导致抑制作用消失。但是，自身免疫性甲状腺疾病患者因不能逃逸 Wolff-Chaikoff 效应而导致甲减（桥本病患者发生甲状腺肿和甲减，Graves 病患者则甲亢缓解）。在碘充足的地区，碘负荷更多引起甲减。

（三）破坏性甲状腺炎

药物对甲状腺滤泡上皮细胞的直接毒性作用，导致三碘甲状腺原氨酸（T_3）和甲状腺素（T_4）过量释放，而引起甲亢症状，甲状腺激素的合成并没有增加。甲亢期可能持续数周至数月，之后会进入甲减期，但大多数患者最终可以恢复正常。

（四）干扰甲状腺激素转运

甲状腺激素需要与白蛋白、甲状腺素结合前白蛋白（thyroxine-binding prealbumin，TBPA）和甲状腺素结合球蛋白（thyroxine-binding globulin，TBG）结合并进行转运。部分药物通过升高或降低血清 TBG、阻断甲状腺素与 TBG 结合，从而引起总 T_3 和总 T_4 血清浓度的变化。

（五）影响甲状腺素的代谢

大部分血清 T_3 是在甲状腺外通过 I 型或 II 型脱碘酶使 T_4 脱碘生成。抑制这两种脱碘酶并使其活性降低的药物可减少 T_3 的生成并导致血清 T_3 浓度下降。苯巴比妥和利福平主要是通过刺激肝脏药物代谢酶系统增加 T_4 到 T_3 的脱碘率。大剂量的碘剂和高剂量的普萘洛尔可抑制 T_4 生成 T_3。

（六）诱导甲状腺自身抗体的产生

药物可诱导甲状腺自身抗体的产生，从而诱发或加剧甲状腺自身免疫性疾病，如 α 干扰素（IFN-α）和白细胞介素-2（IL-2）。

三、药物对垂体及肾上腺损伤的作用机制

（一）垂体炎

药源性垂体炎是指由于服用药物导致的腺垂体功能减退症。CTLA-4 单抗和 PD-1 单抗均有报道可诱导垂体炎，但这两类药物诱导垂体炎的机制有所不同。CTLA-4 单抗诱导的垂体炎与 II 型（IgG 依赖性）和 IV 型（T 细胞依赖性）免疫反应相关。浆细胞性（IgG4 相关）垂体炎的组织学特征为产生 IgG4 的浆细胞浸润，因为 PD-1 抑制剂多是基于 IgG4 的单克隆抗体，所以推测 PD-1 抑制剂诱导的垂体炎与 IgG4 相关。

（二）催乳素升高

催乳素（PRL）分泌受下丘脑催乳素释放抑制因子（PRIF）和催乳素释放因子（PRF）的双重调节，多巴胺（DA）可抑制 PRL 的释放。能够干扰 DA 合成、代谢、运输或阻碍 DA 与其受体相

结合的药物均可导致催乳素水平升高，这些药物主要通过拮抗下丘脑 PRIF 或兴奋 PRF 发挥其作用。

（三）原发性肾上腺皮质功能减退

抗真菌药酮康唑和氟康唑可能通过抑制皮质醇的生物合成导致皮质醇合成减少，其主要通过抑制皮质醇生物合成的第一步侧链裂解（CYP11A1 催化）和抑制 11-脱氧皮质醇转化为皮质醇的过程（CYP11B1 催化）起作用。苯妥英钠、巴比妥类及利福平等肝药酶诱导剂可通过诱导肝混合功能氧化酶加速皮质醇的代谢。

（四）继发性肾上腺皮质功能减退

长期给予大剂量糖皮质激素对下丘脑-垂体-肾上腺功能的抑制，可减少下丘脑促肾上腺皮质激素释放激素（CRH）的合成和分泌，其也阻止 CRH 对垂体前叶的营养作用和促肾上腺皮质激素（ACTH）促分泌素作用，导致垂体促肾上腺皮质激素细胞体积减小，最终导致可识别的促肾上腺皮质激素细胞数量减少，突然停药时导致肾上腺皮质功能减退。

第二节　药物性内分泌损伤的临床诊断

一、实验室检查

（一）胰腺损伤

1. 药源性高血糖　在临床用药过程中，非糖尿病或已控制的糖尿病患者出现空腹血糖≥7.8mmol/L，尿糖阳性或伴有糖尿病的症状，即应考虑药源性糖尿病；如果停用可疑药物后血糖和尿糖恢复正常，再用又出现糖尿病表现，则诊断为药源性糖尿病。诊断时应注意与非药物性糖尿病相鉴别，尤其注意与隐性糖尿病和假性糖尿病相鉴别。大剂量静脉注射维生素 C 时，体内维生素 C 以还原型和脱氢两种形式存在，从尿中排出后可使班氏试剂中的高价铜还原成低价铜，从而出现砖红色沉淀，即尿糖呈阳性，此为假性糖尿病。诊断时应排除其他可能的诊断，如药物性胰腺炎、肝硬化、肾衰竭、应激性高血糖和库欣综合征。

2. 药源性低血糖　对于非糖尿病患者，血糖≤2.8mmol/L，对于糖尿病患者血糖≤3.9mmol/L，就属于低血糖范畴，如果停用可疑药物后血糖恢复正常，再用又出现低血糖表现，则可考虑为药物性低血糖。

（二）甲状腺损伤

对于胺碘酮治疗的患者，治疗前应检查基线甲状腺功能状况，包括血清促甲状腺激素（TSH）、游离三碘甲状腺原氨酸（FT_3）、游离甲状腺素（FT_4）和血小板生成素（TPO）抗体。基线检查能够发现潜在的甲状腺疾病，能够确定易于发生胺碘酮诱发的甲状腺疾病的高危患者。对于本身就有基础自身免疫疾病的患者（如 TPO 抗体阳性），需要更频繁地监测甲状腺功能。

（三）垂体及肾上腺损伤

1. 垂体炎　促肾上腺皮质激素（ACTH）、促甲状腺激素（TSH）、促卵泡激素（FSH）、黄体生成素（LH）、生长激素（GH）和催乳素（PRL）等表现为降低。

2. 催乳素升高　血清催乳素的正常范围一般为 5～20ng/ml。日常活动几乎不会影响催乳素的分泌。大多数药物不会使其浓度升高至 100ng/ml 以上，但抗精神病药物利培酮可使其水平升高至 300ng/ml 甚至更高。

3. 肾上腺皮质功能减退　测定清晨 8 点前的血清皮质醇水平是评估继发性肾上腺皮质功能减退症的良好筛查方法。清晨皮质醇水平低于 5μg/dl 强烈提示下丘脑-垂体-肾上腺轴（HPA）受损。清晨皮质醇水平高于 10μg/dl 的患者可能不存在 HPA 轴显著受损。对于清晨皮质醇水平为 5～10μg/dl 的患者，建议行 ACTH 刺激试验进一步评估。

二、影像学检查

（一）甲状腺损伤

甲状腺血流多普勒超声（CFDS）可用于分辨胺碘酮诱发性甲状腺毒症（AIT）Ⅰ型和Ⅱ型。Ⅰ型 AIT 实质血流增强，而Ⅱ型 AIT 实质血流正常或下降。

（二）垂体及肾上腺损伤

1. 垂体炎　药物导致的垂体损伤可在影像学检查中发现垂体增大和肿胀。

2. 催乳素升高　若患者在使用会升高催乳素浓度的药物且血清催乳素浓度大于 100ng/ml（使用利培酮时浓度应超过 300ng/ml），推荐进行 MRI 检查，寻找下丘脑-垂体区有无肿块。如果 MRI 显示下丘脑-垂体区域正常无肿块，则可怀疑药物导致的高催乳素血症。但在部分患者由微腺瘤引起的高催乳素血症，无法通过影像学检查发现。

三、因果关系评估

药源性内分泌代谢疾病发生于用药之后，因此用药时间与发病时间的关系对于诊断有重要意义。患者的病史和用药史、临床表现、病理学检查、生化检验等资料是诊断的依据。在诊断中要考虑排除药物以外其他因素可能造成的假象。如有可能，还要设法从多种用药中找到可疑药物。可根据药物特殊的病理类型确定。

（一）甲状腺损伤

药物导致的甲状腺损伤与病源性甲状腺疾病的症状及实验室检查均比较相似，可通过以下 2 个方面进行因果关系评估：①患者是否服用常见引起甲状腺损伤的药物；②使用的药物与发生甲状腺损害有无特异的时间关系。例如，IFN-α 导致的甲状腺功能改变通常见于治疗 3 个月后，也可立即出现，晚发者也可在治疗的 23 个月后才出现，中位发生时间是 17 周。检查点抑制剂导致的甲状腺毒症通常在用药后 4～8 周发生，但如果患者存在联合治疗时，可在 2 周内发生。

（二）垂体及肾上腺损伤

1. 垂体炎　实验室检查结果可以区分垂体炎与原发性甲减：原发性肾上腺功能减退症，表现为皮质醇低或皮质醇兴奋试验异常和 ACTH 高；原发性甲减，表现为 FT_4 低而 TSH 高。

2. 催乳素升高　药物引起的高催乳素血症，通常不会引起催乳素腺瘤，如有必要可通过影像学检查进行鉴别。也可通过血清催乳素浓度来判断，一般药物引起的催乳素升高在 25～100ng/ml。利培酮可引起血清催乳素浓度升高可达 300ng/ml。

3. 肾上腺损伤　药物导致的肾上腺损伤多为继发性肾上腺皮质功能减退，与原发性肾上腺皮质功能减退症区分可更好地鉴别是否药物导致。因为药物常导致 ACTH 缺乏而引起肾上腺的束状带和网状带萎缩，不再产生皮质醇，肾上腺本身并没有损伤，故通过持续给予 ACTH，可恢复皮质醇生成；另外，患者的盐皮质激素分泌几乎正常，因为盐皮质激素的产生主要依赖于肾素-血管紧张素系统，而不是 ACTH。

第三节　药物导致内分泌系统损伤的类型与表现

一、临床分型

（一）药源性高血糖

药源性高血糖的发生时间与所用的药物相关，可发生于用药后几小时或几周甚至几年内出现。药源性高血糖通常是良性的，临床上可能无症状或轻症，临床表现与特发性糖尿病相同，主要为多饮、多尿、多食和消瘦等"三多一少"症状。此外还多出现全身乏力、精神萎靡等。有时还会出现餐前低血糖的表现，如乏力、多汗、颤抖及饥饿感。部分男性患者还会出现皮肤瘙痒、阳痿，部分女性出现外阴部瘙痒、月经失调、性欲减退和便秘等。药源性高血糖也可能出现严重的高血糖症，表现为酮症酸中毒和高血糖性昏迷。

（二）药源性低血糖

当血糖水平下降到 3.8mmol/L 时，可代偿性地释放胰岛素的拮抗激素：胰高血糖素、肾上腺素等；下降到 3.2～3.8mmol/L 时可导致临床症状出现，轻的表现为饥饿态、出汗、心悸、震颤、不安等自主神经系统症状；严重的也可直接表现为大脑缺乏葡萄糖所致的神经性低血糖症状：临床表现为 Whipple 三联征（即精神混乱、昏迷、全身痉挛及神经障碍），下降到 2.4～3.0mmol/L 更主要表现神经生理学功能障碍；到 2.8mmol/L 时可出现认知功能障碍，无法完成复杂任务；<1.5mmol/L 时出现严重性神经低血糖症：意识水平降低、惊厥、昏迷。

（三）胺碘酮导致的甲亢分型

案例 10-1

患者潘某，男性，67 岁，长期居住在广州，因"高血压 27 年，阵发心悸 4 年"入院。患者近 10 年来先后服氨氯地平片、硝苯地平控释片等，近 2 年来血压波动于（120～140）/（70～80）mmHg，白天血压较稳定，夜间欠平稳；2 年前体检行心电图检查示：心房扑动，之后间断复查心电图呈阵发性房颤，间呈窦性心律，不规则服华法林、胺碘酮，偶有心悸、心慌感觉，无胸痛、胸闷，无性格改变，无气促，无头晕头痛，无恶心呕吐；近期因饮酒致房颤再次发作。患者入院当天心电图示：心房纤颤、T 波改变；结合患者既往病史，给予华法林钠片（2.5mg，1 次/日）和胺碘酮片（0.2g，4 次/日）治疗；入院次日甲状腺功能实验室检查示：T_4 23.6μg/dl（↑）、FT_4 6.10ng/dl（↑）、T_3 2.88ng/ml（↑）、FT_3 8.39pg/ml（↑）、TSH 0.019mIU/L（↓）；甲状腺超声示：1. 甲状腺峡部略增大；2. 甲状腺双侧叶未见明显异常；3. 双侧颈部见淋巴结，考虑为甲亢。

请思考以下问题：

该患者是否由胺碘酮导致的甲状腺功能异常？如可能是，属于哪种类型？

胺碘酮诱发性甲状腺毒症（AIT）有两种类型。Ⅰ型是甲状腺激素合成增加，常见于之前就有多结节性甲状腺肿或潜伏性 Graves 病的患者，在暴露于大量碘后转为显性。Ⅱ型是破坏性甲状腺炎引起的 T_4 和 T_3 过量释放，甲状腺激素的合成没有增加。通常发生于没有基础甲状腺疾病的患者，是胺碘酮对甲状腺滤泡上皮细胞的直接毒性作用所致。这两种类型的发病机制、治疗和结局均不同。

AIT 的发生率及类型（Ⅰ或Ⅱ）的分布，随地理区域不同而异。其主要原因是膳食碘摄入量的差异。在缺碘地区 AIT 发生率高于碘充足地区，且以Ⅰ型为主，而碘充足地区多发生Ⅱ型。然而，在大部分情况下，两种 AIT 可混合存在，这对诊断和治疗均提出了挑战。

区分Ⅰ型、Ⅱ型 AIT 对于后期治疗方案的制定十分重要。但甲状腺功能检测通常情况下无法区分Ⅰ型和Ⅱ型 AIT，因为 2 种类型均可导致 FT_4 升高、T_3 正常或增高。可尝试通过以下几方面进行区分：①大多数Ⅰ型患者的摄碘率降低，但仍可以被测出，而Ⅱ型 AIT 摄碘率极低，很难被测出。②有多结节性或弥漫性甲状腺肿患者常发生Ⅰ型 AIT，而Ⅱ型患者一般没有甲状腺肿或只有轻度弥漫性甲状腺肿。③Ⅰ型 AIT 往往发生于开始胺碘酮治疗后的早期（一项研究显示中位时间 3.5 个月），而Ⅱ型的发生晚得多（中位时间为 30 个月）。④使用促甲状腺免疫球蛋白（TSI）法检测促甲状腺激素受体抗体（TRAb），阳性者多怀疑Ⅰ型 AIT，而阴性者多怀疑Ⅱ型 AIT。⑤甲状腺血流多普勒超声（CFDS）可区分 80% 患者的分型，但由于没有公认的"金标准"，可能很难判断单例甲状腺的 CFDS 结果。⑥Ⅰ型 AIT 摄取 ^{99m}Tc 正常或增加，而Ⅱ型 AIT 摄取减少。

案例 10-1 解析

　　该患者 2 年前开始间断服用胺碘酮治疗，有明确的服药史，且存在合理的时间关系，可判断患者的甲状腺功能异常与胺碘酮有关。分型方面，服药至出现甲状腺功能异常时间较长，更符合Ⅱ型的特点；患者长期居住在广州，属碘充足地区，更容易发生Ⅱ型 AIT。患者进行的甲状腺超声显示：甲状腺存在良性结节，未提示多结节性或弥漫性甲状腺肿。因此患者为Ⅱ型 AIT 的可能性大。

二、临床表现

（一）甲状腺损伤

1. 胺碘酮引起的甲亢　常见的症状和体征包括新发或复发房性心律失常、缺血性心脏病或心力衰竭加重或不明原因的体重减轻、烦躁或低热。但这些临床表现经常被掩盖，因为胺碘酮能阻断 β 受体，以及胺碘酮的代谢产物可阻断 T_3 与其受体结合，使甲状腺激素过量引起的临床表现减弱。

2. 胺碘酮引起的甲减　胺碘酮相关甲减的临床表现与其他原因引起的甲减相似，包括乏力、行动和言语缓慢、寒冷耐受不良、便秘、体重增加、心动过缓等。

（二）垂体及肾上腺损伤

1. 垂体炎　检查点抑制剂引起的垂体炎通常表现为非特异性症状，可包括恶心、乏力、头痛和视功能改变等。

2. 催乳素升高　催乳素水平升高的典型临床症状包括男性乳房发育、溢乳、月经稀发或闭经、性功能失调和不孕不育。当血清催乳素高于 100ng/ml 时，通常伴有明显的性腺功能减退症、闭经、潮热及阴道干涩。当血清催乳素水平为 50～100ng/ml 时，会导致闭经或月经稀发。当血清催乳素水平为 20～50ng/ml 时，可导致孕酮分泌不足，月经周期紊乱，引起不孕。严重的高催乳素血症患者还可能会导致脊柱和前臂骨密度降低。绝经前女性和男性的高催乳素血症有典型症状，绝经后女性由于性腺功能已经减退，高催乳素血症较难发现。

3. 肾上腺皮质功能减退　免疫检查点抑制剂引起的肾上腺功能减退症，可导致脱水、低血压和电解质紊乱（高钾血症和低钠血症），还有可能导致肾上腺危象，肾上腺危象的主要表现是休克。但患者常有非特异性症状，包括乏力、体重减轻和腹痛、肌肉和关节疼痛。

第四节　常见的引起内分泌系统毒性的药物

一、常见的引起胰腺毒性的药物

案例 10-2

　　患者许某，男性，60 岁，无糖尿病史，该患者因Ⅰ型呼吸衰竭加重入院。现症状：喘促、呼吸困难，咳嗽、咳痰，色黄，质黏，胸闷，心慌，口干。诊断：间质性肺疾病；Ⅰ型呼吸衰竭；给予盐酸左氧氟沙星注射液 0.5g，1 次/日，静脉滴注，孟鲁司特钠片 10mg，1 次/日，患者静脉滴注盐酸左氧氟沙星 1 小时后，出现自汗、心慌、周身乏力、手足逆冷，监测血糖 2.9mmol/L，立即停止输注盐酸左氧氟沙星，给予 25% 葡萄糖注射液 60ml 静脉推注，予 5% 葡萄糖注射液 250ml 静脉滴注补充葡萄糖，2 小时后检测患者血糖 10.4mmol/L，患者症状好转，2.5 小时后患者血糖升至 13.4mmol/L。

　　请思考以下问题：

　　许某发生的血糖异常有可能是由哪种药物引起的？

（一）常见的引起高血糖的药物

1. 抗高血压药　目前常用的抗高血压药有利尿剂、β受体阻滞剂、钙通道阻滞剂、血管紧张素转换酶抑制剂和血管紧张素Ⅱ受体阻滞剂。各类药物的糖尿病发病率由高至低的依次为噻嗪类利尿剂和β受体阻滞剂＞钙通道阻滞剂＞血管紧张素转换酶抑制剂和血管紧张素Ⅱ受体阻滞剂。

引起新发糖尿病的利尿剂主要是噻嗪类利尿剂，袢类利尿剂和乙酰唑胺少见，保钾类利尿剂不会引起血糖增高。噻嗪类利尿剂诱发高血糖的发病率与剂量有关，剂量越大，发生高血糖的可能性越大，但氢氯噻嗪用量在 25～50mg/d 也可发病。噻嗪类利尿剂导致高血糖的机制可能是由于细胞内失钾引起胰岛素分泌缺陷：噻嗪类利尿剂一方面可致到达肾单位远曲小管的 Na^+ 增加，其可与小管细胞 K^+ 交换，以致失钾增多；另一方面，用药后由于利尿而致血容量减少，后者致醛固酮分泌增加亦促进远曲小管钠钾交换，尿钾排出增加。此类药物引起的体细胞失钾可能影响胰岛细胞膜极化状态而致胰岛素分泌障碍。此外噻嗪类利尿剂还可通过降低胰岛素敏感性诱发高血糖。

β受体阻滞剂中应用阿替洛尔、基线体重指数（BMI）较高、年长、空腹血糖水平较高和对β受体阻滞剂效果不佳者及应用时间较长者糖尿病发病风险较高。β受体阻滞剂中，非选择性β受体阻滞剂如普萘洛尔较选择性β受体阻滞剂如美托洛尔更易引起糖耐量异常。具有α和β受体双重阻断特性的卡维地洛，与美托洛尔或阿替洛尔相比，可能对胰岛素敏感性和糖耐量具有改善作用。

2. 抗菌药物　抗菌药物使用得越多，诱发糖尿病的风险越大。使用 2～5 个疗程青霉素的患者患糖尿病的风险增加 8%，超过 5 个疗程风险增加 23%；使用了 2～5 个疗程喹诺酮类抗菌药物的患者患糖尿病的风险增加 15%，如果超过 5 个疗程则风险增加到 37%。

氟喹诺酮类抗菌药物具有较高增加老年人和糖尿病患者高血糖的风险。氟喹诺酮类抗菌药对血糖代谢影响的机制还不清楚，它对血糖的影响同剂量无关。氟喹诺酮类药物引起糖异常升高或降低的幅度及发生时间没有绝对的规律可循，个体差异较大。第 4 代喹诺酮类加替沙星注射液因严重影响患者血糖代谢，包括升高血糖和降低血糖，2007 年在美国和加拿大撤市，2007 年 1 月 23 日，中国国家药品监督管理机构也要求加替沙星的说明书中增加"糖尿病患者禁用"的警示语。

氟喹诺酮类药物如氧氟沙星、莫西沙星、加替沙星对糖代谢具有双向调节作用，低血糖一般出现在首次用药后 1～3 天，高血糖通常发生在首次用药 3 天后。氟喹诺酮类对糖代谢的双向作用可能为一方面抑制胰岛β细胞上 ATP 敏感的 K^+ 通道或刺激肾上腺素的释放，从而增加胰岛素的释放而降低血糖；另一方面又可通过激发胰岛β细胞的空泡形成降低胰岛素水平而升高血糖。对于血糖呈双向调节即血糖先低后高的现象可理解为：药物到达靶器官后，随即发生受体阻断，即发生 ATP 敏感的钾通道阻断，引起低血糖；而细胞的空泡化涉及细胞内部结构的变化有一个时间过程，因此高血糖通常需要较长的时间。

氟喹诺酮类引起的低血糖临床表现以多汗、无力、饥饿、心悸、震颤、意识模糊等为特征，停药后立即静脉注射 50% 葡萄糖注射液或静脉滴注 10% 葡萄糖注射液予以治疗；建议患者用药前先进食，避免空腹，可预防低血糖的发生。

氟喹诺酮类引起的高血糖临床表现有口渴、多饮、多尿、疲劳无力等，高血糖患者停喹诺酮药后加注胰岛素予以治疗。

抗逆转录病毒药物主要包括核苷类逆转录酶抑制剂（NRTIs）、非核苷类逆转录酶抑制剂（NNRTIs）、蛋白酶抑制剂（PIs）和整合酶链转移抑制剂（INIs），以不同的组合用于治疗艾滋病，提高了人类免疫缺陷病毒（HIV）感染控制的效率，但这些药物可能对葡萄糖代谢、脂肪代谢及身体脂肪分布产生有害的影响。第一代 NRTIs 和 PIs 有利于脂肪细胞胰岛素抵抗，增加了游离脂肪酸的释放，从而导致脂肪毒性，随后在肝脏、骨骼肌和内皮中产生胰岛素抵抗，并改变胰岛素的分泌。此外INIs还显示出改变β细胞的功能，洛匹那韦和利托那韦等药物可以降低胰岛素瘤细胞和人胰岛的胰岛素分泌，并且增加胰岛β细胞凋亡。对于使用反逆转录病毒药物治疗的HIV患者，应在治疗前确定基线血糖水平，并在治疗的第一年内每3～4个月进行一次随访测试。

3. 抗精神病药 精神病患者长期服用抗精神病药物，出现明显的血糖、血脂升高，糖尿病发生率远比一般人群高，不同化学结构的抗精神病药物其糖代谢、脂代谢异常发生率差异较大。抗精神病类药物分为典型抗精神病类药物（第一代）和非典型抗精神病类药物（第二代），前者代表药物有氯丙嗪、氟哌啶醇，后者代表药物有氯氮平（clozapine）、奥氮平（olanzapine）、利培酮（risperidone）、喹硫平（quetiapine）、齐拉西酮（ziprasidone）和阿立哌唑（aripiprazole）等。除阿立哌唑和氨磺必利外，所有抗精神病药物使用者发生糖尿病的概率均较高。最易诱发糖尿病的抗精神病药物是氯氮平和奥氮平，服用氯氮平治疗1年的精神病患者，发生糖尿病的危险是未用抗精神病药物治疗患者的7.44倍。在氯氮平治疗5年的精神病患者中，30%发生了糖尿病。其次是喹硫平和吩噻嗪类（如氯丙嗪）。抗精神病药物诱发糖尿病的机制复杂，可能包括：①药物诱导体重增加；②通过拮抗下丘脑多巴胺受体抑制下丘脑对血糖的调节；③药物诱发胰岛素抵抗；④通过阻断毒蕈碱M3受体活性抑制胆碱能神经诱导的胰岛素分泌。

抗精神病药物诱发的糖尿病通常发生在药物开始治疗的6个月内。抗精神病药物诱发的糖尿病在停用相关药物后，较快的血糖可在2～3天内恢复正常，较慢的可在2～3周内恢复正常或明显改善。但在药物重新应用时，血糖会再次升高。

对于接受抗精神病药物治疗的无糖尿病患者，开始治疗后监测空腹血糖12周，此后每年监测一次。对于接受抗精神病药物治疗的糖尿病患者应该定期监测血糖控制的恶化情况。具有糖尿病危险因素的患者应在抗精神病药物治疗开始时和治疗期间进行空腹血糖检测。

4. 糖皮质激素 糖皮质激素包括氢化可的松、泼尼松、泼尼松龙、地塞米松和倍他米松等，均可引起糖耐量异常而致高血糖症。糖皮质激素致血糖升高的可能机制：①糖皮质激素同胰高糖素、生长激素、肾上腺素使储存的蛋白质和脂肪分解，致使进入肝脏的游离脂肪酸增多，也使细胞内糖异生酶浓度增加，糖异生底物和肝内糖异生酶的增加使肝糖输出增多；②糖皮质激素通过抑制胰岛素与其受体结合，损伤外周组织胰岛素受体后葡萄糖转运系统，从而使脂肪和肌肉对葡萄糖的利用减少。糖皮质激素通过上述途径导致肝糖输出增加，外周组织糖利用减少，诱发胰岛素抵抗，升高血糖。

糖皮质激素引起糖尿病的特点：①起病较快，病情较轻，多无明显糖尿病症状；②空腹血糖不升高，尤以午餐后血糖升高明显；③停用糖皮质激素后糖尿病缓解或消失；④酮症酸中毒罕见；⑤对胰岛素治疗反应不一，部分患者有拮抗现象，需要胰岛素剂量较大。

临床使用糖皮质激素治疗的患者需要监测血糖情况，尤其是高龄、肥胖及有糖尿病家族史的患者更应加强监测，及早发现，及时治疗，防止急慢性并发症的发生发展。同时应注意规范糖皮质激素使用的方法及疗程。

5. 抗肿瘤药 高血糖是接受化疗患者的常见副作用。多西他赛单独或与其他药物联合使用可导致高血糖。雄激素剥夺疗法会增加高血糖和糖尿病的风险。地西他滨、硼替佐米和替佐洛米也会引起高血糖症。由于胰岛细胞抗体的存在，环磷酰胺可诱发高血糖症和1型糖尿病。糖尿病酮症酸中毒是左旋门冬酰胺酶治疗的一种罕见但严重的并发症，在接受化疗的患者中，高血糖症的早期诊断和适当治疗，可使高血糖的症状迅速消失，并使化疗得以继续。

6. 烟酸 烟酸治疗脂代谢紊乱，可出现高血糖。短期使用烟酸可降低进入肝脏的游离脂肪酸（FFA），并可减少糖异生。但是烟酸的药效很短暂，停药后FFA会反弹至基础浓度上50%～100%，进入肝脏的FFA增多，使FFA的氧化反应增加，消耗了细胞内的烟酰胺腺嘌呤二核苷酸（NAD），肝细胞氧化的能力受损，使糖合成的代谢途径从活动转为抑制，糖异生增加，使肝糖输出增多。长期每日服用1～4.5g烟酸，血FFA升高导致严重的胰岛素抵抗，正常人可代偿性增加胰岛素分泌，使糖耐量维持正常。而胰岛素分泌储备减少的患者可出现糖耐量受损及 2 型糖尿病，2 型糖尿病的患者服用烟酸可导致血糖控制情况恶化。烟酸引起血糖的升高与其产品剂型也有关，根据药代动力学的差别，烟酸有三种剂型：速效型、缓释型和长效型。速效型和缓释型烟酸可能引起血糖升高，但长效型烟酸衍生物能够改善糖代谢。

（二）常见的引起低血糖的药物

1. 胰岛素 低血糖是胰岛素类药物治疗过程中最常见的并发症，1 型糖尿病患者中约 4% 的人可发生致命性低血糖症。25% 使用胰岛素治疗的患者可在夜间发生无症状的低血糖。胰岛素使用不当是导致低血糖的主要原因。常见的胰岛素使用不当现象如胰岛素剂量过大、体力活动量增加时未适当减少胰岛素用量；注射混合胰岛素时，长短效胰岛素比例不当；注射胰岛素以后没有按时进餐或者进餐量减少；注射部位和注射深度不当等。糖尿病肾病患者，胰岛素排泄延缓也易导致低血糖的发生。

应用胰岛素治疗的严重糖尿病患者，容易在午夜发生低血糖后反跳性高血糖即索莫基（somogyi）现象。索莫基现象是指在黎明前曾有低血糖，但症状轻微和短暂而未被发现，继而发生低血糖后的反跳性高血糖。主要原因是在午夜时对抗激素，如肾上腺素、生长激素、糖皮质激素、胰高血糖素等分泌量增加，使血糖上升。但此时胰岛不能分泌足够的胰岛素，不能使血糖保持正常，而产生高血糖症，也可产生酮症。对此种空腹高血糖应与真正的血糖升高相区别。如患者夜间醒后内衣潮湿，或有饥饿感、多梦等应想到无症状低血糖的可能，最好是测定清晨 3～4 时的血糖水平，证明有无低血糖。对此种患者的处理，不是增加胰岛素剂量。而是应该减少晚餐前或睡前的胰岛素剂量。例如，睡前测血糖为 6.0mmol/L，应加小餐以防止夜间低血糖发生。成年人在用胰岛素期间，餐前血糖应维持在 7.5～9.5mmol/L，HbA1c 在 7.0%～8.0% 为宜，鼓励和教育患者进行自我血糖监测。

2. 磺脲类降血糖药 磺脲类降血糖药如甲苯磺丁脲、格列本脲、格列吡嗪、格列齐特、格列喹酮等为促胰岛素分泌剂。在治疗期间如剂量偏大可能有不同程度的低血糖反应。磺脲类降血糖药引起血糖降低的程度与药物半衰期及代谢速度有关。甲苯磺丁脲的半衰期为 4～5 小时，作用时间为 6～12 小时。当机体肝功能不全、垂体功能低下时，或联合使用西咪替丁或磺胺类药物时，甲苯磺丁脲的降糖作用增强，可能促使低血糖发作。格列齐特虽然降血糖程度缓慢，但也可产生低血糖反应，甚至为难治性低血糖昏迷，其发生率为 10%～15%。其临床特点是可连续数次低血糖，常在每天的同一时间发生。而且低血糖持续时间长，尤其是患有肝、肾功能不全、高龄和较严重并发症的患者。原则上 65 岁以上的患者避免使用磺酰脲类降糖药。肝肾功能障碍时，也应尽量不用或慎用磺脲类降糖药。用药过程中出现意识障碍时立即静脉滴注 50% 葡萄糖注射液 60～100ml，不恢复者可反复应用，并接着静脉滴注 10% 葡萄糖注射液持续 48 小时以上，使血糖持续维持在 10mmol/L 或以上，密切观察患者的低血糖症状变化，定时复查血糖。仍不好转时，可加用氢化可的松等。

3. 双胍（BG）类降血糖药 主要是二甲双胍，作用机制是减慢胃肠道对糖的吸收和增强胰岛素敏感性。其副作用主要为乳酸性酸中毒和腹胀、腹泻、食欲缺乏、恶心、口腔异味感等消化道不良反应。它不直接引发低血糖，而是通过增强胰岛素敏感性，间接引发低血糖，其发生率为 3%～5%。常规剂量一般很少发生严重低血糖。但有报道当大剂量服用此药后，亦可发生严重低血糖。故应注重个体化原则，从小剂量开始。

4. 其他 阿司匹林每日 4～6g 剂量，引起正常人和糖尿病患者的低血糖或诱发昏迷，过量使用阿司匹林可导致婴儿低血糖昏迷，对于 1 型糖尿病患者使用阿司匹林时需减少胰岛素的用量。使用奎宁治疗恶性疟疾可导致极度低血糖，乙醇能诱发低血糖，链脲菌素用于治疗恶性胰腺细胞瘤时可致严重低血糖。

二、常见的引起甲状腺损伤的药物

案例 10-3

患者蔡某，女性，52 岁，54kg，无吸烟饮酒史、无慢性病毒性肝炎及其他传染病史，14 年前因宫颈上皮内瘤病变行宫颈锥形切除术，9 年前因宫颈癌行子宫切除术。2 年前因盆腔肿物就诊，确诊宫颈腺癌远处复发，行盆（腹腔）腔肿瘤细胞减灭术+大网膜部分切除术+阑尾切除术。术后行 4 周期多西他赛+洛铂方案化疗。后因原化疗方案效果不佳，排除禁忌后改用卡瑞利珠单抗 200mg 进行免疫治疗，查甲状腺功能示：TSH 3.746mIU/L，FT_4 0.9ng/dl，FT_3 3.05pg/ml。3 个月后返院化疗时查 TSH 0.054mIU/L，FT_4 1.29ng/dl，FT_3 3.88pg/ml。

请思考以下问题：

患者发生甲亢是什么药物导致的？是否需要抗甲亢药物治疗？

（一）碘和含碘化物的药物

高剂量的碘化物或含碘药物可导致甲状腺功能异常（包括甲状腺功能亢进和减退）。发生亢进或减退取决于患者原发疾病的状态：①对于无基础甲状腺相关疾病的人群，使用高剂量的含碘药物后，由于可逃逸 Wolff-Chaikoff 效应，约 90% 的正常人群甲状腺功能可保持正常，只会在治疗初期（3 个月内）出现血清 T_3 和 T_4 的轻微升高或降低（幅度一般在基线值的 30% 左右），血清 TSH 值通常略有升高，有时可超过正常值上限。治疗 3～6 个月后，无基础甲状腺相关疾病的人群可恢复正常状态，但这类人群也有部分会发生破坏性甲状腺炎。②有多结节性甲状腺肿或潜伏性 Graves 病的患者，容易导致甲状腺激素合成增加而引起甲亢。③有自身免疫性甲状腺疾病的患者由于不能逃逸 Wolff-Chaikoff 效应，容易引起甲减。有基础桥本甲状腺炎或抗甲状腺抗体阳性的患者更易发生持续性甲减，推断女性由胺碘酮引起甲减的患病率高于男性的原因可能与女性患甲状腺疾病比例高于男性有关。妊娠期接受胺碘酮治疗的女性生育出的婴儿，可能发生暂时性的甲减。④膳食碘摄入量的影响同样十分重要，在碘充足的地区，胺碘酮引起的甲减多于甲亢；在碘缺乏地区，胺碘酮引起的甲亢多于甲减。

接受放射性造影剂的患者，可能于暴露后数周内发生甲亢，而胺碘酮诱发的甲亢平均发生在持续用药 21 个月后。胺碘酮的消除半衰期约为 100 天，因此，停药后很久也可出现胺碘酮的毒性，最长可能在 2～3 年才会显现。

胺碘酮的停用取决于患者原患疾病的情况是否允许停用。但是，胺碘酮可阻断 T_4 转化为 T_3 的过程、阻断 β 肾上腺素能受体，可减轻甲亢症状，停用胺碘酮反而有可能加重甲亢的症状和体征。而且，由于胺碘酮的消除半衰期约为 100 天，停用胺碘酮不会立即获益。如果胺碘酮对于患者获益更大，应继续使用胺碘酮，同时治疗甲亢。对于 Ⅱ 型 AIT，不必停用胺碘酮，给予中等剂量的糖皮质激素（泼尼松 40～60mg/d）可在 1 周内获得较好的治疗效果，需要继续治疗 1～3 个月再进行减量，以避免甲亢加重。糖皮质激素治疗无效的患者，可考虑手术治疗。

（二）锂

锂盐可导致甲状腺肿、甲减，并且与甲状腺自身免疫水平及甲亢有关。

锂盐导致的甲状腺肿最为常见，发生率为 40%～50%，通常是在开始锂盐治疗的 2 年内发生。锂盐会抑制甲状腺激素的分泌，会导致血清 T_4 和 T_3 浓度下降、TSH 代偿性增加。由于甲状腺代偿性分泌甲状腺素从而导致甲状腺肿大。此时，机体分泌的甲状腺素可以为正常范围。受累的甲状腺腺体可肿大至正常大小的 2 倍左右，通常为弥漫性肿大，也有报道为结节性甲状腺肿。左甲状腺素（T_4）替代治疗可稳定或缩小甲状腺肿。锂治疗导致的甲状腺肿大很少导致气道阻塞，通常不需要手术治疗。锂盐也可导致无甲状腺肿的甲减，发病率为 6%～52%，与甲状腺肿一样，甲减同样是发生在开始锂治疗的前 2 年，通常为亚临床甲减，血清 TSH 水平较高而 T_3 和

T_4 浓度正常。但也可以出现显性甲减，症状和体征与一般甲状腺功能减退症相同。中断锂治疗可逆转甲减，但首先需要评估是否有必要停止锂治疗，在 T_4 替代治疗的同时继续进行锂治疗同样是可行的。

锂盐也可导致甲亢，使用锂盐的患者甲亢发生率是普通人群的 2～3 倍以上。

（三）IFN-α

IFN-α 可引起无症状的抗甲状腺抗体阳性（5%～15%），也有部分患者会出现无痛性甲状腺炎、桥本甲状腺炎或 Graves 病。甲状腺功能改变通常见于治疗 3 个月后，但也可在给予 IFN-α 治疗后即出现，晚发者可在治疗后的 23 个月后才出现，中位时间是 17 周，甲减比甲亢更常发生（约 2 倍）。抗甲状腺过氧化物酶抗体（TPOAb）阳性是 IFN-α 治疗期间发生临床甲状腺疾病最重要的危险因素。女性、儿童、老年人、存在其他自身抗体、肝肾微粒体（LKM）抗体是发生甲状腺异常的危险因素。停用 IFN-α 后，甲状腺自身抗体增加或甲状腺功能异常的患者大多会恢复正常。

（四）酪氨酸激酶抑制剂

口服酪氨酸激酶抑制剂（如舒尼替尼、索拉非尼、伊马替尼等）可引起甲减。用药时间越长，风险越高，治疗开始到发生甲减的平均时间为 50 周。酪氨酸激酶抑制剂中，舒尼替尼最常引起甲状腺功能障碍，培唑帕尼报道的发病率较低，少于 10%。有症状的甲减患者可进行甲状腺激素替代治疗，一般不需要停用酪氨酸激酶抑制剂。甲减前可能有一过性甲亢，一般情况下不需要进行治疗干预。

（五）免疫检查点抑制剂

免疫检查点抑制剂可引起多种内分泌系统不良反应，对甲状腺的影响包括自身免疫性甲状腺疾病、甲减和甲亢。免疫检查点抑制剂导致的甲减需要区分原发性甲减与继发性甲减。免疫检查点抑制剂也可导致暂时性甲亢，是由于甲状腺炎对甲状腺腺体的破坏，之后转变为持久的甲减，这种情况不建议用抗甲状腺药物对甲亢期进行初始治疗，对存在明显甲亢症状的患者，可以在评估后考虑使用 β 受体阻滞剂治疗。免疫检查点抑制剂导致持续性原发性甲亢的发生率显著低于甲减，需明确其不是一过性甲亢方可进行抗甲状腺药物治疗，通常需观察至少 2～3 个月。

（六）其他类型

1. 苯巴比妥和利福平通过诱导肝脏 P450 系统增加 T_4 和 T_3 的脱碘率，从而增加 T_4 和 T_3 的代谢。而苯妥英钠和卡马西平除了增加 T_4 和 T_3 的代谢，还能从血清结合蛋白（主要是 TBG）中置换出甲状腺激素，导致血清总 T_4 和游离 T_4 的浓度下降约 40%；血清 T_3 下降幅度更小，但 TSH 浓度仍在正常范围内。奥卡西平对 P450 系统影响较小，但仍可降低血清 T_4 浓度、TSH 正常，可能与中枢效应有关。

2. 高剂量的糖皮质激素（如地塞米松超过 4mg/d）、β 受体阻滞剂（高剂量普萘洛尔）可抑制 T_4 生成 T_3，阿替洛尔、美托洛尔和阿普洛尔也可轻微降低血清 T_3 浓度。

三、常见的引起垂体及肾上腺损伤的药物

（一）垂体炎

免疫检查点抑制剂 CTLA-4 治疗引发的垂体炎比 PD-1/PD-L1 治疗更常见。但接受联合治疗的患者发生垂体炎的可能性更高，使用伊匹木单抗、纳武利尤单抗（帕博利珠单抗与纳武利尤单抗无差异）、阿替利珠单抗及联用纳武利尤单抗和伊匹木单抗治疗的患者中，垂体炎的发生率分别为 3.2%、0.4%、<0.1% 和 6.4%。

是否停用免疫检查点抑制剂，需要根据原发肿瘤的情况和垂体炎严重程度来判断。根据疾病

的严重程度，免疫检查点相关垂体炎被分为4级（1级：无症状或轻度症状；2级：中度症状，日常活动不受限；3级：重度症状，影响日常活动；4级：严重症状，危及生命，不能进行日常活动）。对于1～2级垂体炎建议继续用药，对于3～4级垂体炎可考虑停用免疫检查点抑制剂。治疗原则是激素对症治疗，应根据导致的激素减低类型和临床症状补充除生长激素外的相应激素。大剂量糖皮质激素冲击治疗在免疫检查点相关垂体炎的应用中存在争议。

（二）高催乳素血症

1. 抗精神病药 药物诱发的高催乳素血症中，抗精神病药最为常见，其通过拮抗多巴胺 D_2 受体升高血清催乳素水平。通常在用药物后数小时内血清催乳素浓度就会升高，一般停药后2～4日可恢复正常。不同药物对于催乳素的影响存在差异，氟哌啶醇使血清催乳素浓度升高约17ng/ml，而利培酮可能升高达300ng/ml。氨磺必利导致高催乳素血症的患病率高达89%，但尚未观察到氯氮平导致的高催乳素血症。

2. 胃动力药 甲氧氯普胺和多潘立酮与一些抗精神病药一样可拮抗多巴胺 D_2 受体，升高血清催乳素水平。文献报道，甲氧氯普胺和多潘立酮服药后与服药前相比患者的催乳素升高有显著差异，部分患者出现乳房胀痛症状，但均未出现溢乳。另据文献报道，服用多潘立酮后出现溢乳的比例约为0.3%，通常在停药后2周催乳素恢复基线水平。

（三）继发性及三发性肾上腺皮质功能减退

1. 突然停用大剂量的糖皮质激素 内源性和外源性糖皮质激素都能抑制 HPA 轴，并产生负反馈调控，从而抑制 CRH 生成和垂体促肾上腺皮质激素（ACTH）分泌，在缺乏 ACTH 刺激的情况下，肾上腺的束状带和网状带萎缩，不再产生皮质醇。所以，突然停药的情况下会造成皮质醇缺乏。糖皮质激素高于20mg/d 泼尼松等效剂量，连续用药3周以上者；或晚间/睡前使用≥5mg 泼尼松等效剂量，连续使用3周以上的患者容易产生 HPA 轴抑制。使用糖皮质激素少于3周的患者不易出现 HPA 轴抑制，使用10～20mg/d 泼尼松等效剂量超过3周的患者个体差异较大。

长期使用吸入性糖皮质激素（IGC）或强效局部用糖皮质激素可能造成 HPA 轴抑制，但这很少表现为明显的肾上腺皮质功能减退症。外用皮质类固醇，特别是超高效价和高效价皮质类固醇（如倍他米松、丙酸氯倍他索、氟轻松、安西奈德、地塞米松、丙酸氟替卡松、糠酸莫米松等），可导致 HPA 轴抑制。易诱发 HPA 轴抑制的因素包括使用高效价皮质类固醇、长期用药、在高渗透部位用药、大面积用药、封包、皮肤屏障改变和患者年龄较小。幼儿即使常规使用低效价皮质类固醇也可引起 HPA 轴抑制。关节内给予或鞘内注射糖皮质激素后可发生全身性吸收，出现 HPA 轴抑制。

2. 阿片类药物 长期使用阿片类药物可能引起继发性肾上腺皮质功能减退症。文献报道，海洛因成瘾者的皮质醇水平较低，短期使用吗啡（0.1mg/kg）在60分钟内皮质醇水平显著降低；长期使用阿片类药物还会破坏皮质醇分泌的正常昼夜节律，某些情况下还可导致中枢性肾上腺皮质功能减退症。

案例 10-2 解析

左氧氟沙星对糖代谢具有双向调节作用，可引起低血糖，一般出现在首次用药后1～3天。该患者使用左氧氟沙星后1小时出现低血糖，停止输注左氧氟沙星，并进行处理低血糖后，血糖水平恢复正常。因此该患者的低血糖可能是由左氧氟沙星注射液引起的。

案例 10-3 解析

患者使用的药物中卡瑞利珠单抗为 PD-1 抑制剂，可引起甲状腺功能损害，患者在开始使用卡瑞利珠单抗时检查甲状腺功能正常，使用3个月后复查出现甲亢，符合 PD-1 导致的甲状腺损害发生时间。考虑患者的甲亢为 PD-1 导致。PD-1 导致的甲亢往往是暂时的，是由于甲状腺炎对甲状腺腺体的破坏，之后一般会转为持续性甲减，不建议用抗甲状腺药物对甲亢期进行初始治疗，建议对症处理，观察 2～3 个月后再确定下一步治疗方案。

本案例为对患者的甲亢进行特殊治疗，PD-1 继续使用。患者 3 个月后返院查甲状腺功能示：TSH 67.438mIU/L，FT$_4$ 0.49ng/dl，FT$_3$ 1.23pg/ml，诊断为继发甲减，予左甲状腺素钠 100μg q.d. 治疗，规律服药后持续监测 TSH 均控制在正常范围内（0.35～4.5mIU/L）。

第五节　药物致内分泌系统毒性的体外实验评价

胰岛素抵抗是药物诱发糖尿病的机制之一，胰岛素抵抗的体外评价方法有正常血糖胰岛素钳夹技术（EICT）、胰岛素抑制试验（IST）、微小模型法（MMT）等。EICT 是目前公认的检测胰岛素抵抗的方法，被认为是胰岛素抵抗检测的金标准。本方法是测定组织对外源性胰岛素敏感性的方法，快速连续胰岛素灌注使血浆胰岛素浓度迅速升高并维持在一定水平，改变葡萄糖灌注率使血糖稳定在基线水平。在这种水平下可通过抑制肝糖输出和内源性胰岛素的分泌，即阻断内源性葡萄糖－胰岛素反馈，这时葡萄糖灌注率等于外源性胰岛素介导的机体葡萄糖代谢率。该方法是胰岛素抵抗检测的金标准，但由于价格昂贵，限制了该方法在临床的推广应用。

思　考　题

1. 胺碘酮导致甲状腺损害，哪些人群更容易发生甲亢？哪些人群更容易发生甲减？
2. 药物导致的催乳素升高通常在什么范围？
3. 免疫检查点抑制剂可导致哪些内分泌系统损害？
4. 胺碘酮导致甲状腺损害分为几种类型？
5. 药物导致的催乳素升高可出现哪些临床症状？

（李亦蕾　杨　菁）

第十一章　药物对皮肤的毒性作用

学习要求

记忆：药源性皮肤损伤的生理学和形态学基础。

理解：药物引发皮肤毒性的作用机制；药物皮肤毒性的评价方法。

运用：药物性皮肤损伤的临床分型及表现；常见的引起皮肤毒性药物。

第一节　药物导致皮肤损伤的作用机制

皮肤是人体最大的器官，约占人体质量的15%。作为人体抵御外界刺激的第一道屏障，皮肤组织结构复杂，功能众多，且因其直接暴露于外界环境中，是人体最易受损的器官。2021年报告的国家药品不良反应/事件累及器官系统排名中，皮肤及皮下组织类疾病占23.5%，位列第二，仅次于胃肠系统疾病（27.8%）。药物对皮肤的直接损伤作用主要体现在对皮肤的结构和功能的破坏上。

一、皮肤的形态与生理学基础

人体正常体表面积为1.5～2m²，厚度0.5～4mm，其中手掌、足底皮肤最厚（1～3mm），眼睑处皮肤最薄（约0.5mm），表皮平均厚度为0.2mm，真皮厚度约是表皮的10倍，人体皮肤pH介于4.5～6.5，呈弱酸性。

皮肤由表皮和真皮两层组成，两层紧密结合，通过皮下组织与深部的组织相连，此外，皮肤内还有附属器官及丰富的血管、淋巴管、神经。

皮肤的结构主要为表皮、真皮、皮肤附属器官。

1. 表皮　较薄，厚为0.1～0.3mm。无血管分布，作为皮肤重要保护层的表皮主要由多层角质形成细胞按一定顺序排列组成，分为5层，由深至浅分别为基底层、棘层、颗粒层、透明层及角质层。表皮和真皮间的基膜带，具有渗透和屏障作用。当发生损伤时，炎症细胞通过其进入表皮。

2. 真皮　位于表皮下方，依附于皮下组织，厚约2mm，分为乳头层和网织层，二者无明确界线。真皮富含弹性纤维、胶原纤维，并有较多血管、淋巴管及感觉神经末梢，同时也是药物皮内注射部位。

3. 皮肤附属器官　包括毛发、皮脂腺、汗腺、甲四个主要部分。

皮肤的主要功能有屏障功能（表面膜、表皮屏障和基膜带）、吸收功能（角质层、毛囊、皮脂腺及汗管）、感觉功能（神经纤维网）、体温调节功能（微血管）、代谢功能、免疫功能和分泌排泄功能。

二、药物经皮肤的吸收过程及影响因素

（一）药物经皮肤吸收的途径

药物经皮肤的吸收途径有两条。

1. 经表皮屏障吸收途径　这是主要的吸收途径，其主要障碍是角质层。药物经排列紧密的角质层，然后经透明层、颗粒层、基底层和基膜，到达真皮，最后进入血管被吸收。药物可由两种途径扩散通过角质层，包括细胞间隙扩散和细胞膜扩散。大多数药物经由简单扩散通过表皮角质层，脂溶性物质容易通过。

2. 经附属器官吸收途径　这是次要的吸收途径，药物可通过汗腺、皮脂腺和毛囊等皮肤附属

器被吸收。当药物渗透开始时，药物首先通过皮肤附属器途径吸收，当药物通过表皮途径到达血液循环后，药物经皮渗透达稳态，则附属器途径的作用可被忽略。对于一些离子型药物及水溶性大分子，由于难以通过富含类脂的角质层，表皮途径的渗透速率很慢，因此通过皮肤附属器途径的吸收也是重要的。在离子导入过程中，皮肤附属器是离子型药物通过皮肤的主要通道。

在最初接触药物的 10 分钟内，皮肤附属器的吸收占优势，随着时间的延长，扩散系数变小，通过角质层吸收转为优势。

（二）药物经皮肤吸收的时相

药物经皮肤吸收的过程包括两相。

1. 第一阶段：渗透相 药物透过表皮进入真皮。

大多数药物通过简单扩散透过表皮角质层。非脂溶性物质不易通过表皮，特别是分子量 > 300 的更不易通过。

2. 第二阶段：吸收相 药物经表皮的肌膜带抵达真皮层后，逐渐转移进入毛细血管。

药物再次进一步扩散的速度主要取决于其水溶性、局部血流量及组织液和淋巴液的流动速度。

只有同时在脂、水中易于溶解的药物，才易通过皮肤进入血液。

（三）药物经皮肤吸收的影响因素

药物经皮肤吸收的影响因素主要有三个方面，即药物的理化性质、皮肤的结构和部位、外界环境因素。此外，机体的遗传背景、年龄、性别、种族、患病状态、神经因子、食物结构及药物治疗情况等也能影响外源性物质的吸收。

1. 药物的理化性质 脂溶性物质和油脂类物质吸收良好，主要吸收途径为毛囊和皮脂腺。药物的浓度、分子量、离子化程度、极性、pH 等均影响皮肤吸收。

2. 皮肤的结构和部位 除角质层外的大多数其他表皮组织、真皮和皮下组织对药物的穿透几乎不产生任何抵抗。

（1）角质层的水合程度：水合程度越高，皮肤的吸收能力越强。

（2）皮肤附属器：角质层细胞间的脂质通道是外源性物质进入机体的主要通道，尚有小部分通过毛囊或汗腺管进入机体。

（3）皮肤 pH：皮肤的 pH 越高，则皮肤对水通透的屏障功能越低；皮肤局部经碱性物质处理后，其皮肤屏障功能恢复速度也减慢。

（4）皮肤血流：真皮局部血流变化可影响药物吸收和分布。

（5）皮肤酶系统：尤其是表皮含有丰富的酶系统，可代谢糖、脂肪和蛋白质等。

3. 外界环境因素 温度的升高、湿度的增加、封闭的环境可增强药物的潜在毒性。

第二节　药物导致皮肤损伤的类型与表现

机体接触不同药物可产生不同的皮肤毒性效应，其毒性作用可仅限于皮肤本身，亦可影响到皮肤附属器官，部分药物可经皮肤吸收产生全身中毒反应。其他给药途径发挥治疗作用时也会引起皮肤黏膜的损伤。

一、药　疹

药疹，又称药物性皮炎，是药物通过口服、外用和注射等途径进入人体而引起的皮肤黏膜的炎症反应，是最常见的一种药物引起的皮肤反应。几乎所有的药物都有可能引起皮炎，但最常见的有磺胺类药、解热镇痛药、镇静催眠药及青霉素、链霉素等。

（一）临床分型及表现

常见药疹类型主要有剥脱性皮炎型、荨麻疹型、固定型、湿疹型、麻疹型或猩红热型、多形红斑型、大疱性表皮松解型和痤疮型。一般来说，药疹多在治疗开始后 7～10 天经过致敏而出现。但如果以前曾接受过同样药物或同类结构的药物治疗，则可于数小时或 1～2 天内迅速出现。

（二）临床诊断

药疹的诊断主要是根据病史和临床表现，除固定型药疹具有特征性表现外，多数药疹不易与其他原因引起的同类症状相区别，必须根据病史及发展过程加以综合分析而做出判断。

在临床上，需警惕对骤然发生于治疗过程中的全身性、对称性分布的皮疹，询问用药史，特别注意药物的交叉过敏及隐蔽形式出现的药物过敏。熟知各种类型的药物过敏特点，排除类似的内科和皮肤科疾病。一般药疹的颜色较鲜艳，痒感重。通常药疹在停用致敏药物后很快好转和消退。

在临床上用药后发生药疹，停药后药疹消失及再用时复发的药物史具有重要的诊断意义。现代的免疫试验法如淋巴细胞转化试验、放射变应原吸附试验（RAST）、嗜碱性粒细胞脱粒试验、巨噬细胞游走抑制试验、白细胞组胺试验等，能协助了解药物和机体之间的免疫关系，但其诊断价值有待进一步确证。

（三）预防和治疗

在药疹的预防中，首先详细询问并记录药物过敏史，并及时注意药疹的前驱症状，如发热、瘙痒、轻度红斑、胸闷、气喘、全身不适等症状，及早发现，及时停药，避免严重反应的发生。对于容易发生药疹的药物，如青霉素、破伤风抗毒素、普鲁卡因应用前必须做皮试，而且准备好一切急救所必备的药品及措施。

在发生药疹时，建议停用一切可疑致敏药物及与其结构相似的药物，多饮水或输液以促进体内药物的排泄。轻症者给予抗组胺药物、维生素 C 及钙剂。重症者加用糖皮质激素。特别严重的药疹，及早采用各种措施，注意预防和控制继发感染，并注意补液和维持电解质平衡等支持治疗。对伴黏膜损坏者要积极保护黏膜，尤其是眼结合膜，防止角膜混浊及黏膜的粘连。

二、药物的光敏反应

药物的光敏反应主要指使用药物后，暴露于紫外线所产生的不良反应，包括光毒性反应（phototoxic reaction）和光变态反应（photoallergy）两大类。药物引起的光敏反应具有潜伏期，通常在接触后 24 小时内发生。

可引起光敏反应的药物主要包括喹诺酮类、磺胺类、四环素类、磺酰脲类、利尿药、吩噻嗪类、非甾体抗炎药、口服避孕药及局部用药等。一年四季都可发生，夏季、野外作业者更应警惕。

（一）临床分型及表现

1. 光毒性反应　是指皮肤接触到化学物质后，继而暴露于紫外线照射下所引发的一种皮肤毒性反应，或者全身应用化学物质后，暴露在紫外线照射下发生的类似反应。光毒性反应是一种非免疫性反应，由活性氧特别是单线态氧介导。某些化学物质经光能（280～320nm 紫外线）作用，可与氧反应生成自由基，通过靶分子反应或者其激发态与靶分子直接作用导致皮肤毒性反应。类似于原发性反应，首次接触即可发生。光毒性反应具有剂量依赖性，临床上表现为严重的晒伤，一旦发生，反应迅速，短时间内即可形成红斑、瘙痒和水肿，严重的情况下可以发生色素沉着等不良反应。

2. 光变态反应　属于迟发型变态反应，是获得性免疫介导反应，发生率比较低，与抗体和延迟的细胞反应有关。发生机制为药物吸收光能后变为激发态，并与蛋白结合成为药物-蛋白结合物，经朗格汉斯细胞传递给免疫细胞，通过释放各种细胞因子并激活肥大细胞，再次接触药物后引起变态反应。主要发生在真皮，临床表现与Ⅳ型超敏反应类似，可反复发作。

（二）临床诊断

光敏反应的临床表现主要有各种皮肤病，如光敏性皮炎、慢性光化性皮肤病、日光性荨麻疹、光敏性痘疮样水疱病等，此外还有甲松离、假卟啉症、红斑狼疮等。

光敏反应导致的后果可能很严重，但其临床诊断较为困难。光敏性药疹的发生必须具备两个条件：一是服用或输注过具有光敏感性的药物；二是接受了一定量的日光照射。在这两种因素的作用下，本来无害的药物可以转变为对细胞有毒性的物质，通过化学反应直接破坏或杀死皮肤细胞。皮肤在日晒后，产生轻度的光敏性反应，症状类似于日晒斑或日光性皮炎。皮疹一般在日晒后数小时出现，多为红斑、丘疹，伴瘙痒或灼痛，重者可能会发生面部、手、上臂皮肤处红肿、脱皮，甚至起水疱。

临床诊断光敏反应的方法主要是光试验、光斑贴试验、再激发试验和再激发光试验等，结合病变按光照部位分布的特点和临床症状来诊断。光斑贴试验或再激发试验阳性时虽可以确诊，但这些诊断试验阴性时却不能排除光敏反应的可能。一旦确诊为光敏反应后，找出光敏原后去除光敏原和限制紫外线暴露是最重要的措施。

（三）预防及治疗

光敏反应发生的频率和严重程度具有个体差异性。一般来说，易发生光敏反应的人群为皮肤娇嫩者、因痤疮正在使用抗菌药物治疗的少儿、老人、女性，以及人体免疫缺陷病、红斑狼疮、免疫功能受损的患者。因此，这些人在使用光敏性药物时必须采取适当的防护措施，以避免光毒性反应的损害。

1. 用药前询问患者是否有光敏反应史，有光敏反应史者要慎用此类药物。

2. 提供相关用药防护知识，如告知患者在用药期间及停药后5日内，应该尽量避免过度暴露于阳光下，可采取一些屏蔽阳光，尤其是长波紫外线（UVA）和中波紫外线（UVB）的措施，以减少光敏反应的发生；如出现光毒性反应或皮肤损伤，应立即停用具有光敏感作用的药物，改换其他治疗原发疾病的药物，并及时就诊。

3. 调整给药时间，避免日光照射。例如，培氟沙星在晚上睡前给药，可以减少光照量以保证用药期间的安全性，减少光敏反应的发生。

4. 如果服药后因日光暴露而出现过敏，需在皮肤最初出现麻刺感或红斑时，立即躲避阳光，用冷水湿敷红肿发热部位。初次发生者要尽量避免日光和其他光线，包括日光灯的照射。因此，患者即使在家里也要格外小心。

5. 已发生光毒性反应的患者，在症状未消失时及症状消失后5日内，仍不能接受太阳光或紫外线照射，以免再次发生光毒性反应。

6. 易感人群在使用光敏性药物期间，外出应特别注意皮肤防护，如果需要外出，可戴上宽檐帽或撑遮阳伞，并涂上防晒霜。

值得提醒的是，除某些药物外，还有一些食物也可产生这种光敏反应，如香菜、芹菜、油菜、芥菜、柠檬等。

如发生药物光敏反应，可根据诊断结果选择不同的治疗方法，多形性日光疹应严格控制光照，如果失败，可在春季进行预防性光照疗法；日光性荨麻疹可使用非索非那定和西替利嗪等药物，进行血浆置换或在不出疹的前提下进行光照来适应光线；慢性光化性皮炎可使用环孢素和硫唑嘌呤；光化性痒疹可以使用小剂量沙利度胺来治疗；痘疮样水疱病目前的治疗方法是尽量避免光照。病情紧急时，通常局部或全身给予糖皮质激素。

三、原发性刺激

原发性刺激是皮肤接触刺激物质后，由原发性刺激性作用引起的一种非变应性炎症反应，皮损的严重程度视暴露物质刺激性的强、弱而异。接触强刺激物后，常立即发病，接触与发病间的关系十分明确。皮损可由红斑、丘疹、水疱、大疱直至形成坏死和溃疡。

（一）临床分型及表现

1. 改变皮肤结构的损伤　如强酸引起的皮肤凝固性坏死及强碱引起的溶化性坏死。

2. 药物性皮炎　可见于阿司匹林、磺胺类、巴比妥类等药物，临床表现仅限于直接接触部位，边缘清楚。

3. 皮肤色素沉着　可见于肼和硫酸二甲酯、二甲基亚砜、丙烯腈等化合物，这些化合物通过附属器官途径进入。

（二）临床诊断

1. 有明确的职业性刺激物接触史。

2. 自接触到发病所需时间和反应强度与刺激物的性质、浓度、温度、接触时间和方式等因素有密切关系，接触高浓度强刺激物，常立即出现皮损。

3. 在同样条件下，大多数接触者发病。

4. 大多数皮损局限于接触部位，界线清楚。

5. 病程具有自限性，去除病因后易于治愈，再接触可再发。

6. 适当的防护措施能有效地减轻病情或避免发病。

（三）预防和治疗

尽量避免接触已知的刺激原。如不慎接触，应立即用水冲洗皮肤上的刺激物，不要等待中和液，以免贻误治疗。冲洗要充分，不要遗漏毛发、皱襞等部位。暂时避免接触致病物及其他促使病情加剧的因素。在治疗上可按一般接触性皮炎的治疗原则对症处理。

四、药物超敏反应综合征

药物超敏反应综合征（drug induced hypersensitivity syndrome，DIHS）又称伴嗜酸性粒细胞增多和系统症状的药物反应（drug reaction with eosinophilia and systemic symptoms，DRESS），是一种少见且可危及生命的药物不良反应，其特征是潜伏期较长，伴皮疹、血液系统异常和内脏损害。DIHS 临床上呈现多样化表现，易误诊误治。DIHS 的发病机制尚未完全阐明，一般认为是由 CD8 T 细胞介导、针对药物及其活性代谢物的迟发性超敏反应。发病机制除涉及药物代谢过程中的相关酶缺陷外，还涉及药物的理化特性、遗传易感性、影响药物代谢或排泄的基础疾病、机体免疫状态、潜伏感染病毒的再激活等因素。但这些因素如何相互作用导致疾病发生，目前尚不清楚。

（一）临床分型及表现

潜伏期长是 DIHS 的特征之一，皮肤症状一般于服用致敏药物后 2～6 周（平均 3 周）出现。患者皮疹出现数天前，常出现瘙痒和发热的前驱症状，体温可在 38～40℃波动，持续数周。早期皮损多为泛发的麻疹样斑疹或斑丘疹，也可为湿疹样或荨麻疹样，少数可出现无菌性脓疱和紫癜等损害，严重者可出现类似剥脱性皮炎、Stevens-Johnson 综合征（SJS）、中毒性表皮坏死松解症（TEN）等皮损。此外，约 25% 的患者可出现面部、眼睑和（或）手部水肿，这些体征对早期诊断具有一定意义。与普通型药疹不同的是，停止使用致敏药物后皮疹不会很快消退，可出现再次加重（双峰）或多次加重（多峰）现象，这可能与药物交叉反应、药物诱导的免疫抑制及病毒再激活有关。

不同药物诱发的 DIHS 在临床特征上有一定区别。DIHS 可累及多个不同的脏器系统，最常累及淋巴结、血液系统和肝脏。淋巴结受累可见于 75% 的患者，表现为局部或泛发性淋巴结肿大。血液系统受累主要表现为白细胞、嗜酸性粒细胞数目和比例升高。内脏损害多迟于皮肤损害，也有部分患者发生在皮肤损害之前。肝脏是最常受累的器官（发生率 75%～94%），表现为肝大，

ALT、AST 和 ALP 升高，可伴脾大。12%～40% 的患者可出现不同程度肾损害，表现为血尿和蛋白尿，甚至出现间质性肾炎并进展为肾衰竭。1/3 的患者可见肺脏损害，表现为肺功能降低、急性间质性肺炎、胸膜炎、胸腔积液、肋膜炎甚至急性呼吸窘迫综合征。4%～27% 的患者可出现心脏损害，出现胸痛、呼吸困难、心悸和血压下降，血肌酸酐和肌钙蛋白升高，超声心动图示射血分数降低，心电图示 ST 段和 T 波改变。神经受累可出现脑脊髓膜炎、脑炎，表现为头痛、昏迷及运动功能障碍。

（二）临床诊断

由于 DIHS 的多器官受累特性、临床皮疹多样性和潜在致死性，诊断有一定难度，主要表现为疾病早期皮疹不具备特异性，嗜酸性粒细胞可能无明显升高，难以与普通发疹型药疹鉴别，皮疹多少与内脏损害程度不一致。目前尚无统一的 DIHS 诊断标准，鉴于 DIHS 临床表现的多样性和复杂性，根据 2018 年发布的《药物超敏反应综合征诊治专家共识》，如果患者出现以下临床表现或实验室指标异常，应考虑 DIHS 的可能。①迟发性皮疹：从服药到皮疹出现时间大于 3 周；②淋巴结肿大：≥2 个部位的淋巴结肿大；③发热：体温大于 38℃；④内脏损害：ALT 为正常值 2 倍以上、间质性肾炎、间质性肺炎或心肌炎；⑤血液学异常：白细胞升高或降低，嗜酸性粒细胞≥$1.5×10^9$/L 或不典型淋巴细胞>5%；⑥复发病程：尽管停用诱发药物并给予治疗，疾病仍出现病情复发或加重。符合前 5 条，可确诊 DIHS。

（三）预防和治疗

临床上遇到患者服药后出现发热、面颈部和（或）手足部特征性水肿性红斑、淋巴结肿大、内脏器官受累和嗜酸性粒细胞升高时，应高度怀疑 DIHS。应进行病史采集、全面体检和必要的实验室检查，包括服药种类、皮疹出现时间和演变特点、内脏受累的实验室指标等，并积极排除其他潜在的严重疾病，包括感染、肿瘤、自身免疫性疾病等。

DIHS 的临床变异较大，治疗应注意个体化原则，治疗方案应根据内脏器官受累的严重程度选择。首先应停用致敏药物，轻中症患者可给予外用糖皮质激素、支持治疗和必要的系统治疗。情况严重时（氨基转移酶大于 5 倍正常值、肾脏受累、肺炎、嗜血现象和心脏受累）可给予相当于 1mg/(kg·d) 糖皮质激素。若出现危及生命的现象如伴有骨髓衰竭的噬血细胞综合征、脑炎、重症肝炎、肾衰竭和呼吸衰竭等，可给予糖皮质激素和静脉注射免疫球蛋白（IVIG）联用，并建议开展多学科会诊。如果证实重症患者有相关病毒的再激活，可在糖皮质激素和 IVIG 治疗的基础上联合抗病毒药物（如更昔洛韦）。

五、其　他

（一）皮肤过敏反应

皮肤过敏反应是一种很常见的过敏形式，主要是指皮肤受到各种刺激导致皮肤出现红肿、发痒、脱皮及过敏性皮炎等皮肤过敏症状，属于Ⅳ型超敏反应，是人对正常物质（过敏原）的一种不正常的反应。其发生机制是进入皮肤的药物与某些细胞的表面结合进而与 T 淋巴细胞反应。当致敏的 T 淋巴细胞再次接触到这种药物时，就会释放出各种生物活性物质，导致充血和水肿。易引起皮肤过敏反应的药物有青霉素、磺胺类、氯丙嗪、普鲁卡因、苯佐卡因等。在过敏反应的发生过程中，过敏介质起着直接的作用，过敏原是过敏反应发生的外因，而机体免疫能力低下，大量自由基对肥大细胞和嗜碱性粒细胞的氧化破坏是过敏反应发生的内因。

（二）氨苯砜综合征

氨苯砜综合征（dapsone syndrome）是在服用氨苯砜后出现的一组以发热、皮损、肝损害、黄疸、淋巴结病及溶血性贫血为主要表现的综合征，是氨苯砜治疗引起的一种少见、严重的不良反应。1949 年 Lowe 和 Smith 报告一组病例，患者使用氨苯砜 2～3 周后出现发热、肝炎、淋巴结肿大和周围血中单核细胞异常增多，临床上类似传染性单核细胞增多症。1951 年 Allday 对此进行了系统描述，并将其命名为氨苯砜综合征。以后随着氨苯砜的广泛应用，除麻风患者外，该综合征在一些使用氨苯砜治疗的皮肤病患者中亦时有发生，如寻常痤疮、掌跖脓皮病、持久性隆起性红斑、疱疹样皮炎、白细胞碎裂性血管炎等。

（三）红人综合征

红人综合征（red man syndrome，RMS），又称红颈综合征，是服用（或外用）某些药物后所出现的不良反应。早在 1959 年 Rothenberg 就报道过 RMS，当时称为类过敏反应。RMS 以脸、颈、躯干上部斑丘疹样红斑为特征，还可出现寒战、高热、瘙痒、心动过速、血管性水肿、胸痛、头晕等，不同的患者会有不同的表现。严重时可出现低血压及休克，甚至危及生命。多发生于万古霉素滴注过程中，与输注万古霉素的剂量及速度有关。常见于首次静脉使用万古霉素的患者。多在开始输液 4～10 分钟后发生，也可在输液以后不久出现。其他途径使用万古霉素（如口服、腹膜内注药）及其他药物，如环丙沙星、两性霉素 B、利福平等也可引起 RMS。万古霉素引起 RMS 的原因可能是其促使肥大细胞和嗜碱性粒细胞脱颗粒，释放大量组胺所致，此过程不依赖 IgE 和补体的形成。由于组胺释放的程度与万古霉素输注的剂量和速度有关，因此，每次静脉注射时应尽量缓慢，至少需 1 小时。

（四）经过皮肤吸收产生全身中毒反应

经皮肤吸收产生全身中毒反应主要是指药物降低皮肤的屏障作用，增加皮肤通透性，加速皮肤吸收，引起全身中毒，如有机磷酯类药物。

（五）化学药物对皮肤附属器的影响

化学药物对皮肤附属器的影响主要涉及头发、皮脂腺及汗腺等，常见相关药物如下。

1. 头发　化疗药、口服避孕药、甲巯咪唑、普萘洛尔。

2. 皮脂腺　激素类药物。

3. 汗腺　氯仿。

第三节　常见的引起皮肤毒性的药物

在药物不良反应中，皮肤是最易受到影响的器官。所有的药物都可能引起皮肤反应，虽然大多比较轻微，但有些反应很严重，甚至危及生命，如 SJS、TEN 等。

案例 11-1

患者，男性，30 岁，因感冒就诊于当地诊所，给予赖氨匹林 0.9g 加入 0.9% 氯化钠注射液 100ml，头孢曲松 4.0g+地塞米松 5mg 加入 0.9% 氯化钠注射液 250ml，清开灵注射液 30ml 加入 5% 葡萄糖注射液 250ml 静脉滴注，1 次/天，连续 2 天。停药 3 天后，患者双手出现多处红疹，伴有瘙痒不适。次日出现发热，体温最高达 40℃，随后皮疹逐渐增多，蔓延至全身，瘙痒明显。实验室检查示 ALT 1012U/L，AST 413U/L，TBil 92.5μmol/L，DBil 72.1μmol/L；胸部 X 线平片示双肺纹理略增多。考虑为药物性皮炎合并肝损伤，给予甲泼尼龙片 20mg 口服，2 次/天。2 天后复诊，患者皮疹加重，融合成大片，双手、胸背部、颈部出现水疱，尼氏征阳性，全身皮损面积达 60%～70% 体表面积，水疱面积达 20%～30% 体表面积，皮肤剥脱面积＞30%。患者既往身体健康，无特殊病史，否认食物或药物过敏史。入院诊断：药物性 TEN、药物性肝损伤、肺部感染、低钙血症。

请思考以下问题：

引起该患者皮肤损伤可能的原因是什么？判定的依据是什么？

一、抗感染药物

案例 11-2

2022 年国家药品不良反应监测中心发布的《国家药品不良反应监测年度报告（2021 年）》显示，抗感染药品不良反应/事件总体报告中皮肤及皮下组织疾病排名位居口服制剂第 2 位，注射剂第 1 位。而在严重药品不良反应/事件报告中，皮肤及皮下组织疾病均位居首位。

请思考以下问题：

常见引起皮肤毒性的抗感染药物有哪些？具体表现有哪些类型？

（一）β-内酰胺类

β-内酰胺类抗菌药物临床应用十分广泛，但过敏反应较常见，包括荨麻疹等各类皮疹、白细胞减少、间质性肾炎、哮喘发作等；偶见过敏性休克，一旦发生，必须就地抢救，确保患者气道畅通、给氧，使用肾上腺素、糖皮质激素等治疗。2021 年 4 月 16 日，国家卫生健康委员会发布《β 内酰胺类抗菌药物皮肤试验指导原则（2021 年版）》。值得注意的是，皮试仅为预防过敏反应的措施之一，其预测作用仅限于少数药物引发的 IgE 介导的速发型过敏反应。预防和降低过敏反应风险应更多依靠：①详细询问和甄别过敏史；②用药期间的密切观察；③配备过敏反应抢救药品和设备；④医务人员熟悉严重过敏反应救治措施。此外，皮试有诱发严重过敏反应甚至过敏性休克的可能。

青霉素与第一代头孢菌素之间的交叉过敏性较多见，可达 10%。但第二代头孢菌素与青霉素之间的交叉过敏反应率仅为 2%～3%，第三、四代头孢菌素与青霉素之间的交叉过敏反应率更低至 0.17%～0.7%。目前研究认为头孢菌素 C7 位的 R1 侧链与青霉素 C6 位的侧链结构相同或相似是导致交叉过敏反应的主要因素（表 11-1）。

表 11-1　β 内酰胺类药物侧链相似性比较

青霉素 C6 位与头孢菌素 C7 位侧链相同或相似		头孢菌素 C7 位侧链相同或相似		
阿莫西林	哌拉西林	头孢噻吩	头孢泊肟	头孢他啶
氨苄西林	头孢哌酮	头孢西丁	头孢克肟	氨曲南
头孢氨苄		头孢唑肟		
头孢克洛		头孢曲松		
头孢拉定		头孢噻肟		
头孢丙烯		头孢匹罗		
头孢羟氨苄		头孢吡肟		

注：同一列内药物具有相同或相似的侧链结构

（二）喹诺酮类

喹诺酮类药物因抗菌谱广且作用强，广泛应用于临床。但由于其自身化学结构的特点决定了其具有光毒性。喹诺酮类药物母环 8 位取代基与光毒性有直接关系，8 位若引入卤素可使光毒性增加。取代基对光毒性的增加程度依次为 C-F＞C-Cl＞N＞C—H＞C—CF$_3$＞C—OCH$_3$。司帕沙星、氧氟沙星、环丙沙星、洛美沙星等均因母核基础上引入了氟，因而增加了其对光的敏感性。而新一代喹诺酮类药物如加替沙星、莫西沙星、吉米沙星因 C8 位引入甲氧基，故增加了此类化合物对紫外线的稳定性。

喹诺酮类光毒性反应一般表现为水肿性红斑、色素沉着、水疱、大疱甚至出现 TEN。光毒性反应一般发病急、病程短、消退快，仅限于表皮。且有研究提示，光毒性可能与剂量呈正相关。

因此，在开具喹诺酮类药物时，应详细询问病史，光敏患者应慎用此类药物，同时应交代患者用药期间避免日晒。

（三）万古霉素

万古霉素为糖肽类抗菌药物，具有强大的杀菌作用。其作用机制是抑制细胞壁的合成，改变细胞膜的通透性及阻碍细菌的 RNA 合成，使细菌不易产生耐药性，因而在临床仍具有较大的应用价值。万古霉素不良反应类型主要涉及过敏反应，主要表现为皮肤损害、肾功能损害和神经系统损害，其中万古霉素所致的不良反应中，发生在给药后 30 分钟内的，以红人综合征和过敏反应为主，在皮肤损伤方面主要临床表现为潮红、发热、瘙痒、荨麻疹、全身红肿、皮肤脱落等，尤其在快速输注万古霉素时，可导致伴随红人综合征的血管性水肿和低血压。因此，万古霉素用药前应仔细询问药物过敏史，对既往有过敏性休克史的患者应禁用，同时在使用过程中注意控制滴速。

二、芳香族抗癫痫药物

芳香族抗癫痫药物（aromatic antiepileptic drugs，AEDs）目前临床上较为常用，而皮肤不良反应是导致临床停药的主要原因。AEDs 携带苯环并具有相似的化学结构。临床上常用的 AEDs 包括卡马西平、苯妥英钠、苯巴比妥、拉莫三嗪、奥卡西平。这类药物诱发的 CARDS 包括轻度斑丘疹（MPE）及严重皮肤不良反应（SCARS）如 SJS、TEN、DRESS。

MPE 表现为皮肤粉红色斑丘疹，通常在停药后 1~2 周消退。SJS 表现为紫癜样疱疹，伴有黏膜和皮肤的损害。当皮肤剥脱面积小于 10% 时为 SJS，大于 30% 时为 TEN，二者之间则为 SJS/TEN 重叠。SJS 的死亡率低于 3%，而 TEN 的死亡率可达 40%。DRESS 的皮损则多种多样，从 MPE 到表皮剥脱性皮炎均可出现，并伴多器官受损和发热、嗜酸性粒细胞增多、淋巴结肿大等全身表现。

AEDs 因相似的化学结构，共同的代谢、免疫途径使它们具有高达 40%~58% 的药物交叉反应。当卡马西平、苯妥英钠、苯巴比妥代谢为芳烃代谢氧化产物分解过慢时，会形成半抗原而激发免疫反应，导致皮损的发生。此外，研究显示，人白细胞抗原（human leukocyte antigen，HLA）在 AEDs 皮肤不良反应的发病上具有重要作用，*HLA-B* 1521*、*HLA-A* 2402*、*HLA-DRB1* 0403* 等基因和 SJS/TEN 等该类不良反应密切相关。*HLA-B* 1502*、*HLA-A* 3101* 等基因也与该类不良反应具有相关性。

三、化疗药物

在肿瘤患者中常规全身和局部应用化疗药物常会导致皮肤、黏膜、头发和指/趾甲的多种病变，其中有免疫介导的超敏反应、色素沉着、毛发变色、指/趾甲变色或脱离、光敏反应、放射记忆性皮炎（radiation recall dermatitis，RRD）和手足综合征等病变，以及有可能危及生命的 SJS/TEN、嗜酸性粒细胞增多和 DRESS 等危及生命的病变，需要对患者从心理到生理均进行及时关怀和关注，必要时更改化疗方案，提高患者生活质量，降低治疗风险。

免疫介导的不良反应如使用铂类药物（如顺铂、卡铂和奥沙利铂）的皮肤不良反应多数为经典的 I 型超敏反应。荨麻疹、瘙痒、血管性水肿和其他过敏反应症状通常在给药后 1 小时内出现，亦可能在暴露 24 小时后发生。甲氨蝶呤引起的皮肤血管炎和利妥昔单抗的血清病样反应可能是 III 型超敏反应。局部氮芥接触导致的皮炎是典型的 IV 型超敏反应。SJS/TEN 和某些过敏性皮疹亦是免疫介导，具体机制不详。

烷化剂和抗肿瘤抗生素等引起皮肤、指甲和黏膜的色素变化较常见，可为局部或较分散，并可能影响皮肤、黏膜、头发和（或）指/趾甲。色素变化通常可停药缓解，但也可持续存在。例如，环磷酰胺所引起的罕见牙龈边缘色素沉着通常是永久性的。氟尿嘧啶可引起蛇形静脉上色素沉着或暴露于阳光区域的色素沉着，引起甲床变黑，并引起舌和结膜的黏膜色素沉着。外用氟尿嘧啶可在治疗区诱发色素沉着。氟尿嘧啶衍生物替加氟可诱导界线清楚的棕褐色至黑色的黄斑色素沉着，出现在手掌、脚掌、指甲和外生殖器上。与氟尿嘧啶相关的色素沉着通常在治疗停止后数周至数月内消失。白消安可导致全身皮肤变黑或呈棕褐色，与艾迪生病的皮肤表现类似。白消安也可引起肾上腺功能不全，必要时需完善促肾上腺皮质激素鉴别。聚乙二醇多柔比星脂质体可在包括手掌和脚掌在内的躯干和四肢上引起黄斑色素沉着。羟基脲引起的色素沉着可影响面部、颈、下臂、手掌和指/趾甲；压力或创伤部位的色素沉着也可发生。顺铂也发生压力诱导的色素沉着。异环磷酰胺、多西他赛、顺铂、羟基脲、博来霉素和柔红霉素等也可引起色素变，可能与炎性反应后色素沉着和出汗有关，而非药物本身的局部作用。

值得一提的是，我国传统中医药在防治肿瘤治疗导致的皮肤损伤方面具有独特的优势，经数据挖掘分析显示，防治肿瘤相关治疗所致皮肤损伤的中药以清热药、补虚药、活血化瘀药和解表药为主；外用中药得到 3 个聚类组，2 味药关联 13 对，3 味药关联 10 对；内服中药得到 3 个聚类组，2 味药关联 9 对，3 味药关联 6 对，其用药规律值得在临床上指导验证。内服中药防治肿瘤相关治疗所致皮肤损伤虽具有较好的治疗效果，但涉及处方相对较少，仍需进行进一步的临床研究。

四、新型肿瘤靶向药物

案例 11-3

　　2021 年 1 月 21 日，国家药品监督管理局发布了关于修订吉非替尼片说明书的公告（2021 年第 17 号），基于上市后的不良反应数据，在【不良反应】和【注意事项】下增加了对该药皮肤不良反应的说明，具体如下：

　　【不良反应】增加以下内容：

　　上市后经验：吉非替尼片上市后观察到以下不良反应。这些不良反应来自无法确定样本量的自发报告，难以准确估计其发生频率。

　　皮肤和皮下组织异常：皮肤不良反应是吉非替尼片十分常见的不良反应之一，可发生在身体任何部位，多表现为轻到中度的皮疹、干燥、瘙痒等。上市后不良反应监测已收到掌跖红肿综合征（手足综合征、手足皮肤反应）报告，表现为手掌和足底感觉异常、红斑、脱屑、水疱、出血、皲裂、水肿或角化过度等。

　　【注意事项】增加以下内容：

　　皮肤毒性：严重皮肤不良反应（NCI CTCAE 3 级或 3 级以上）需暂停用药（见【用法用量】），对皮肤反应进行早期干预有利于吉非替尼的持续治疗。患者用药期间出现皮肤感觉异常、红斑、脱屑、水疱、出血、皲裂、水肿或角化过度应及时就医。上市后不良反应监测已收到掌跖红肿综合征（手足综合征、手足皮肤反应）报告，患者在用药期间应注意减少皮肤压迫和摩擦，尤其防止对手掌和足底的压迫。

　　请思考以下问题：

　　引起该类皮肤损伤的作用机制是什么？

随着新型肿瘤靶向药物在临床的广泛应用及患者对生活质量期望的不断提高，该类药物不良反应越来越受到重视。其中，皮肤不良反应事件较为常见，且会严重影响患者的生存质量和进一步治疗。对于采用靶向药物治疗的肿瘤患者，皮疹一般在治疗后第 1～2 周开始出现，在 3～5 周达到高峰，在治疗停止 4 周内逐渐消退。但由于患者以肿瘤治疗为主，在不停止治疗的情况下，皮疹可能反复出现或加重。常见可引起皮肤不良反应的肿瘤靶向药物见表 11-2。

表 11-2 临床常见引起皮肤不良反应的靶向药物

药物分类	药物具体类别	代表药物
小分子激酶抑制剂	TKI/多靶点 TKI: EGFR、PDGFR、VEGFR/FGFR 等 其他激酶抑制剂: 丝氨酸-苏氨酸激酶抑制剂/BRAF 抑制剂、MEK 抑制剂等	吉非替尼、厄洛替尼、拉帕替尼、奥希替尼、阿法替尼、阿帕替尼、伊马替尼、达沙替尼、普纳替尼、尼罗替尼、博舒替尼、舒尼替尼、仑伐替尼等；威罗非尼、达拉非尼、恩考芬尼、曲美替尼、卡比替尼等；索拉非尼、凡德他尼、瑞戈非尼等
大分子抗体	酪氨酸激酶受体抗体、细胞因子单抗	西妥昔单抗、帕尼单抗、曲妥珠单抗、帕妥珠单抗、贝伐珠单抗、利妥昔单抗等

靶向药物中针对 EGFR 靶点的药物最易引起皮肤不良反应，包括小分子酪氨酸激酶抑制剂（TKI，如吉非替尼、厄洛替尼、拉帕替尼、阿法替尼、奥希替尼）和单克隆抗体（如西妥昔单抗、帕尼单抗、帕妥珠单抗）。EGFR 在角质形成细胞、毛囊和皮脂腺中高表达，其调节角质形成细胞增殖、分化等，并在维持表皮稳态中起关键作用。TKI 或单克隆抗体抑制 EGFR 表达后可影响表皮的完整性，导致毛囊和皮脂腺发生无菌性炎症，其中以毛囊炎样皮疹（丘疹脓疱型）、甲沟炎和脱发等常见。

VEGFR/FGFR 抑制剂主要靶向并抑制参与肿瘤生长和血管生成的酪氨酸受体和酪氨酸激酶，包括阿帕替尼、舒尼替尼、阿西替尼、索拉非尼、凡德他尼、瑞戈非尼等。这类药物可引起多种皮肤不良反应，如手足皮肤反应、多形红斑、毛发改变（可逆性弥漫性脱发、毛发色素脱失等）；鳞状上皮增生性病变（角化棘皮瘤、鳞状细胞癌）；面部和头皮脂溢性皮炎样红斑等。手足皮肤反应通常表现为红斑基础上局灶角化过度地胼胝样皮损，好发于受压或摩擦部位，如指尖、手掌和足跟等，皮疹疼痛明显，病理表现主要为角质形成细胞坏死和小血管炎症。

BCR-ABL TKI 作用于 BCR-ABL 融合蛋白而抑制信号转导，是多靶点 TKI，包括伊马替尼、达沙替尼、尼罗替尼、博舒替尼等，其皮肤不良事件包括斑丘疹、脱发、色素沉着障碍、毛周角化病和光敏反应等，偶尔可见重度皮肤反应。斑丘疹是其最常见的皮肤不良事件，皮疹发生率呈剂量依赖性，表现为非特异性局部或全身性红色斑丘疹性皮疹。

丝氨酸-苏氨酸激酶抑制剂/BRAF 抑制剂包括威罗非尼、达拉非尼、恩考芬尼等，可引起不同的皮肤毒性，以斑丘疹和脱发最常见，其他包括光毒性反应、鳞状上皮增生性病变、掌跖角化病等。

肿瘤靶向药相关皮肤病表现形式多样，需要结合特定的皮疹类型给予针对性治疗。目前评定肿瘤靶向药物相关皮疹等级时主要参考美国国家癌症研究所国际常见不良反应标准（common terminology criteria for adverse events，CTCAE）。

五、免疫检查点抑制剂

免疫检查点抑制剂（immune checkpoint inhibitor，ICI）包括细胞毒性 T 淋巴细胞相关蛋白 4（CTLA-4）抑制剂、PD-1 抑制剂和 PD-L1 抑制剂。皮肤毒性是该类药物最常见的免疫相关不良反应（immune-related adverse events，irAE）。使用该类药物的患者中，约 40% 可出现不同程度的皮肤不良反应，或原有皮肤病加重。皮肤不良反应常首先出现，种类较多，虽然这些事件多数都是轻度至中度的，但高达 5% 的事件是严重的。随着在临床上的逐步推广应用，其毒性管理越来越得到重视。2017 年以来，相关国际组织陆续发布了免疫治疗毒性管理共识指南，2019 年中国临床肿瘤学会（Chinese Society of Clinical Oncology，CSCO）免疫检查点抑制剂相关的毒性管理指南发布并定期更新。

免疫检查点抑制剂常见的皮肤不良反应包括皮疹、瘙痒、水疱。大多数患者皮肤毒性是最早的 irAE，治疗后平均 3.6 周发作一次。常见斑丘疹、躯干或四肢淡红色皮疹及白癜风。相较

CTLA-4 抑制剂，PD-1/PD-L1 抑制剂发生口腔黏膜炎或口干症的频率更高。

大多数免疫检查点抑制剂皮疹可用局部皮质类固醇治疗。如果以瘙痒为主要症状，可考虑使用口服止痒剂（如羟嗪、苯海拉明等）。严重皮疹（3 级）应口服皮质类固醇治疗，并应按照既定管理方案进行后续治疗。极少数患者会出现严重皮疹，如 SJS/TEN。

在《2020 MASCC 临床实践建议：免疫检查点抑制剂引起的严重皮肤毒性的管理》中将皮肤毛细血管增生症（CCEP）改为"反应性皮肤毛细血管增生症（RCCEP）"，并在 G1～G3 的毒性管理部分，强调了对于易于摩擦部位可以用纱布保护，避免摩擦出血，同时压迫止血的处理，对于 G3 的概述更改为"泛发型，可并发感染"。虽然该类药物皮肤严重不良反应的发生率较低，但一旦出现，后果比较严重，故而早期报告、识别和治疗对免疫相关不良反应的管理十分重要。

六、其他可引起严重皮肤不良反应的药物

药品严重皮肤不良反应（severe cutaneous adverse reaction，SCAR）是一组涉及皮肤和某些器官内层的严重、可能危及生命的药品不良反应，主要包括 SJS 和 TEN、急性泛发性发疹性脓疱病（AGEP）、DRESS、多形性红斑（EM）和大疱性皮炎（BD）等。除上述药物外，以下药物仍需警惕 SCAR 的发生。

（一）异维 A 酸

异维 A 酸是维生素 A 的衍生物，用于治疗痤疮及角化异常性疾病，包括口服制剂和外用制剂。近年来多个国家的药品管理部门发布了有关使用异维 A 酸口服制剂引起严重皮肤损害的安全性信息。

2010 年 2 月，加拿大卫生管理机构网站提醒异维 A 酸（商品名：ACCUTANE，口服制剂）的严重皮肤损害，包括多形性红斑、SJS 和 TEN，其中两例患者死亡。虽然大多数病例还存在其他可能引起皮肤反应的危险因素，但不能排除异维 A 酸和这些严重皮肤反应之间的因果关系。欧洲药品管理局（EMA）于 2010 年 3 月对异维 A 酸的严重皮肤损害风险进行了评估。其中，多形性红斑是这些严重皮肤反应中最常见的报告病例。超过半数的病例（26 例）不具备导致这一皮肤反应的其他原因，其中 7 例明确显示患者在停止服用异维 A 酸后不良反应消失，另外 4 例显示患者在重新接受异维 A 酸治疗后多形性红斑又再次出现，进一步评估了异维 A 酸与多形性红斑的关联性。虽由于病例报告中所提供的信息极为有限，以及患者都还存在其他可能导致皮肤反应的危险因素，无法确定异维 A 酸与这些严重皮肤损害之间的因果关系，但仍建议作为该药常规不良反应监测的重点内容。

建议医师开具异维 A 酸前详细了解异维 A 酸的禁忌证、不良反应、注意事项、相互作用等安全性信息，详细询问患者的过敏史、疾病史（如精神障碍、高脂血症、肝损害）、联合用药情况、女性妊娠情况等，与患者沟通药品的潜在风险信息，权衡用药利弊，避免超剂量或疗程用药。用药过程中，注意观察不良反应的发生情况，尤其是皮肤反应和精神状态的变化，一旦出现严重不良反应，应立即停药并就诊。

（二）别嘌醇

别嘌醇被广泛用于痛风和高尿酸血症治疗，但随着其在临床的广泛应用，有关其不良反应的报道也逐渐增加。别嘌醇导致的药物不良反应可以表现为轻度皮疹，也可能表现为 SCAR。

别嘌醇发生 SCAR 的危险因素一般可以分为 3 类：药物相关因素（剂量、肾功能、合并利尿药）、时间相关因素（开始服用别嘌醇 8～9 周）及遗传因素（基因 *HLA-B* 5801*）。这些危险因素共同存在，更可能导致严重的不良反应。已有相关研究表明，*HLA -B* 5801* 和别嘌醇诱发的严重皮肤不良反应相关。所以在使用别嘌醇前不仅应了解别嘌醇的适应证，还需评估其发生 SCAR 的危险因素，并结合临床需求，确定是否通过基因筛查等措施来有效避免不良反应的发生，一旦发生应尽早停药，并做好救治工作。

（三）甲氨蝶呤

甲氨蝶呤是一种叶酸还原酶抑制剂，主要用于急性白血病、乳腺癌、绒毛膜上皮癌及恶性葡萄胎、头颈部肿瘤、骨肿瘤、白血病脑膜脊髓浸润、肺癌、生殖系统肿瘤、肝癌、顽固性普通银屑病、系统性红斑狼疮、皮肌炎等自身免疫病。

甲氨蝶呤引起的皮肤毒性反应是一种少见的不良反应，常发生于低剂量组（每周 $7.5\sim25mg/m^2$）而非高剂量组（每周 $100\sim250mg/m^2$），可在治疗开始时发生或在长期治疗期间发生，可作为甲氨蝶呤过量的标志。部分患者在发生皮肤毒性反应时伴随或继发骨髓抑制、肝脏毒性等系统毒性反应，故也可作为系统毒性反应的指征。皮肤毒性反应表现为皮肤溃疡或糜烂、口腔溃疡、多形红斑、SJS、TEN、光敏感及剥脱性皮炎等，其中发生于银屑病皮损处的皮肤溃疡或糜烂最为常见，其原因可能是银屑病皮损处角质形成细胞的过度增殖使其更易受到叶酸拮抗作用的影响。有研究发现角质形成细胞角化不良是甲氨蝶呤皮肤毒性反应的标志性特征。叶酸可用于甲氨蝶呤中毒患者的解救治疗，需在出现不良反应的 24 小时内进行静脉注射或肌内注射（20mg，每 6 小时 1 次），直到血清甲氨蝶呤浓度 $<10^{-8}mol/L$，或叶酸总剂量≥甲氨蝶呤总量。若超过 24 小时，叶酸的解毒作用则很弱。皮肤溃疡一般可在停用甲氨蝶呤后 $1\sim2$ 周渐愈。

案例 11-1 解析

本患者因感冒在外院给予赖氨匹林、头孢曲松、清开灵注射液治疗 2 天，停药 3 天后双手出现多处红疹，以后皮疹逐渐增多并蔓延至全身，并出现皮肤剥脱，用药与皮疹发生具有合理的时间关系。患者同时使用的头孢曲松、赖氨匹林、清开灵注射液均有引起 TEN 的报道，增加了该类不良反应发生的风险，根据我国不良反应关联性评价标准，考虑 TEN 可能为三药联用所致。

案例 11-2 解析

常见引起皮肤毒性的抗感染药物有以下几类。

1. β-内酰胺类，如青霉素、头孢菌素等，以过敏反应较为常见，包括荨麻疹等各类皮疹、白细胞减少、间质性肾炎、哮喘发作等；偶见过敏性休克。

2. 喹诺酮类，典型的表现为光毒性，包括水肿性红斑、色素沉着、水疱、大疱甚至出现 TEN。

3. 万古霉素，以红人综合征和过敏反应为主，在皮肤损伤方面主要临床表现为潮红、发热、瘙痒、荨麻疹、全身红肿、皮肤脱落等。

4. 磺胺类，以过敏反应和光敏反应为主。

5. 四环素类，表现为过敏反应，如皮疹等。

案例 11-3 解析

EGFR 基因的突变、过表达及扩增导致的功能异常参与肿瘤的发生、侵袭和转移，因而成为肿瘤靶向治疗的关键靶点。而在皮肤组织中，EGFR 在角质形成细胞、毛囊和皮脂腺中高表达，并参与调控表皮正常的生长分化过程，促进伤口愈合，与免疫稳态和屏障功能的维持息息相关。吉非替尼是属于 EGFR-TKI，可抑制 EGFR 表达，影响表皮的完整性，导致 EGFRI 相关皮肤不良反应的发生，具体的机制尚未完全阐明，目前认为主要与吉非替尼竞争性抑制 ATP 与受体胞质区的结合，从而阻止自身磷酸化和激酶活化相关。

第四节　药物致皮肤毒性的检测和评价方法

皮肤是药物和其他化学物质的吸收部位之一，也是重要的免疫屏障。因此开展药物皮肤毒性评价及研究必不可少。

一、传统皮肤毒性试验评价方法

（一）皮肤急性毒性试验

1. 试验目的　观察动物完整皮肤及破损皮肤短期内接触受试物所产生的毒性反应。

2. 试验材料

（1）动物：选用成年健康家兔（2kg）、白色豚鼠（300g）、白色小型猪（7kg）或大鼠（200g）。家兔或小型猪每组4只，豚鼠或大鼠每组10只。受试动物应皮肤光滑、无损伤、无皮肤病。

（2）受试物：膏剂、液体或粉末。前两者可直接试验，后者需用适宜赋形剂（如羊毛脂、凡士林等）混匀，以保证受试物与皮肤良好接触。

3. 试验方法

（1）受试动物皮肤制备

1）完整皮肤制备：动物在给药前24小时，将背部脊柱两侧去毛，可采用剪、剃或适宜的脱毛剂，如8%Na_2S等。去毛范围约相当于体表面积的10%，即家兔约150cm^2，豚鼠、大鼠约40cm^2，小型猪约300cm^2。去毛后24小时检查去毛皮肤是否因去毛而受伤，受伤的皮肤不宜做完好皮肤的毒性试验。

2）破损皮肤准备：按上述方法将受试动物去毛，消毒皮肤后，用消毒手术刀以井字形划破表皮，或用砂布纸摩擦打毛皮肤等，以皮肤出现轻度渗血为度。

（2）剂量选择和分组：分对照组和试验组。对照组应设赋形剂组或空白组。试验组分为完整皮肤组和破损皮肤组，各2～3个剂量组。每组动物数为家兔或小型猪4只，大鼠或豚鼠10只，雌雄各半。低剂量组以临床用制剂（含辅料）用量不低于1g或1ml，高剂量组为低剂量组的2～4倍，或各剂量组间间距根据受试物毒性大小和预试结果而定，一般以0.65～0.85为宜。根据中药具体特点，可以提高药物浓度或增加24小时内用药次数。若受试物剂量超过有效浓度20倍，仍未出现异常反应或死亡，则只设一个高剂量组。

（3）给药方法及观察时间：试验时，将受试物均匀地涂敷于动物背部脱毛区，破损皮肤则在脱毛区划破皮肤后再涂敷受试物，并用无刺激性纱布、胶布或网孔尼龙绷带加以固定。给受试物24小时后，可用温水或适当溶剂去除残留的受试物或赋形剂，每日观察，连续观察7天。给受试物时应注意，若受试物是固体粉末或中药散剂，则需加适量水或赋形剂（如羊毛脂、凡士林、橄榄油等）混匀，以保证受试物与皮肤的良好接触。如受试物是液体，除用纱布固定外，还应在其覆以聚乙烯薄膜，然后再包扎固定，以防止液体挥发。给药后，要防止动物舔食受试物。

（4）观察内容：观察动物全身中毒表现和死亡情况，包括动物体重、皮肤、毛发、眼睛和黏膜的变化，呼吸、循环、中枢神经系统、四肢活动等的变化。若有动物死亡则需进行尸检和肉眼观察。当有肉眼可见病变时，则需进行病理学检查。

4. 结果判断及试验报告　试验组结果与对照组比较进行判断。试验报告应详细论述试验方法，列表说明分组、剂量、动物数、每日用药次数、中毒表现及死亡动物数。如发现死亡动物时，应提供病理解剖学及病理组织学检验报告，并与对照组进行对比评价。

（二）皮肤长期毒性试验

1. 试验目的　观察动物完整皮肤及破损皮肤长期接触受试物，经皮肤渗透对机体产生的异常反应和反应的可逆程度。

外用药治疗局部疾病的，如不含毒性药材和毒性成分，可不做长期毒性试验。但需做局部刺激试验、过敏试验，必要时还需做吸收试验。

2. 试验材料

（1）动物：选用成年健康家兔、豚鼠或大鼠，雌雄各半。家兔体重2kg、豚鼠300g、大鼠

200g 左右为宜。家兔每组 6 只，豚鼠、大鼠每组 10 只。

（2）受试物：受试物是膏剂或液体的可直接试验，若受试物是固体粉末（如中药散剂等），则需要适量水或适量赋形剂（羊毛脂、凡士林、橄榄油等）混匀，以保证受试物与皮肤的良好接触。

3. 试验方法

（1）受试动物皮肤准备：包括完整皮肤准备和破损皮肤准备，可参见皮肤急性毒性试验。

（2）剂量选择和分组：分对照组和实验组。对照组应设赋形剂组或空白组。试验组分为完整皮肤组和破损皮肤组，各 2～3 个剂量组。各剂量要求同大鼠口服长期毒性试验，即皮肤给药高剂量组应是使动物产生严重毒性反应或有少数动物死亡的剂量，低剂量组应相当或略高于药效学的有效剂量。若受试物剂量超过有效浓度 20 倍，仍未见动物有不良反应及死亡时，则只设一个高剂量组。每组动物数为家兔 4 只，大鼠或豚鼠 10 只，雌雄各半。

（3）给药方法及时间：将受试物均匀涂敷于动物背部脱毛区，参见皮肤急性毒性试验方法固定，每日 1 次，每次至少接触 6 小时，按临床用药疗程的 2～4 倍时间连续给药。若出现毒性反应，部分动物应于停药后继续观察 1～2 周，以便确定受试物可逆反应程度。

（4）检测项目：①每日观察皮肤状况、动物体重、全身症状；②皮肤病理学检查：在最后一次给药后 24 小时，或恢复性观察结束时，每只动物取受试物涂抹的局部皮肤做病理组织学检查；③血液学、血液生化指标、系统尸解和病理组织学检测：方法及检查项目均同大鼠长期毒性试验要求。

（5）皮肤吸收试验：一类新药，以及凡处方中有有毒药材，而其毒性成分已知者，如生马钱子（士的宁）、生乌头、生附子（乌头碱），应做皮肤吸收试验。

（6）结果判断：试验结果应写明安全剂量、中毒剂量、中毒表现、中毒靶器官及中毒的可逆程度等。

（三）皮肤刺激试验

1. 试验目的　观察动物皮肤接触受试物后所产生的刺激反应情况。

2. 试验材料

（1）动物：首选成年健康家兔，其次为白色豚鼠。家兔体重 2kg，豚鼠体重 300g 左右，雌雄数相近。

（2）受试物：膏剂、液体或粉末。粉末需用适宜赋形剂（如羊毛脂、凡士林等）混匀，以保证受试物与皮肤良好接触。

3. 试验方法

（1）受试动物皮肤准备：包括完整皮肤准备和破损皮肤准备，可参见皮肤急性毒性试验。注意左右两侧皮肤的破损程度应基本一致。

（2）分组及给药方法：试验采用同体左右侧自身对比，分完整皮肤组及破损皮肤组，每组家兔 3～4 只或豚鼠 5～6 只，左侧去毛区涂受试物 1g 或 1ml，右侧涂赋形剂作为对照，用纱布、胶布或网孔尼龙绷带加以固定。每只动物分笼饲养，给受试物 24 小时后，用温水或无刺激性洗涤剂去除残留受试物，进行观察。

（3）观察时间及项目：去除受试物后 1、24、48、72 小时肉眼观察和病理组织学检查，并记录涂抹部位有无红斑和水肿情况，以及上述变化的恢复情况和时间。

4. 结果判断与评价　每只动物试验结果进行刺激反应评分，再计算出平均分值进行刺激强度评价。

5. 多次给药皮肤刺激性试验　一般每日涂抹一次，连续 1 周，其余均与一次给药受试物的方法和要求一致。

（四）皮肤过敏试验

1. 试验目的　通过动物皮肤重复接触受试物后，观察机体免疫系统反应在皮肤上的表现。

2. 试验材料

（1）动物：选择白色豚鼠雌雄各半，体重在 250～300g。

（2）受试物：若受试物为膏剂或液体制剂一般不稀释，可直接试验。若受试物为固体粉末，则需用适量水或适宜的赋形剂（如羊毛脂、凡士林、橄榄油等）混匀以保证受试物与皮肤的良好接触。

（3）阳性致敏物：2,4-二硝基氯苯用丙酮配制成 1% 的致敏浓度和 0.1% 的激发浓度。

3. 试验方法

（1）受试动物皮肤准备：于给受试物前 24 小时将豚鼠背部两侧毛脱掉，去毛区范围每侧约 3cm×3cm。去毛后 24 小时检查去毛皮肤是否因去毛而受伤，受伤的皮肤不宜做本试验。

（2）试验分组：将豚鼠按体重、性别随机分为三组，每组 10 只（雌雄各半）。第一组给受试物，第二组空白对照（赋形剂），第三组阳性对照组（阳性致敏物）。

（3）致敏接触：取受试物 0.1～0.2ml（或 g）涂在动物左侧脱毛区，用适宜方法固定（参见皮肤急性毒性试验固定方法），持续 6 小时。第 7 天和第 14 天，以相同方法重复一次，空白对照组与阳性对照组方法同上。

（4）激发接触：于末次给受试物致敏后 14 天，将受试物 0.1～0.2ml（或 g）涂在动物左侧脱毛区，用适宜方法固定（参见皮肤急性毒性试验固定方法），持续 6 小时后去掉受试物，即刻观察，然后于 24、48、72 小时再次观察皮肤过敏反应情况。

4. 结果判断与评价

（1）每只动物按皮肤反应评分标准进行评分后，根据试验组与对照组豚鼠皮肤反应的差别，判断受试物对皮肤过敏反应性质。

（2）致敏强度判断：先计算致敏率，然后根据致敏率分类判断其致敏率及反应强度。

5. 试验报告 应详细写明动物品种、规格、受试药物、阳性致敏物、阴性对照物、试验方法、分组、致敏率和激发过程。试验结果列表表示，应包括各组动物在不同时间内，致敏试验反应情况及其致敏率。

二、动物替代方法

随着实验动物"3R"原则的兴起，动物替代试验的研究越来越重要。

（一）皮肤腐蚀性、刺激性替代试验

目前已经得到认可的替代方法包括皮肤腐蚀性替代试验、大鼠皮肤经皮电阻试验（transcutaneous electrical resistance test，TER）（OECD TG430）、体外重建皮肤模型 Episkin、EpiDerm（OECD TG431）、CORROSITEXTM 皮肤腐蚀性试验（OECD TG435）。皮肤刺激性替代试验则主要是重建人表皮皮肤（OECD TG439），包括 Episkin 模型试验、Epiderm 模型试验、SkinEthic 模型试验，三者都是通过测定给予受试物后的皮肤细胞活性来确定受试物的刺激性程度。因为结构和功能与人体皮肤十分相似，人造皮肤广泛用于预测特定物质对皮肤的刺激性和腐蚀性。但现有的皮肤模型用于刺激性皮炎的研究时，只能研究部分反应刺激发生机制，对于刺激产生后续的反应，如促炎症因子的释放、免疫系统的激活和炎症反应引起的浸润不能进一步研究。因而构建新的具有炎症活性的皮肤模型，将会是未来的发展方向。

（二）皮肤变态/致敏性替代试验

检测致敏物质的传统方法包括豚鼠局部封闭涂皮试验和豚鼠最大值试验。为了进一步贯彻落实"动物福利"和"3R 原则"，2012 年经济合作与发展组织（Organization for Economic Cooperation and Development，OECD）发布了关于蛋白质共价结合引起的皮肤致敏有害结局通路（adverse outcome pathway，AOP）和基于该致敏通路研发的替代试验相关文件。皮肤致敏的 AOP 事件总共包含 4 个"关键事件"。

1. 关键事件 1（key events 1，KE1） KE1 分子启动事件是亲电物质与皮肤中的亲核中心共价结合，为分子层面的表达。针对 KE1 事件开发出了以直接反应肽试验（direct peptide reactivity assay，DPRA）和氨基酸衍生化反应为代表的 2 个替代试验。其试验原理是通过检测与化合物共孵化后多肽的消耗量来判断受试物的致敏性，多肽消耗量越大表示受试物的致敏性越强。

2. 关键事件 2（key events2，KE2） KE2 是角质细胞的活化，为细胞水平的表达。针对 KE2 事件中核因子 E2 相关因子 2/抗氧化反应元件信号通路 ［antioxidant response elements-nuclear factor (erythroid-derived 2)-like 2，ARE-Nrf2］ 开发出以角质细胞荧光素酶检测试验 KeratinoSens™ 和 LuSens 试验为代表的替代方法。

3. 关键事件 3（key events3，KE3） KE3 是树突状细胞的活化，为细胞水平的表达。针对 KE3 开发出的替代方案包括人细胞系活化试验（human cell line activation test，h-CLAT）、人组织淋巴瘤细胞激活试验 U-SENS™ 和白细胞介素-8 报告基因测定试验 IL-8Luc。其中前两者的原理是通过流式细胞术检测暴露于受试物后细胞表面标志物 CD86 或者 CD54 含量变化，以此来区分致敏和非致敏物质。IL-8Luc 则是通过检测暴露后荧光素酶标记的基因表达情况来判断是否具有致敏性。

4. 关键事件 4（key events4，KE4） KE4 是 T 细胞活化和增殖，为组织器官层面的表达检测。针对 KE4 开发出的替代方法为小鼠局部淋巴结实验。试验原理是通过检测受试物染毒部位引流淋巴结内淋巴细胞的增殖情况来判断是否具有致敏性和致敏性的强弱。

基于 AOP 原理研发的皮肤致敏替代试验具有操作简单、重复性好等优点，但由于单一的试验替代方案无法模拟整个 AOP 致敏过程，所以 OECD 于 2016 年发布了应用整合测试和评估的方法（integrated approaches to testing and assessment，IATA）评价受试物致敏性的指导文件。"IATA"中涉及 AOP 的关键事件越多，数据越全面，其预测的准确度越高，但同时也会出现成本增加等问题。

（三）皮肤光毒性替代试验

近年来光毒性的体外替代试验得到了极大的发展，方法包括体外 3T3 成纤维细胞中性红摄取试验（3T3 mouse fibroblast neutral red uptake-phototoxicity test，3T3-NRU-PT）、红细胞光毒性试验（red blood cell-phototoxicity test，RBC-PT）、重建人体皮肤模型（human three dimensional skin-phototoxicity test，H3D-PT）等。其中 3T3-NRU-PT 试验是目前唯一被 OECD 及欧洲替代方法验证中心接受的替代方案。传统检测方法和现有替代方法对皮肤毒性终点的检测方法汇总见表 11-3。

表 11-3　皮肤毒性终点的传统检测方法和现有替代方法对照

皮肤毒性终点	传统检测方法	替代方法
皮肤腐蚀性/刺激性	动物斑贴/涂皮试验	①大鼠经皮电阻试验（TER）；②体外重建皮肤模型（Episkin、EpiDerm）；③ CORROSITEXTM 皮肤腐蚀性试验；④重建人表皮皮肤（OECD TG439），包括 Episkin 模型试验、Epiderm 模型试验、SkinEthic 模型试验
皮肤变态/致敏性	①豚鼠局部封闭涂皮试验；②豚鼠最大值试验	①直接反应肽试验（DPRA）/氨基酸衍生化反应；② KeratinoSens™ 和 LuSens 试验；③ h-CLAT 活化、U-SENS™ 激活和 IL-8Luc 报告基因测定试验；④小鼠局部淋巴结试验和其改进试验
皮肤光毒性	豚鼠皮肤光毒性试验	① 3T3 成纤维细胞中性红摄取试验（3T3-NRU-PT）；②红细胞光毒性试验（RBC-PT）；③重建人体皮肤模型（H3D-PT）

三、药物致皮肤损伤评价的发展趋势

（一）毒性评价方法

近二十年来，体外模型一直是皮肤医学领域的重要研究工具。最初的体外皮肤表皮模型系统仅由分化的表皮组成；结构稍微复杂的全层皮肤模型，由角质形成细胞接种于起支架作用的含有成纤维细胞的胶原或纤维蛋白基质上构建；还可以利用成纤维细胞在体外能自身分泌细胞外基质（extracellular matrix，ECM）的特点，生成完全由人体组件组成的 3D 皮肤模型。与传统皮肤全层模型相比，基于干细胞培养技术的皮肤类器官，与体内发育过程相似，能够基于细胞类别自我组织和定向分化，并且可以产生皮肤模型无法比拟的皮肤附属物，如毛囊、皮脂腺等。近年发展起来的微流控技术和 3D 打印技术的应用，也可为皮肤疾病研究提供更加有前景的工具。

1. 皮肤类器官 现有的体外皮肤研究模型多以体外培养的 2D 皮肤细胞、3D 皮肤细胞模型为主，层间相互作用与真实生理状态还存在较大差距。利用如人脐血干细胞、多能干细胞经过分化而成的三维皮肤类器官进行体外环境模拟培养，可以改善现有 2D、3D 模型培养，细胞类型单一、缺乏细胞与 ECM 间相互作用、无法在体外自组织分化的局限性，缩小了与体内多细胞组织及其生理功能的差异性。例如，皮肤类器官比单层培养的角质形成细胞、成纤维细胞，对于给定剂量的过氧化氢或硝酸银具有明显的抵抗力，且具有更好的抗氧化应激能力，但同时，皮肤类器官也存在一定的局限，如生长周期和一致性尚无统一标准等（表 11-4）。

表 11-4 不同皮肤细胞模型优势及局限性

	2D 皮肤细胞模型	3D 皮肤细胞模型	3D 皮肤类器官
优势	方法简单易操作 实验周期短 重复性高 成本较低 较易控制生长条件	多种细胞共培养 模仿体内细胞间信息交流 三维生长 稳定性高 药物敏感性高	体外自组织分化 观察细胞反应和细胞稳态 细胞间信号传递 接近体内生理情况 应激能力更强，可以直观模拟药效
局限性	培养种类单一 生理环境不均匀 细胞环境复杂 与体内生理情况差异大 目前尚难具代表性	培养条件严格，烦琐 对操作技术要求高 层间相互作用与真实生理状态还存在很大差距	尚无统一检测标准 实验生长周期不一 成品一致性差 不同批次基质胶之间存在差异

类器官是由干细胞或者从患者身上提取的肿瘤组织在特定的 3D 体外微环境下自组织发育而来的、高度模拟体内真实器官特征的小型化的体外器官模型，对人类器官发育、疾病机制、药物筛选和器官修复材料等方面的研究均有重要价值，或将改变传统的人体药物试验模式。2017 年，类器官被《自然方法》杂志评为生命科学领域的年度技术。2019 年，《新英格兰医学杂志》发文指出，作为一种革命性疾病模型，类器官在肿瘤研究、精准医疗和新药开发领域前景广泛。2019 年 6 月 12 日，中国载人航天工程办公室正式宣布了来自 17 个国家的 9 个项目成为中国空间站科学实验首批入选项目，其中，3D 类器官培养物赫然在列。随着相关研究不断深入，我国类器官技术水平将进一步提升。

目前已有多种人、小鼠及犬类等来源的皮肤附属物类器官在实验室构建完成，并进行了相关病理机制和药物测试应用研究。

2. 模式生物斑马鱼 斑马鱼作为一种脊椎动物，其基因与人类基因组相比同源性达 70%，人类疾病相关基因有 82% 能在斑马鱼中找到同源基因，全基因组的相似性达 87%。相对于常规的动物试验，斑马鱼生长发育的周期比啮齿动物短，缩短了动物试验的时间。与细胞试验相比，斑马鱼一方面可以达到和细胞试验相近的数量规模，又能作为一个完整的有机体对受试化合物进行吸收、代谢、分布、排泄，可以用于研究器官间的相互作用及免疫反应。在完成了斑马鱼基因组计划后，斑马鱼的 cDNA 文库还可以免费使用，从而提供大量的可供分析数据，该方法尤其适用于高通量筛选作用靶点和受试化合物毒性成分，特别是在色素研究方面。在安全性评价方面，通过斑马鱼胚胎的死亡率、畸形率对化合物毒性进行初筛。但由于斑马鱼试验不能准确模拟人体外用药物的施用方式，无法具体到皮肤毒理学终点（如皮肤刺激性、致敏性、光毒性），仍需进一步开展相关方向的研究。

此外，近年来兴起的微流控器官芯片技术也是药物毒性预测及评价的发展方向之一，目前已开发包括了皮肤芯片在内的近十种器官芯片系统。一方面该技术能实时地、连续地进行指标测量，可实现药物毒性的动态评价。另一方面，该技术可将药物代谢过程与靶器官的损伤过程进行整合，实现药物代谢物的毒效评价。最后，器官芯片上如全部采用人源细胞，可有效避免因种属差异带来的假阳性/假阴性。目前器官芯片仍面临材料、细胞来源、通量、仿生性及与临床数据有效转换等方面的问题。但随着多器官联用和干细胞诱导等技术的发展，上述问题有望被攻克，从而使得器官芯片技术形成一种新的药物毒性评价标准。

（二）检测评估方法

1. 基因检测与严重皮肤不良反应预测 药物不良反应的发生多存在个体差异，造成这种差异的因素包括性别、年龄、种族等，而遗传因素又是其中的决定性因素。近年来，研究证明严重致命药物不良反应的发生与人类所携带的特定人类白细胞抗原（human leukocyte antigen，HLA）等位基因密切相关，如其中与 SJS/TEN 产生相关的基因型，*HLA-B* 1502*、*HLA-B* 1511*、*HLA-B* 1521*、*HLA-A* 2402*；与 MPE 产生相关的基因型，*HLA-DRB1* 0403*，*HLA-A* 3101*，*HLA-B* 1302*，*HLA-A* 3303*；与 HSS 产生相关的基因型，*HLA-A* 3101*；与 HSR 发生相关基因型，*HLA-B*5701* 等，涉及药物包括卡马西平、奥卡西平、别嘌醇、阿卡巴韦等。此外，该类反应呈现明显的种族差异，见表 11-5。

表 11-5 HLA-B 在不同人种中的基因频率

人种	HLA-B* 1502	HLA-B* 1508	HLA-B* 1511	HLA-B* 1515	HLA-B* 1521
中国汉族	0.019~0.124	0.0002~0.015	0~0.0255	0.01	0~0.002
	0.002~0.022	—	0.0166~0.02	0	
日本	0.0003~0.001	—	0.004~0.0088		
泰国	0.082~0.085	—	0.01	—	0.007~0.01
印度	0~0.06	0.005~0.033	—		
西欧	0.0002~0.0011	0~0.004	0~0.003	0	0
东欧	0	0~0.009	0	0	0

因此，要真正预防严重皮肤不良反应（SCAR）的发生，需关注个体化给药，即在患者用药前，检测其药物相关基因，若患者为容易发生不良反应的个体，可降低药物剂量或换用其他药物；依据患者基因组特征优化药物治疗方案，取得最佳的治疗效果。

2. MicroRNA 检测与皮肤损伤时间推断 研究证明，微 RNA（microRNA，miRNA）参与皮肤损伤修复的整个过程，因其片段小、性质稳定、耐受各种环境变化影响等特性，具有半衰期长、稳定性好，物种间保守，功能调节作用相似，耐受物理化学不良因素变化，miRNA 调节模式精密等特点，且不同 miRNA 在皮肤损伤愈合不同阶段发挥着相应功能，协同调控皮肤损伤修复。尽管现有研究结果显示组织器官损伤后 miRNA 的表达量变化具有良好的时间相关性，但现阶段采用 miRNA 差异表达进行损伤时间推断的研究尚处于起步阶段，相关研究较少，多为采用 miRNA 微阵列或二代测序技术通过动物实验筛选差异表达 miRNA，继之通过实时 qPCR 技术靶向验证及定量检测相应损伤时间点的 miRNA 表达，探讨 miRNA 表达与损伤时间的相关性，还缺乏人体样本验证及损伤时间推断相关数学模型的建立，有待进一步探究。

此外，皮肤不良事件是常见的，可能在治疗的任何患者中发生，且有部分研究显示，皮肤不良反应的频率和严重程度可能与抗肿瘤治疗的临床获益相关。因此，建议使用患者报告的工具来衡量其严重程度及其对生活质量的影响，同时充分运用大数据分析技术评价各种治疗方案潜在的皮肤毒性，最大程度减少不良反应的发生。

思　考　题

1. 简述严重皮肤不良反应的类型及可能的机制。

2. 如何做好抗肿瘤药相关皮肤毒性的预防与管理?

3. 什么是动物实验替代方法和整合测试评估方法，皮肤毒理学检验中相关的方法具体有哪些?

（羊红玉）

第十二章　药物对免疫系统的毒性作用

学习要求

记忆：免疫系统的构成与功能。

理解：药物致免疫系统毒性的检测与评价。

运用：药物导致免疫系统损伤的类型、表现与机制；常见引起免疫系统毒性的药物。

第一节　免疫系统的构成与功能

一、免疫系统的构成

免疫系统（immune system）是机体执行免疫应答及免疫功能的重要系统，由免疫器官、免疫细胞和免疫相关细胞因子组成。免疫系统具有识别和排除抗原性异物、与机体其他系统相互协调，共同维持机体内环境稳定和生理平衡的功能。

（一）免疫器官

免疫器官包括中枢免疫器官和外周免疫器官。中枢免疫器官也称为初级淋巴器官，是免疫细胞发生、分化、发育和成熟的场所，包括骨髓和胸腺。骨髓是各类血细胞和免疫细胞生成的场所、B 细胞和 NK 细胞分化成熟的场所、体液免疫应答发生的场所，另外还是再次体液免疫应答后产生抗体的主要部位。胸腺是 T 细胞分化、成熟的场所，主要功能包括免疫调节作用、自身免疫耐受的建立与维持。外周免疫器官也称为次级淋巴器官，包括淋巴结、脾脏、肠道集合淋巴结、阑尾、扁桃体、腺样体和其他黏膜相关淋巴组织（mucosal-associated lymphoid tissue，MALT）。淋巴结是结构最完备的外周免疫器官。其中，淋巴结的功能包括 T 细胞和 B 细胞定居的场所、免疫应答的场所，主要功能包括过滤淋巴液、参与淋巴细胞再循环、产生淋巴细胞和浆细胞。脾脏是胚胎时期的造血器官，也是人体的外周免疫器官。脾脏是 T 细胞和 B 细胞定居的场所、免疫应答发生的场所，功能包括合成生物活性物质如补体成分和细胞因子、过滤作用。

（二）免疫细胞

免疫细胞分为先天性免疫细胞和适应性免疫细胞。先天免疫细胞反应迅速，通常不具有免疫记忆功能，而适应性免疫细胞反应迟缓，需要几天才能发育完全，但会形成免疫记忆。

先天性免疫细胞包括粒细胞（多形核细胞）、肥大细胞、巨噬细胞和树突状细胞。粒细胞包含三种细胞类型，根据其颗粒的内容可分为中性粒细胞，嗜碱性粒细胞和嗜酸性粒细胞。这三种细胞的寿命都相对短暂（约 5 天）。在感染期间，粒细胞的早期到达会引起感染部位的急性炎症和周围血管的扩张，从而允许其他免疫细胞快速涌入。肥大细胞最主要的功能是机体感染时快速释放颗粒中的组胺、肝素和 5-羟色胺。巨噬细胞是成熟的吞噬细胞，能够摄取和清除入侵的微生物。巨噬细胞通过产生细胞因子和趋化因子来吸引和激活其他免疫细胞到达感染部位，从而诱发炎症。树突状细胞也能够通过吞噬作用内化和清除入侵的微生物，但它们更广为人知的功能是激活适应性免疫系统细胞。树突状细胞和巨噬细胞通常被称为抗原提呈细胞（antigen presenting cell，APC）。

适应性免疫细胞主要包括 T 细胞和 B 细胞。根据是否表达 CD4 或 CD8 可将 T 细胞通常分为 CD4 T 细胞和 CD8 T 细胞。CD8 T 细胞通常被称为细胞毒性 T 淋巴细胞（cytotoxic T lymphocyte，CTL），因为它们一旦与靶细胞接触，就会分泌细胞毒性颗粒和穿孔素进入免疫突触，穿透靶细胞并诱导凋亡。CD4 T 细胞通常被称为辅助 T 细胞（helper T cell，Th），它们在促进细胞因子反应中发挥重要作用，这些反应驱动巨噬细胞和 CD8 T 细胞介导的细胞免疫或 B 细胞介导的体液免疫。B 细胞通过血液和淋巴循环来监测身体感染的迹象。它们的抗原识别受体被称为 B 细胞受体（B-cell receptor，BCR），实际上是一种细胞结合抗体。一旦 B 细胞在其靶抗原的存在下被激活，它就变成了浆细胞，并开始产生和分泌大量的抗体，这些抗体可以与靶蛋白结合并使其中和。B 细胞根据其细胞表面标志物、解剖位置和免疫功能分为两个主要群体，即 B1 细胞和 B2 细胞。B1 细胞在胸膜和腹膜腔中富集，是天然抗体。B2 细胞由边缘区（marginal zone，MZ）B 细胞和常规滤泡性（follicular，FO）B 细胞两个亚群组成。

自然杀伤（natural killer，NK）细胞参与先天免疫反应。NK 细胞通过分泌细胞毒性颗粒进入免疫突触，进行类似于 CD8 T 细胞的定向溶细胞杀伤功能。它们的特异受体如杀伤免疫球蛋白样受体（killer cell immunoglobulin-like receptor，KIR）等通过识别细胞表面主要组织相容性复合体（major histocompatibility complex，MHC）的缺失来定位邻近细胞以明确感染的迹象。

（三）免疫相关细胞因子

免疫活性物质是免疫相关的细胞因子，它包含多种信号肽、蛋白质和糖蛋白，用于细胞间通信。白细胞介素（interleukin，IL）是目前发现种类最多，调控作用最广泛的一类细胞因子。趋化因子分子质量小（8～10kDa），因其吸引其他细胞的能力而得名。淋巴因子包括由淋巴细胞产生的细胞因子。因此，一些细胞因子如 IL-2、IL-6 和 IL-10 可以既是淋巴因子又是白细胞介素。干扰素（interferon，IFN）是细胞因子的一个子集，具有对抗癌症和病毒感染的共同能力。它们是糖蛋白，被分为两组，Ⅰ型（IFN-α 和 IFN-β）和 Ⅱ型（IFN-γ）。肿瘤坏死因子（tumor necrosis factor，TNF）家族成员包括 TNF-α 和 TNF-β；后者现在被称为淋巴毒素-α（LT-α）。TNF 家族成员（CD40L、FasL 等）介导从调节细胞分化到细胞生存的多种功能。

二、免疫系统的功能

免疫系统的功能包括两个方面：①清除入侵的抗原：如微生物及其产物、异体细胞等；②监视和清除机体异常细胞：如病毒感染的细胞、癌变细胞、衰老和损伤的细胞及其碎片。机体免疫反应的方式通过免疫应答进行。

（一）免疫反应（免疫应答）

免疫反应指免疫系统对抗原刺激产生的一系列复杂过程。免疫反应的基本过程可分为感应阶段、反应阶段和效应阶段。

1. 感应阶段 是对抗原的识别处理阶段。进入机体的抗原，大多数要经过巨噬细胞摄取、处理后传递给淋巴细胞，使相应的淋巴细胞得以识别抗原。B 细胞或 T 细胞识别抗原时，一般还需辅助性 T 细胞的协同。

2. 反应阶段 即淋巴细胞分化、增殖的阶段。淋巴细胞接受抗原信息后，可迅速母细胞化，分别形成淋巴母细胞和浆母细胞，进而大量增殖，前者增殖分化成为有免疫效应的效应 T 细胞，后者增殖分化成为能合成并分泌各种抗体的浆细胞。效应 T 细胞和浆细胞是终末细胞，不再增殖，寿命短；但是在 T 细胞和 B 细胞分化增殖过程中，有少数细胞中途暂停，成为保存有抗原信息的记忆细胞。当同种抗原再次入侵机体时，记忆细胞能迅速转化和增殖，以引起更强的免疫反应。因此，记忆细胞可使机体较长期地保持对某种抗原的免疫力。

3. 效应阶段 效应阶段是免疫活性细胞发挥其免疫功能的阶段。此阶段效应 T 细胞发挥细胞毒作用并产生淋巴因子，消灭抗原，执行细胞免疫作用；浆细胞合成并分泌抗体，杀灭或破坏抗原物质，完成体液免疫作用。

（二）免疫反应的类型

1. 非特异性免疫 是机体在长期的进化过程中逐渐建立的，具有相对稳定性，能遗传给下一代的防御能力（也称先天免疫）。非特异性免疫系统包括：①屏障结构：阻挡病原菌侵入，保护机体健康结构。例如，皮肤的角质层是良好的机械屏障，皮脂腺分泌的脂肪酸具有一定的杀菌作用，呼吸道表面的纤毛能排出细菌，胃肠黏膜的分泌物、泪液中的溶菌酶、唾液和鼻腔的分泌物均有杀菌作用，血脑屏障可阻挡有害物质进入脑脊液和脑组织，对中枢神经有保护作用。②吞噬细胞：指血液中的粒细胞，肝、脾、结缔组织、神经组织及淋巴结中的巨噬细胞，它们具有吞噬功能，构成人体的第二道防线。③抗微生物质：指正常体液，特别是血清中含有的各种抗微生物物质，如补体、溶菌酶、干扰素等。

2. 特异性免疫 是在抗原刺激下产生的专门对某一种病菌有识别和杀灭作用的免疫力，又称获得性免疫。特异性免疫按其作用机制不同，可分为体液免疫和细胞免疫两种。

（1）体液免疫：存在于血浆、淋巴和组织液等体液中的抗体与相应的抗原特异性结合并发挥免疫效应的过程，称体液免疫。体液免疫是通过体内抗体的增多来清除抗原的。抗体是一种球蛋白，称免疫球蛋白（简称 Ig），免疫球蛋白有 IgM、IgG、IgA、IgD 和 IgE 等几种，在成人血清中主要是 IgG。IgG 由 4 条多肽组成，其分子结构如"Y"形，一端为抗原结合端（氨基端），是可变区，有两个相同的能与抗原结合的部位。抗体与抗原结合可中和毒素，抑制抗原（指细菌或细胞）代谢，或加速吞噬细胞吞噬抗原；另一端称 F 端（羧基端），是恒定区，可与具有 F 受体的细胞相结合（如巨噬细胞、杀伤细胞、肥大细胞等），分别产生不同的效应。免疫球蛋白结合抗原的特异性取决于轻链和重链变区（氨基端）氨基酸种类和顺序的不同。

（2）细胞免疫：效应 T 细胞与相应抗原接触后直接杀死带抗原的细胞（如各种靶细胞）并分泌淋巴因子以扩大免疫反应的过程，称细胞免疫（或细胞介导免疫）。其效应机制包括两个方面：①细胞毒作用（直接杀伤靶细胞）：效应细胞与靶细胞特异性地结合，激活靶细胞内的溶酶体酶，使靶细胞膜通透性改变，渗透压发生变化，最后导致靶细胞肿胀和崩解。效应 T 细胞杀伤一个靶细胞后还可攻击另一个靶细胞。②产生淋巴因子扩大免疫反应：淋巴因子是 T 细胞被抗原或促分裂素刺激后产生释放的可溶性免疫活性物质（肽类）的总称。不同的淋巴因子有不同的效应，如淋巴毒素可杀伤靶细胞；巨噬细胞趋化因子可使巨噬细胞集中于抗原侵害部；巨噬细胞活化因子可使巨噬细胞增大，溶酶体增多，吞噬力增强；巨噬细胞武装因子可增强巨噬细胞特异性的吞噬作用等。

第二节　药物导致免疫系统损伤的类型、表现与机制

免疫系统损伤可以根据免疫功能受到抑制或激活分为两大类。免疫抑制表现为细胞损伤、功能障碍或失调，可以进一步引起机体对感染和肿瘤等易感性增加。相反，免疫激活是免疫反应的增加或扩大，表现为明显的组织损伤性过敏性超敏反应或者病理性的自身免疫。药物导致免疫系统损伤的类型分为：①免疫抑制；②免疫激活；③免疫原性；④不良免疫刺激作用。其中，免疫激活又分为超敏反应、光敏反应、自身免疫反应。

一、免疫抑制

药物引起的免疫抑制主要表现为：①骨髓抑制：如全血细胞减少症、白细胞减少症、淋巴细胞减少症或其他血液疾病；②免疫系统器官重量和组织学的改变：如胸腺、脾脏、淋巴结或骨髓等的细胞减少；③血清球蛋白水平下降。基于上述免疫抑制表现，临床可出现感染、肿瘤发生率的增高。临床上要区分不期望的免疫抑制作用（副作用）和期望的免疫抑制作用（药效作用）。例如，细胞毒抗肿瘤药物对快速分裂的细胞具有毒性作用。在实体瘤中，骨髓毒性相关的免疫抑制作用被认为是一种副作用，但是在血液学恶性肿瘤中是期望的药效作用。

1. 免疫抑制导致感染发生率增加 免疫抑制可能会表现为不同免疫细胞群的某一单个细胞类型的活性降低。体液免疫以产生抗原特异性的抗体为特征，抗体通过调理作用提高对微生物的吞噬和破坏能力。因此，体液免疫（B 淋巴细胞）缺陷会导致抗体滴度减少，并且代表性地引起急

性革兰氏阳性菌感染（如链球菌）。细胞免疫会引起趋化性淋巴细胞的释放，进而提高吞噬能力，细胞免疫缺陷也会导致慢性感染。细胞免疫由包括复杂的代偿性网络中的 T 细胞、巨噬细胞和 NK 细胞及继发性变化介导。免疫抑制剂可以通过直接杀伤 T 细胞起作用，也可以通过抑制有丝分裂、淋巴因子合成、淋巴因子释放或淋巴因子膜受体间接起作用。另外，细胞免疫参与干扰素的产生和释放。由于病毒通常附着在受感染细胞的表面，因此对 T 细胞的溶解细胞作用特别敏感。

2. 免疫抑制导致肿瘤发生率增加 具有细胞毒性的免疫抑制剂会直接通过遗传毒性机制，引起继发性的肿瘤（如 DNA 烷基化）。免疫抑制药物导致的细胞免疫功能低下也间接通过调节异常细胞的免疫监视，导致恶性肿瘤发生和对病毒抵抗力的下降。此外，免疫抑制药物导致的 T 细胞、巨噬细胞和 NK 细胞功能改变，也通过病毒感染细胞和肿瘤细胞的细胞溶解作用参与免疫监视。多数肿瘤细胞具有使其与正常细胞区别开来的独特的表面抗原。一旦被判断为外来抗原，它们就会被呈递给辅助性 T 细胞，与 MHC 分子形成抗原-MHC 复合物。T 细胞、巨噬细胞和 NK 细胞可以识别与清除特异性的病毒抗原或者肿瘤细胞膜抗原。相反，巨噬细胞和 NK 细胞参与非特异性免疫监视，因为它们不需要事先外来抗原的致敏作为溶解作用的先决条件，也不包括 MHC 分子。NK 细胞或巨噬细胞功能的提高都可以减少某些类型肿瘤的转移。

二、免疫激活

药物及其代谢物可以作为半抗原，与蛋白质或者其他宿主细胞组分共价结合，表现为"异己"，具有抗原性。半抗原是小分子物质，本身不具有免疫原性，但如果与蛋白质或其他大分子载体的亲核基团结合就会产生免疫反应。在过敏和自身免疫反应中，免疫系统被药物结合物刺激或致敏，产生特异性的病理反应。过敏性超敏反应导致机体对异己抗原的敏感性加强，然而，自身免疫也导致对自身抗原的反应。免疫激活以剂量相关的方式非特异性地影响所有个体，在遗传缺陷的个体中都具有产生过敏和自身免疫易感性的遗传因素。易感人群一旦致敏，甚至会对微量的抗原作出反应。

（一）超敏反应

根据超敏反应发生机制和临床特点，将超敏反应分为四种类型，Ⅰ型超敏反应、Ⅱ型超敏反应、Ⅲ型超敏反应和Ⅳ型超敏反应。前三种是速发型抗体介导的反应，第四种是细胞介导的迟发型反应，在再次暴露后可能需要 1～2 天才发生。

1. Ⅰ型超敏反应 初次暴露后，产生 IgE 抗体并结合在肥大细胞和嗜碱性粒细胞的表面。再次暴露于抗原后，IgE 抗体 F_c 段结合到靶细胞表面（肥大细胞和嗜碱性粒细胞），与抗原形成交联（在 F_{ab} 段）。交联导致细胞表面和 IgE 分子的畸变，随后激活一系列的酶反应，最终导致肥大细胞和嗜碱性粒细胞脱颗粒。这些颗粒包含许多药理学活性物质，如组胺、5-羟色胺、前列腺素、缓激肽和白三烯。在随后的攻击暴露中，这些因子通过血管舒张和提高血管通透性引起过敏反应。例如，鼻黏膜免疫反应包括分泌 IgE 的肥大细胞和浆细胞参与，导致局部血管扩张，局部组织肿胀，黏液分泌和打喷嚏。许多肥大细胞和 IgE 参与介导呼吸反应，导致过敏性哮喘。组胺和白三烯释放可以导致支气管和肺泡收缩，同时导致严重的呼吸困难。对于全身性给药的患者，可能在暴露数分钟内出现呼吸困难，并可能出现惊厥、呕吐和低血压、过敏性呼吸困难，严重者最终可导致死亡。

典型的 Ⅰ 型超敏反应是对各种特定抗原的过敏反应，如青霉素。根据暴露途径的不同，其靶器官不同。例如，胃肠道通常与食物过敏有关，呼吸系统与吸入性过敏原有关，皮肤与经皮暴露有关，平滑肌脉管系统与全身暴露有关。反应的类型与暴露位置有关，包括皮炎和荨麻疹（经皮给药）、鼻炎和哮喘（吸入给药）、胃肠道排空作用增强（口服给药）及全身过敏性休克（静脉给药）。

2. Ⅱ型超敏反应 是由 IgG 或 IgM 抗体与靶细胞表面相应抗原结合后，在补体、吞噬细胞和 NK 细胞参与下，引起的以细胞溶解或组织损伤为主的病理免疫反应。循环系统中的红细胞、淋巴细胞和血小板是与溶细胞性抗体作用的主要靶细胞，会引起这些细胞的损伤，导致溶血性贫血、白细胞减少症、血小板减少症（奎尼丁）和（或）粒细胞减少症（氨苯磺胺）。肺和肾的Ⅱ型超敏反应分别由结合于肺泡或肾小管基底膜的抗体（自身抗体）产生。

3. Ⅲ型超敏反应 是由在血浆中自由形成而不是细胞表面形成的免疫复合物引起的速发型超敏反应。不管抗原是外源性的还是内源性的，都能形成 IgG 介导的复合物并且停留在宿主的组织结构中。这些复合物可以固定补体，释放 C3a 和 C5a 片段，同时对于吞噬细胞具有趋化性。多形核白细胞被吸引到该部位，吞噬复合物，释放水解酶到组织中，结合并激活血小板和嗜碱性粒细胞从而导致更严重的损伤，最后引起局部坏死、出血和局部血管渗透性升高。肾脏是这些反应最主要的靶器官，免疫复合物沉积在肾小球基膜中会导致肾小球肾炎。

部分 β-内酰胺类抗菌药物会引起人类肾小球肾炎就归因于这种超敏反应。同样的免疫介导的肾毒性的证据在长期采用金化合物治疗的类风湿关节炎患者身上有报道，大约有 10% 的患者出现蛋白尿。其他靶器官包括皮肤（系统性红斑狼疮）、关节（类风湿关节炎）和肺（肺炎）。循环系统免疫复合物沉积导致血清病。血清病的临床表现为荨麻疹、皮疹、关节痛或关节炎、淋巴结病和发热。氨苯磺胺类、青霉素和碘化物等药物会引起类似的反应。

4. Ⅳ型超敏反应 又被称为迟发型超敏反应，它是细胞介导的反应，没有抗体参与。但是，这些反应由辅佐细胞、抑制性 T 细胞和分泌单核因子的巨噬细胞控制，调节 T 细胞的增殖和分化。最常发生的迟发型超敏反应是接触性皮炎。药物或其代谢产物与皮肤或者朗格汉斯细胞膜 MHCⅡ类分子（MHC class Ⅱ）上的蛋白质结合，被识别为抗原，激发细胞增殖。经过足够的时间进行抗原迁移和克隆扩增（潜伏期），再次的暴露会引起皮炎。暴露时间与症状出现的时间之间通常有 24～48 小时的延迟，以便淋巴细胞渗透到暴露部位。与抗原反应的 T 细胞（CD4$^+$）被激活，释放对单核细胞和巨噬细胞有趋化作用的淋巴因子。虽然这些细胞通过循环血管渗透到暴露部位，但必须有完整的淋巴引流系统从该部位经过。巨噬细胞释放酶和组胺（脱颗粒）会导致组织损伤。局部皮肤反应的临床症状包括出疹（不限于暴露部位）、瘙痒和（或）灼热感。在注射部位的周围通常会发现红斑，红斑在被触摸后颜色会加深和质地变硬。严重者在中央部位会出现坏死，在痊愈过程中会出现脱皮。迟发型超敏反应的另一种形式与接触性皮炎相似，但该反应不一定发生在表皮。该类反应经典的例子是结核菌素诊断试验。为确定某个体是否已经暴露于结核分枝杆菌，皮下注射少量结核分枝杆菌培养液，48 小时后，在注射部位出现硬结就可诊断为接触过结核分枝杆菌。与过敏性休克一样，休克可作为系统性迟发型超敏反应的第三种形式。然而，与速发型超敏反应不同，IgE 抗体不参与反应。该类反应在全身暴露后 5～8 小时出现，静脉或者腹腔内注射的情况在 24 小时内会导致死亡。迟发型超敏反应的第四种形式是形成肉芽肿。如果抗原持续存在，巨噬细胞和成纤维细胞被召集到注射部位，进行增殖，产生胶原，有效清除抗原。肉芽肿的形成至少需要 1～2 周。

（二）光敏反应

从局部吸收进入皮肤的半抗原，或者经全身吸收进入皮肤的半抗原，都可以被 320～400nm 的紫外线激活并光敏化。一旦被激活，半抗原可以与皮肤受体结合而致敏（光变态反应）。在紫外线存在下，再次暴露于该抗原可以导致超敏反应。光变态反应的临床症状可以在暴露于阳光后数分钟内发生（速发型），或者可以在 24 小时或更长的时间内发生迟发型超敏反应。其症状包括荨麻疹反应、湿疹或丘疹性损伤。虽然光毒性和光变态反应都需要化合物暴露于阳光来激发反应，但它们的作用机制截然不同。因为光敏作用是免疫介导的反应，反复暴露时，在初次暴露和随后的暴露之间需要一段潜伏期，反应不是剂量依赖性的反应（一旦致敏，小剂量就可引发反应），而且，并不是所有暴露于化合物的个体都会发生反应（具有遗传易感性）。虽然两种情况都可导致相同的症状（红斑），但光毒性仅限于红斑，而光变态反应会导致红斑、水肿及上述的皮炎。

（三）自身免疫反应

自身免疫与超敏反应一样，免疫系统被特异性的致病性反应刺激，而且都倾向于有一种遗传因素使某些人比其他人更易患病。药物诱发的自身免疫反应并不局限于药物本身，也包括对自身抗原的反应。

自身免疫反应包括抗体介导的体液免疫反应和（或）细胞介导的迟发型超敏反应。T 细胞可以与特异的靶器官直接反应，或者 B 细胞可以分泌以"自己"为靶向的自身抗体。自发免疫可以作为激发或抑制免疫调节失控的结果自然发生，导致免疫系统产生与自身细胞、大分子（如DNA、RNA）或红细胞发生反应的淋巴细胞。

药物引起的自身免疫病的病因学尚不明确，包括许多混合因素，如年龄、性别、营养状态、遗传因素对药理学和免疫易感性的影响等。药物引起的自身免疫被认为是在停药后会消退。

外源性化学物质诱导自身免疫的一个可能机制是外源性物质结合到自身分子，被免疫监视系统视为"异己"。如果一个自身抗原被化学修饰，特异性的辅助性 T 细胞（Th 细胞）会将其视为异己，会与改变了的抗原决定簇发生反应，使自身反应性 B 细胞与未改变的半抗原发生反应。这些相互反应导致在特异性的 Th 细胞与自身反应性 B 细胞之间形成载体-半抗原桥，使它们结合，随后产生特异性的抗化学修饰过的自身抗原的自身抗体。相反，外源性物质可以直接改变 B 细胞，包括那些自身反应性的 B 细胞。这样，B 细胞可以不依赖于 Th 细胞的识别，而以非组织特异性的方式与自身抗原反应。另外一种可能的机制是外源性物质可能刺激 B 细胞非特异性的有丝分裂反应，这将会导致 B 细胞的多克隆激活，产生自身抗体。或者，外源性物质激活识别"自己"的 T 细胞的有丝分裂，然后对"自己"分子发生反应，激活 B 细胞产生抗体。

自身免疫反应的机制还包括与人类白细胞抗原等位基因（HLA alleles）决定的 MHC 结构产生交叉反应。携带特定 HLA 等位基因的个体被发现具有易患自身免疫疾病的倾向，部分说明了自身免疫病的遗传变异性。另外，特定药物的代谢物可能会因不同个体变化，与药物诱导的自身免疫混淆。树突状细胞，如呈递抗原给 T 细胞的朗格汉斯细胞和 B 细胞，表达 MHC II 类结构。虽然这些 MHC 结构的机制还不明确，但是，药物如青霉胺改变成"异己"的自身抗原可能被 MHC II 类分子呈递给 T 细胞。

三、免疫原性

药物的免疫原性是指药物引起免疫反应的能力。如果药物是分子质量大于 10 000Da 的多肽和蛋白质，同时体内不会自然产生这种大分子，则该药物进入到体内后就容易产生免疫原性。分子质量为 5000～10 000Da 的多肽和蛋白质也可能具有免疫原性，但是免疫反应可能相当弱。分子质量为 1000～5000Da 的化合物其免疫原性具有不可预测性。小分子化合物只有当与蛋白质结合形成半抗原复合物之后才具有免疫原性。常见的具有免疫原性的小分子药物有青霉素和磺胺类药物。

关于药物的免疫原性有两个主要的关注点：药物过敏和抗药抗体反应，它们会改变药物的生物学活性，包括药代动力学、药效动力学和（或）毒性。在动物模型中检测免疫原性不一定能够预测人体的不良反应。抗药抗体反应会中和药物的活性并改变药物的清除、血浆半衰期和组织分布。

四、不良免疫刺激作用

不良免疫刺激作用是指任何抗原非特异性的、不适当的或者失控的免疫系统某些组分的激活。不良免疫刺激可能导致慢性炎症，这种反应在药物中很少发生，经常发生在移植相关医疗器械或者疫苗佐剂中。不期望的非特异性刺激是药物的罕见副作用。有时这种免疫毒性和伪过敏反应是交叉的，不易区分。具有这种活性的化合物经常被作为免疫刺激剂（如佐剂）使用，在这种情况下，不良免疫刺激被认为是放大的药效学作用。细胞因子释放综合征是另外一种不良免疫刺激，已经在某些类型的治疗性单克隆抗体上发生。最常见的不良免疫刺激表现是组织白细胞浸润。

不良免疫刺激有时难以鉴别,因为观察到的反应有时不体现在免疫系统组分中,如免疫刺激剂IL-2在高剂量下的毒性作用是弥散性毛细血管渗漏。

第三节 常见的引起免疫系统毒性的药物

一、免疫抑制药物

案例 12-1

患者,女性,45岁,60kg,20个月前被确诊为"系统性红斑狼疮、狼疮性肾炎",予泼尼松片(50mg,q.d.,p.o.)、环磷酰胺(0.8g,iv.gtt,每4周一次)和羟氯喹片0.1g q.d.联合免疫抑制治疗。2个月前,患者狼疮性肾炎症状部分缓解,尿微量白蛋白与肌酐比值44.8mg/g,抗ds-DNA 38.83IU/ml,补体C_3 1.01g/L,查血常规WBC $5.17×10^9$/L,NEUT 0.61,Hb 137g/L,PLT $238×10^9$/L,进入维持期治疗。*TPMT*基因检测结果为*TPMT**3野生型,7周前将免疫抑制方案更改为:口服泼尼松片25mg q.d.、硫唑嘌呤片50mg q.d.和羟氯喹片100mg b.i.d.。患者自觉头晕、视物旋转,伴呕吐、发热,最高体温39℃。入院查血常规和生化指标显示WBC $0.41×10^9$/L,NEUT 0.074,LY 0.902,Hb 80g/L,PLT $27×10^9$/L,诊断为骨髓抑制。此外,Scr 290μmol/L,抗ds-DNA 36.38IU/ml,补体C_3 1.47g/L。

请思考以下问题:
该患者发生骨髓抑制的原因是什么?

1. 抗代谢药 包括嘌呤、嘧啶和叶酸类似物。此类药物与DNA、RNA合成的正常组分的结构类似,能够与相应的内源性物质竞争,使亲核基团烷基化。硫鸟嘌呤和巯嘌呤是嘌呤类似物,硫唑嘌呤是巯嘌呤的咪唑基衍生物。这类药物通过硫代次黄嘌呤核苷酸取代次黄嘌呤核苷酸错误掺入途径阻断嘌呤的重新合成。抗代谢药可以与次黄嘌呤核苷受体结合,依次导致DNA、RNA、蛋白质合成及最终的T细胞分化受阻。例如,硫鸟嘌呤和巯嘌呤都是次黄嘌呤-鸟嘌呤磷酸核糖转移酶(HGPRT)的底物,可以分别生成硫代肌苷单磷酸盐(T-IMP)和硫鸟嘌呤单磷酸盐(T-GMP)。T-IMP不是鸟苷酰基激酶[能够促进鸟苷一磷酸(GMP)和鸟苷二磷酸(GDP)的转换]合适的底物,因此,T-IMP会在细胞中聚集并抑制几个关键的代谢反应。高剂量的上述药物会完全抑制免疫系统。但是,在临床使用剂量水平下,只有T细胞反应受抑制,但是T细胞数量不受影响。

喷司他丁是腺苷类似物,是腺苷脱氨酶强效抑制剂。但是,对于腺苷脱氨酶遗传缺陷的患者,喷司他丁会导致正常T和B淋巴细胞的抑制。因此,喷司他丁临床使用中会发生严重的随机感染。

氟尿嘧啶(5-FU)、阿糖腺苷(Ara-A)和阿糖胞苷(Ara-C)分别是尿嘧啶、腺嘌呤、胞嘧啶的衍生物。Ara-A和Ara-C高剂量治疗会导致严重的白细胞减少、血小板减少和贫血。同样,大剂量5-FU治疗的主要毒性是骨髓抑制。

2. 糖皮质激素类药物 抑制淋巴细胞功能,结果导致免疫抑制和抗炎作用,也能够抑制白细胞和巨噬细胞向炎症部位的聚集。糖皮质激素所致免疫抑制作用是可逆的,一旦停药,免疫功能就会恢复。

3. 环孢素 环孢素具有抑制淋巴细胞增殖的能力,主要通过抑制IL-2的产生抑制辅助性T细胞对抗原的早期细胞反应,在高剂量下会抑制IL-2受体的表达。环孢素不会通过IL-2阻止辅助T细胞克隆的增殖,只是抑制其活性。环孢素在治疗剂量下没有骨髓抑制,与其他免疫抑制剂相比,发生继发感染的概率低。

4. 抗菌药物 含有β-内酰胺环的抗菌药物会在一小部分患者中导致严重的免疫抑制作用。在犬中的实验表明连续6个月给予头孢尼西,不良反应包括贫血、中性粒细胞减少、血小板减少及骨髓抑制。进一步研究表明，细胞减少和骨髓干细胞活性抑制都由抗体介导。

二、免疫激活药物

案例 12-2

患者，女性，28 岁。以"全身红斑、脱屑伴瘙痒 2 月余"为主诉收入院。患者发病 1 个月前，因类风湿关节炎口服柳氮磺吡啶。服用后 1 个月，患者出现发热（最高体温 38℃），面颈部红斑、肿胀，躯干和四肢出现散在针尖大小红丘疹，同时伴有右上腹钝痛。遂就诊于某医院，肝功能检查指标提示：ALT 1059U/L，AST 1292U/L，诊断为"肝损害待查"并住院治疗，给予静脉滴注多烯磷脂酰胆碱 465mg q12h. 和左氧氟沙星 0.5g q.d. 治疗，用药过程患者中仍发热，全身皮疹加重。更换为头孢哌酮/舒巴坦钠 1.5g q12h. 治疗后，皮疹进一步加重，并出现白细胞升高，考虑"药疹"，遂停用所有药物，改为口服泼尼松 30mg q.d.，服用后体温下降至正常，皮疹逐渐好转，半个月后，体温又升高，最高 38.6℃，双下肢皮疹较前加重，有新发皮疹。患者转诊于另一家医院以"肝损害，药物性皮炎"住院治疗，继续予以泼尼松治疗后，皮疹消退。在激素减量过程中，患者再次出现全身皮疹，瘙痒，皮肤弥漫性充血肿胀。遂停止所有液体和口服药，给予口服泼尼松片 30mg q.d.，患者为求进一步治疗来我院住院治疗，体检：全身皮肤弥漫性潮红肿胀，皮肤干燥，上覆细小糠秕状鳞屑，整个头皮可见白色细薄鳞屑，手掌可见轻度角化过度，足跖部可见黄色角化过度性斑块。双下肢和足背可见凹陷性水肿。诊断为药物超敏反应综合征（DHS）。

请思考以下问题：

考虑是哪种药物引起的药物超敏反应综合征？

1. 引起超敏反应的药物　主要包括青霉素类、头孢菌素类、甲基多巴、奎尼丁、氨苯磺胺类等。其中，青霉素类和头孢菌素类可以引起过敏性休克；甲基多巴会导致溶血性贫血；奎尼丁会导致白细胞减少症和血小板减少症；氨苯磺胺类药物会导致粒细胞减少。

2. 引起自身免疫的药物　1945 年，Hoffman 在一位使用磺胺嘧啶的患者身上发现了一种与系统性红斑狼疮（SLE）相似的综合征。磺胺嘧啶是第一批被鉴定为能引起自身免疫反应的药物之一，迄今为止，已经发现有 40 多种药物会引起相似的症状。

许多药物被发现在其用药患者身上产生红细胞自身抗体和自身免疫性溶血性贫血，包括普鲁卡因胺、氯磺丙脲、卡托普利、头孢氨苄、青霉素和甲基多巴。肼屈嗪和普鲁卡因胺诱发的自身抗体会导致 SLE。使用甲基多巴数周用来治疗原发性高血压的患者中大约有 20% 产生了剂量依赖性的红细胞自身抗体，有 1% 出现了溶血性贫血。甲基多巴并没有作为半抗原，而是它对红细胞表面抗原进行了修饰，然后产生了修饰过的红细胞的自身抗体。

青霉胺主要用于治疗其他药物无效的严重活动性类风湿关节炎、重金属中毒及肝豆状核变性病。青霉胺可以诱发许多不同形式的自身免疫病，包括 SLE、重症肌无力、天疱疮和自身免疫性甲状腺炎。这些药物被认为通过激发甚至合成抗 DNA 抗体在患者身上进行免疫调节。高度反应性的巯基基团可以与不同的受体和生物大分子发生反应导致自身抗体的产生。长期（数月）使用时，会导致 0.5% 的患者发生重症肌无力，大约 2% 的患者会出现 SLE，表现为不同程度的关节痛、滑膜炎、肌痛、抑郁、皮疹、肾炎、胸膜炎和神经系统症状。在重症肌无力患者中，青霉胺通过改变乙酰胆碱受体起作用。乙酰胆碱受体自身抗体在这些患者中已经被发现并且在停药后会逐渐减少，同时伴随着临床症状的恢复。然而，在青霉胺治疗停止后，重症肌无力可能会持续很长一段时间。

青霉胺及和其他药物一起诱发的免疫综合征的结果中，也包括肾脏狼疮综合征和天疱疮大水疱。如果产生颗粒性的 IgG 抗体并沉积在基底膜上，肾脏狼疮综合征中就会导致继发性的肾小球肾炎。在天疱疮大水疱患者中，皮肤细胞间物质的自身抗体从血清中产生，皮肤组织活检已经发现免疫球蛋白的细胞内沉积和基底膜沉积。在使用巯基类化合物，如卡托普利和吡硫醇的患者中，也发现了天疱疮。

一些具有治疗性质的金属也可能引起自身免疫反应。治疗关节炎的金盐会导致抗肾小球基膜抗体的形成，从而会导致与肺出血-肾炎综合征相似的肾小球肾炎（见Ⅱ型超敏反应）。因为在损伤部位没有发现金盐，因此推断金属激发了抗自身反应。锂用于治疗躁狂型抑郁症，被认为会诱导甲状腺球蛋白自身抗体的产生，在一些患者中会产生甲状腺功能减退。在大鼠的研究中，用甲状腺球蛋白免疫后立即给予锂，与未给锂的大鼠相比，甲状腺球蛋白抗体水平显著增加。然而，没有用甲状腺球蛋白免疫的大鼠，在给予锂后，没有产生循环抗甲状腺球蛋白抗体，对各组甲状腺的淋巴细胞浸润也没有影响。

一些药物，如青霉素，被发现既可诱导自身免疫又可诱发过敏。青霉素 β-内酰胺环的羧基可与蛋白质亲核位点形成共轭青霉酰结合物，特别是赖氨酸所在的氨基酸基团。这些结合物作为主要的免疫原性物质，可能会被生物转化为与临床有关的其他同分异构形式。

在使用了肼屈嗪、异烟肼、普鲁卡因胺和磺胺二甲嘧啶的一些个体中，发现了药物诱发 SLE 的遗传易感倾向。调节肝 N-乙酰基转移酶表达的基因存在多态性，决定了调节药物失活的乙酰化速度。对这些药物相对慢乙酰化的个体更容易产生抗核抗体，处于发生 SLE 的高风险中。

另外，含有二甲硅油的医疗器械，特别是乳房假体，被报道会引起血清病样反应、硬皮症样损伤和 SLE 样疾病，被称为"人类佐剂病"，一些患者会伴随肉芽肿和自身抗体。在接受了移植的一小部分患者中，自身免疫病样症状通常发生在移植后 2～5 年，体现出与 SLE 相似的遗传倾向。

案例 12-1 解析

红斑狼疮活动期可以表现为自身免疫性外周血常规降低。患者入院时无系统性红斑狼疮新发症状，抗 ds-DNA 36.68IU/ml，补体 C_3 1.47g/L，提示系统性红斑狼疮处于稳定期。患者常规服用泼尼松片和羟氯喹片，泼尼松能刺激骨髓造血功能，增加外周血细胞计数；羟氯喹偶可导致白细胞减少，但多发生于用药第 12～24 周，且罕有羟氯喹引起严重骨髓抑制的报道。此外，患者服用硫唑嘌呤前已联合使用泼尼松与羟氯喹长达 20 个月，未曾发生骨髓抑制，因此基本可以排除泼尼松与羟氯喹导致骨髓抑制的可能。

硫唑嘌呤会引起胃肠道不耐受、胰腺炎、肝功能损害和骨髓抑制等不良反应，其中骨髓抑制最为严重。硫唑嘌呤的使用与骨髓抑制呈时间依赖性和剂量依赖性，建议从小剂量开始服药。硫唑嘌呤用于狼疮性肾炎的维持治疗，起始给予小剂量 50mg q.d.，维持治疗。硫唑嘌呤相关不良事件基本发生于药物治疗开始的前 3 个月，50% 发生在治疗的第 1 个月。硫唑嘌呤的骨髓抑制作用通常可逆，且最多发生在患者用药后的 4～10 周内。

发生骨髓抑制时，停用硫唑嘌呤并给予人重组粒细胞集落刺激因子、输血小板等对症治疗后，2～3 周内骨髓功能均可恢复。患者此次用药前血常规正常，7 周后出现恶心、呕吐和全血细胞减少，不能以系统性红斑狼疮活动及联合用药解释。停用硫唑嘌呤并给予相应对症治疗 2 周时血常规开始恢复，3 周时血小板达标，故考虑此次骨髓抑制很可能由硫唑嘌呤引起。

案例 12-2 解析

药物超敏反应综合征（DHS）是由药物引起的一种具有特异症候的严重的全身性反应，临床特征包括急性广泛的皮损、伴发热、淋巴结肿大、多脏器受累、嗜酸性粒细胞增多及单核细胞增多等血液学异常。柳氮磺吡啶作为类风湿关节炎、炎症性肠病常用治疗药物，使用药物几周后可以产生严重的 DHS。芳香族抗惊厥药和磺胺类抗菌药，是最常见的引起 DHS 的两类药物。此外金属盐类、保泰松、乙内酰脲、别嘌醇、氢氯噻嗪、环孢素、阿替洛尔、卡托普利等也可引起 DHS。

目前DHS的治疗是立即停用可疑的致敏药物，拖延这项措施可能导致患者预后较差。一旦确诊本病，糖皮质激素应早期应用，它可以在疾病的发展和转归中起到关键性的扭转效果。在治疗DHS过程中，通常采用甲泼尼龙240mg/d冲击疗法，3～5天后快速减量，同时静脉滴注丙种球蛋白20g/d，口服抗组胺药，可以有效控制病情，减少激素用量和减轻激素所致的副作用，并且能改善临床症状。

本例患者由于疾病初期出现发热、皮疹、肝酶损伤时被误诊为"肝损害待查"未及时停用致敏药物，并且延误了激素使用的最佳时机，从而使患者在本病的治疗效果及转归都比预期大打了折扣。患者虽然早期在多个医院被误诊，但后来被确诊为DHS，停用致敏药物，给予糖皮质激素、丙种球蛋白及免疫抑制剂治疗，皮损逐渐消退，肝氨基转移酶恢复正常。

第四节　药物致免疫系统毒性的检测与评价

药物免疫毒性评价与检测即免疫毒性试验应执行药物非临床研究质量管理规范（Good Laboratory Practice，GLP）规范，同时应参考国际人用药品注册技术协调会（The International Council for Harmonisation of Technical Requirements for Pharmaceuticals for Human Use，ICH）颁布的《人用药物免疫毒性试验指导原则》执行。

一、药物免疫毒性试验的基本原则

（一）动物的选择

毒性试验选择的动物物种应该能够表现与人体预期出现的化学物质相关的药效和毒性（如试验动物和人体对化合物的代谢相同，会有相同的靶器官反应和毒性）。对于大多数的免疫抑制疗法，啮齿类动物的靶器官毒性数据和免疫抑制剂量的相似性通常对临床反应的观察是有预见性的。另外，动物个体对免疫毒性剂定性的和定量的易感性受其遗传组成（基因型）所影响，提示我们不仅要考虑物种还要考虑品系。

小鼠常被用作研究外源性化学物质对免疫系统作用的模型。在免疫活性评价中，大鼠与小鼠几乎等同。在非人灵长类动物中，恒河猴和食蟹猴的研究可以采用许多用于研究人免疫系统的试剂。在啮齿类动物开发的免疫功能试验已经在非啮齿类动物中得到应用。在大多数情况下，免疫学试验方法可以在适当调整后用于其他物种。有一些试验采用鸡和鱼进行外源性化合物的免疫毒性评价。

（二）年龄

应根据试验目的，选择不同成长阶段的动物。通常选用刚成年的啮齿动物。若采用子宫内胚胎或新生动物制造药物毒性模型，可观察药物是否影响发育中的胸腺，这时胸腺尚处于分化和成熟的阶段，检测更为灵敏。但需注意，因为胚胎和新生动物较敏感，所以它们的反应可能与刚断乳的动物或成年动物不同。

（三）给药剂量、时间和途径

机体的免疫反应可因造成药物毒性模型的途径而异，所以动物的药物毒性模型应尽可能与自然状况相似，以便将实验结果外推到人。

剂量的选择很重要，因为毒理学研究的一个基本原则是剂量-反应关系，因而需选择几个剂量。评定免疫毒性时不需要出现明显毒性反应的大剂量。可以选择一个与实际情况相接近的小剂量及两个较大的剂量，其中的最大剂量须是出现毒性的最小剂量（以尚未出现肝酶或体重变化者为宜）。

各种药物及毒物对机体产生免疫损害，其作用时间是各不相同的。有些物质，如多卤化芳香烃和重金属，有生物蓄积作用，需达到阈值后才出现毒性作用。它们对免疫系统的作用可能亦是如此。因此最好先做化学物质的药代动力学试验和蓄积研究。通常认为，需要每天给药，连续给药 14～30 天。

额外的免疫毒性试验中动物种属、品系、剂量、给药时间和给药途径尽可能与观察到的不良免疫反应的常规毒性试验相一致。

二、药物致免疫系统毒性的评价方法

（一）病理毒理学检查

常规的病理毒理学检查有助于评价药物的免疫抑制能力。免疫抑制可继发于药物的全身毒性，也可能是药物的特异作用。因此，各种组织和器官形态学观察，都可以帮助确定药物损伤的部位。此外，如果免疫系统是首要的靶器官，则形态学改变可以提示是免疫系统的哪个部位受影响，胸腺和脾脏的重量常是评价免疫功能障碍的有用指标。胸腺萎缩可发生在机体接触药物之后，可能是药物损伤免疫系统的极敏感的指标。但是胸腺萎缩不应作为免疫抑制的特异指标。另一方面，对骨髓、淋巴结（肠系膜和外周淋巴结）、脾和胸腺做组织学检查有助于对 B 细胞和 T 细胞不足的诊断。脾脏的淋巴滤泡和生发中心缺乏是 B 细胞不足的象征；而副皮质区淋巴样细胞减少，则是 T 细胞缺陷的象征。在胸腺，作用靶器官是皮质而不是髓质，以皮质淋巴细胞衰竭为特征。髓质淋巴细胞是免疫活性的 T 细胞，而皮质含有的淋巴细胞尚不具有充分的免疫活性（即未成熟的 T 细胞）。

器官重量/体重常用来评价器官毒性损伤的程度。当胸腺仅有轻微的形态改变时，其相对重量改变则是比形态学指标更为敏感的一个参数。当胸腺重量降低不到 20%，但与对照组有显著差异时，用常规组织学检查很难发现其改变。脾脏重量减轻，可能是淋巴细胞耗竭的结果；显著增重，则可能是骨髓外造血所致。其形态学观察常有助于确定重量变化的性质。

（二）骨髓前体细胞测定

骨髓包含多能前体细胞，这些细胞具有向各造血细胞系分化的能力，也可产生淋巴干细胞，其进一步分化成两种淋巴细胞。多能干细胞水平的阻滞造成人的原发性免疫缺陷疾病已有很多报道。Swiss 型的散发性先天性无丙种球蛋白血症和迪格奥尔格综合征是两种遗传性疾病，就是淋巴干细胞水平上的阻滞所致。由于药物对这两种前体细胞的任何一种都可能产生毒性，可导致免疫改变，因此，可选择前体细胞测定作为总的免疫评价的一部分。

另外，造血细胞是最迅速更新的细胞群体，已证明其对细胞毒性药物是非常敏感的。可用不同的半固体培养基对许多造血细胞系进行体外培养。接触化学物质后，造血细胞克隆形成的检查是一个检测毒性的敏感指标，也是研究不同药物毒性作用机制的一个方法。

（三）细胞免疫测定

检查细胞免疫功能的方法包括体内技术（如迟发型变态反应、移植物抗宿主反应、皮肤移植的排斥作用）和体外技术（如淋巴细胞增殖、T 细胞的细胞毒作用和淋巴因子分泌）。常规用迟发型变态反应、体外淋巴细胞对有丝分裂剂和同种异体淋巴细胞的增殖反应（MLCs）及脾脏 T 淋巴细胞计数来评价细胞免疫。

虽然普遍应用体外试验，但药物超敏反应（drug hypersensitivity reactions，DHRs）检测仍然是临床或实验检测中最广泛接受的方法。人们常将其与宿主对感染因子的抵抗力降低关联起来。放射性测定用于实验动物最好，因为这比皮肤反应更敏感。目前所用的是改进的 Lefford 的方法，即在抗原攻击之前给予 ^{3}H-TdR，使骨髓中的单核前体细胞标记上放射性核素。可用胸腺依赖抗原，如大鼠用结核菌素纯蛋白衍生物（PPD），小鼠用钥孔虫戚血蓝蛋白（KLH）。动物优选小鼠，在接触药物前致敏小鼠，这样可以更接近人群发生的情况。

淋巴细胞增殖反应（LP）是检测细胞免疫反应的重要指标，并且在淋巴细胞减少症未发生时不会出现。用微量细胞培养测定淋巴细胞增殖反应时，使用一般的促细胞分裂剂（如植物血凝素、细菌产物）、特异抗原、同种异体抗原（如白细胞稀释液），通过测定氚标记胸腺嘧啶核苷掺入 DNA 的量，来测定脾脏淋巴细胞增殖（选择性或多克隆地激活）。在具有正常淋巴细胞数目的人或动物中，出现淋巴细胞增殖抑制，可用细胞激活作用衰竭解释。

（四）体液免疫测定

常用的测定动物的体液免疫功能的方法有溶血空斑试验，血清免疫球蛋白 IgG 和 IgM 浓度测定，脾淋巴细胞对大肠埃希菌脂多糖的反应和脾脏 B 细胞计数等。

免疫球蛋白含量变化是骨髓瘤或原发性 B 细胞免疫缺损的诊断依据。免疫球蛋白含量的测定方法有放射免疫测定（RIA）、酶联免疫吸附测定（ELISA）、酶免疫测定（EIA）和放射免疫扩散等。

临床上利用淋巴细胞和淋巴细胞亚群表面标志和受体的不同对它们进行分类、计数，并由此诊断免疫性疾病如免疫缺损。目前常用与异硫氰酸荧光素（FITC）结合的抗脾 B 细胞表面标志 $CD19^+/CD3^-$ 和抗 T 细胞表面标志 $CD3^+/CD19^-$ 的抗血清分别测定脾脏的 B 细胞和 T 细胞。

（五）巨噬细胞功能测定

巨噬细胞有多种功能：吞噬、胞内杀伤、抗原摄取和处理、产生干扰素及对感染细胞或恶变细胞的淤积和溶解的作用等。其中，体外清除率测定是通过对 ^{125}I-甘油三油酸酯或胶体炭粒的摄取，评定单核巨噬细胞系统的清除能力；体外对颗粒的吞噬作用用于评定吞噬量和吞噬率；胞内杀灭作用是测定对细菌的杀灭能力，以及巨噬细胞抑制白血病靶细胞生长的能力；细胞溶解生化测定是测定杀灭和溶解肿瘤靶细胞的能力对溶酶体酶系统的激活作用，如酸性磷酸酶、亮氨酸氨基肽酶、5′-核苷酸酶等。此外，还可用非特异性酯酶活性的染色法测定巨噬细胞的数量。

近年来，随着大量免疫相关治疗药物研发申报涌现，药物对免疫系统的安全性已成为一个备受瞩目的问题。国内目前尚无较为全面的针对化学药物和生物制品免疫毒性的指导原则。2022 年 NMPA 发布《药物免疫毒性非临床研究技术指导原则》（征求意见稿），以期有序引导药物研发过程中对潜在免疫毒性的评价。药物免疫毒性非临床研究应该包括对免疫系统的影响程度，为药物的风险-获益评估提供支持。鉴于免疫系统的复杂性、人类对药物免疫毒理机制的认识及相关检测技术发展的局限性，目前对于药物免疫毒性中的药物过敏反应尚无可以有效预测药物过敏风险的评价方法，同时已有的评价免疫抑制及超敏反应的方法还存在着不足。因此，药物的免疫毒性机制及评价方法的研究仍然是新药研发过程中的难题，其评价策略和具体的技术方法仍需要在药物研究实践中不断完善。

思 考 题

1. 药物对免疫系统损伤的特点。
2. 药物免疫系统毒性的防治原则。
3. 药物超敏反应综合征（DHS）的病因和发病机制。

（陈 攀）

第十三章 药物特殊毒性

学习要求

记忆：掌握药物特殊毒性的相关概念。

理解：熟悉药物特殊毒性的作用机制及常见产生特殊毒性的药物。

运用：了解药物特殊毒性的检测与评价方法。

第一节 药物致癌性

药物致癌性，是指药物引起正常细胞发生恶性转化并进展成肿瘤的过程，属于毒理学中的化学致癌性范畴。化学原料药、中药、制剂辅料，甚至其中的杂质，都可能诱发癌症。药物活性成分的致癌作用可能与其治疗活性相关，也可能来源于其副作用。

药物致癌性从接触致癌药物开始，可能经历数年的潜伏期，直至疾病进展。整个过程，潜伏期被认为是癌症发展的关键时段，此时药物诱发的致癌作用已经结束，开始转入癌细胞的克隆进化阶段。了解药物致癌作用的潜在机制对于预防药物继发性肿瘤十分重要。

一、药物致癌作用机制

（一）遗传毒性机制

遗传毒性机制是细胞毒类抗肿瘤药的主要致癌机制，其通过非致死性 DNA 损伤，改变基因组稳定性，使正常细胞增殖失控，发生恶性转化。该类药物分为直接致癌药物和前致癌药物。直接致癌药物在水环境中可转化为亲电化合物，与细胞大分子中的亲核基团相互作用，形成共价结合的 DNA 加合物，进而诱发肿瘤。

前致癌物在体内作用机制（图 13-1）相对复杂，可通过 I 相代谢酶细胞色素 P450（CYP450）转化为亲电性代谢物和非亲电性代谢物，二者可进一步通过 II 相代谢酶（DT-硫辛酰胺脱氢酶、谷胱甘肽巯基转移酶、尿苷二磷酸葡萄糖基转移酶）生成水溶性解毒产物。亲电性代谢物可与 DNA 亲核基团形成共价产物，产生 DNA 损伤活性，导致关键基因的突变，并引起相关表观遗传的变化，产生致癌性。致癌药物与代谢酶之间的相互作用，是产生药物致癌作用的关键阶段，此过程由活化和解毒两套系统平衡决定，对于药物本身的治疗效果及其潜在的致癌活性有重要影响。

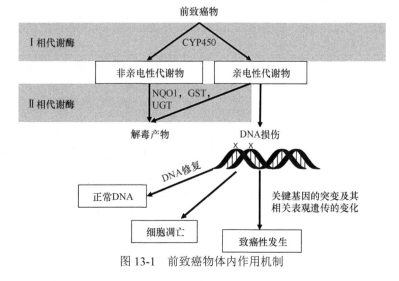

图 13-1　前致癌物体内作用机制

（二）表观遗传机制

致癌的表观遗传机制是 DNA 核苷酸序列不变，基因表达却发生变化，进而诱发细胞癌变。药物致癌性的表观遗传机制主要有 3 种：DNA 甲基化、组蛋白修饰和 microRNA 表达。

近年来的大量研究表明，DNA 异常甲基化与肿瘤的发生、发展、细胞癌变有着密切的联系。DNA 启动子区域的甲基化可抑制多个抑癌基因的转录。

组蛋白修饰是药物致癌的另一个重要机制，其能导致细胞周期检查点功能受损，干扰 DNA 转录、复制和修复。例如，组蛋白 H4 结构的改变会影响 NuA4 复合物（H4/H2A 乙酰转移酶）的活性，损害 DNA 修复。该类表观遗传修饰可能导致基因组结构变化，足以干扰正常细胞行为。

microRNA（miR）作为负反馈调节因子，影响细胞增殖和凋亡在内的多个过程，可影响细胞癌变中起关键作用的各种基因。miR-84 干扰 *RAS* 基因 mRNA 并抑制其表达。miR-15a 和 miR-16-1 通过靶向抗凋亡 BCL2 mRNA，在白细胞系特异性干细胞中发挥肿瘤生长抑制物的作用。

（三）两种机制的相互关系

细胞癌变过程中存在遗传毒性和表观遗传变化，一般难以判断二者发生的先后顺序。一方面，遗传毒性可能会影响表观遗传学，遗传毒性致癌物通过影响 DNA 甲基转移酶和组蛋白乙酰化来影响 DNA 甲基化，引起一系列表观变化，从而改变激活/解毒致癌外源性药物所需的酶活性。反过来，表观遗传学修饰可能成为 DNA 结构改变的基础，如 miR-181a-1-3p 的过度表达可抑制 MGMT（修复基因毒性损伤的酶之一）诱发肿瘤。

二、致癌药物及分类

世界卫生组织国际癌症研究机构（International Agency for Research on Cancer，IARC）将致癌化合物划分为 5 类。

（一）抗肿瘤药

目前临床上使用的 13 种细胞毒类药物具有致癌作用（表 13-1），这些药物可在各种组织和器官（主要是造血器官）引发恶性肿瘤，IARC 将其划分为 1 类致癌物。部分抗肿瘤药物（表 13-2），尽管能够在动物模型中引发肿瘤发生，诱导细胞转化，并在体外和体内引起诱变，然而仍缺乏足够证据，IARC 将其归入第 2A 和 2B 类致癌物。

表 13-1　已被证实对人类致癌的药物（IARC 1 类）

药物	作用方式	继发性肿瘤类型
白消安	烷基化	急性髓细胞性白血病
苯丁酸氮芥	烷基化	急性髓细胞性白血病
萘氮芥	2-萘胺衍生物的烷基化作用	膀胱癌
环磷酰胺	烷基化	急性髓系白血病，膀胱癌
依托泊苷	混合系白血病（mixed lineage leukemia，MLL）基因易位	急性髓细胞性白血病
博来霉素	MLL 基因的烷基化和易位	急性髓细胞性白血病
美法仑	烷基化	急性髓细胞性白血病
司莫司汀	烷基化	急性髓细胞性白血病
塞替派	烷基化	白血病
苏消安	烷基化	急性髓细胞性白血病
硫唑嘌呤	基因毒性，免疫毒性	淋巴瘤，皮肤癌
环孢素	基因毒性，免疫毒性	淋巴瘤，皮肤癌，其他恶性肿瘤
他莫昔芬	遗传毒性，雌激素受体的改变	子宫内膜癌

表 13-2　可能对人类致癌的药物（IARC 2 类）

药物	IARC 分类
阿扎胞苷	2A
丙卡巴肼	2A
替尼泊苷	2A
顺铂	2A
柔红霉素	2B
甲羟孕酮	2B
苯丙氨酸氮芥	2B
甲基硫脲嘧啶	2B
甲硝唑	2B
丝裂霉素 C	2B
米托蒽醌	2B
孕激素类	2B
链脲佐菌素	2B
硫尿嘧啶	2B

1. 细胞毒类药物　表 13-1 和表 13-2 中所列的烷化剂，可将具有一个自由电子的烷基转移到巯基、磷酸酯、羧基和氨基上而使 DNA 分子烷基化，出现异常核苷酸和 DNA 交联，导致转录和翻译的改变、细胞凋亡和恶性细胞的转化。可分为直接作用和需经酶活化的细胞毒类药物。

直接作用的细胞毒类药物，不需要药物代谢酶的激活，可直接表现出致癌活性，包括亚硝脲衍生物、铂类制剂、拓扑替康。需经酶活化的细胞毒类药物，包括环磷酰胺、异环磷酰胺、硫代磷酰胺、多柔比星、达卡巴嗪及其类似物，在体内被 CYP450 活化，形成遗传毒性衍生物。

2. 拓扑异构酶抑制剂　依托泊苷是一种拓扑异构酶 II 抑制剂，被列为第 1 类致癌物，而替尼泊苷被列为第 2A 类。依托泊苷代谢产物 3-羟基衍生物-依托泊苷儿茶酚可继续被氧化成半醌，进而变成半醌自由基阴离子，这些均可与 DNA 及拓扑异构酶 II 形成三重复合物，防止 DNA 链的重复连接。与依托泊苷相比，该类代谢产物能诱导大量的双链 DNA 断裂。

MLL 基因易位的患者，其 CYP3A4 基因启动子呈现抑制性多态性，与野生型的携带者相比，使用依托泊苷和替尼泊苷治疗后，患急性淋巴细胞和髓细胞白血病的风险降低，因为突变酶将药物转化为酚类和醌类毒性代谢产物效率降低。

伊立替康和拓扑替康，均为半合成的喜树碱衍生物，主要通过抑制拓扑异构酶 I 发挥抗肿瘤活性。其致癌毒性风险与羧酸酯酶激活和解毒酶的多态性有关。

3. 抗癌抗生素　蒽环类抗生素也是典型的拓扑异构酶 II 抑制剂。其中多柔比星以多种方式抑制肿瘤，包括嵌入肿瘤细胞 DNA 从而抑制 DNA 与 RNA 合成，抑制拓扑异构酶 II 与自由基的形成，并改变细胞膜结构。根据其基因毒性、致畸性和在动物模型中诱发肿瘤的能力，被列为 2B 类致癌物。

4. 抗代谢药物　硫唑嘌呤能抑制核糖核苷酸的合成，被归为第 1 类致癌物。其在体内代谢为 6-硫鸟嘌呤，可以与 DNA 中的胸腺嘧啶错误配对，其抗癌活性与 DNA 错配修复（mismatch repair，MMR）和同源重组（homologous recombination，HR）的效率有关。不正确配对的碱基被异源二聚体蛋白复合物识别，这些复合物插入 DNA 分子后，诱发外切酶 1 的表达，导致细胞死亡。而如 DNA 修复系统不足，细胞克隆就会对抗代谢物产生抗性。在下一个阶段，双链 DNA 断裂可通过同源重组尝试修复，在造血细胞中失败，最终导致了染色体畸变出现。

尽管甲氨蝶呤和 6-巯基嘌呤这类抗代谢物的致突变、致畸和致癌特性已被体内外试验证明，但仍未被归为第 1 类致癌物。北欧儿童血液学和肿瘤学协会（Nordic Society for Pediatric Hematology and Oncology，NOPHO）2009 年的研究报告称，在 1614 名用 6-巯基嘌呤治疗的急性淋巴细胞白血病儿童中（ALL-92 方案），有 20 名患者进展为继发性恶性肿瘤（secondary malignant neoplasm，SMN）。此外，硫嘌呤甲基转移酶（thiopurine S-methyltransferase，TPMT）将 6-巯基嘌呤及其代谢物甲基化，从而减少 6-硫鸟嘌呤，在发生 SMN 的患者与未发生 SMN 的患者相比，其水平大大降低。

阿扎胞苷常用于治疗淋巴细胞和髓细胞性白血病，其抗肿瘤和致癌的作用机制均涉及 DNA 低甲基化，能够抑制各个细胞周期阶段 DNA、RNA 和蛋白质的合成而产生细胞毒性作用。其不仅在体外表现出遗传毒性，而且可在长期接触的小鼠和大鼠中引起肿瘤的形成。阿扎胞苷被归为 2A 组，尽管缺乏阿扎胞苷对人类致癌性的流行病学数据，但其在临床应用中，患者寿命远低于 SMN 进展的最小潜伏期，因此阿扎胞苷被归为 2A 类致癌物。

5. 激素依赖性肿瘤抑制剂　他莫昔芬作为雌激素受体拮抗剂，用于治疗雌激素依赖性乳腺癌，以及预防性用药降低雌激素阳性乳腺癌的风险。然而，他莫昔芬会使激素依赖性肿瘤的风险增加 4 倍以上。此外，绝经期女性患者接受他莫昔芬治疗 5 年后，发生子宫内膜病变的风险较高，如子宫内膜增生、息肉、肉瘤和难以治疗的癌变。他莫昔芬的致癌作用是通过雌激素依赖性、表观遗传学和基因毒性机制综合介导的。

治疗良性前列腺增生的睾酮抑制剂，通过抑制 5α-还原酶（5αP），抑制睾酮转化为活性更强的 5α-二乙基睾酮。研究表明，除了治疗效果外，长期服用 5αP 抑制剂非那雄胺，特别是度他雄胺，会增加低分化度前列腺癌的风险。

6. 靶向抗肿瘤药物　利妥昔单抗与氟达拉滨和环磷酰胺联合使用治疗 CD20B 细胞淋巴瘤，会增加继发性恶性肿瘤发生率。作用于 CD20 的替伊莫单抗单独使用或与利妥昔单抗联合使用，可能会增加霍奇金病恢复期患者的髓细胞白血病和前期骨髓增生异常综合征的发生率。

靶向蛋白激酶抑制剂吉非替尼通过同源重组下调双链 DNA 断裂修复所必需的 RAD51 蛋白表达，增加非同源末端连接和正常细胞类型出现突变克隆的可能性，增强苯并（a）芘的致突变作用。伊马替尼在无毒剂量下可诱发双链 DNA 断裂、微核出现，细胞培养实验中亦表现出其他遗传和表观遗传损伤，表明该化合物具有潜在的致癌性。

（二）非抗肿瘤药

1. 砷剂　砷是第 1 类致癌物，可引起皮肤、膀胱和肺部肿瘤。氧化应激被认为是与砷类化合物有关的致癌活动的主要遗传毒性机制之一。它可能改变 DNA 甲基化、组蛋白甲基化和磷酸化/乙酰化，以及 miR 的表达。此外，它还可能作为一种免疫抑制剂，通过降低 T 细胞的绝对数量和活性来抑制细胞介导的免疫力，并抑制巨噬细胞的成熟度、分化和吞噬活性。

2. 非那西丁和非甾体抗炎药　非那西丁曾经被用作镇痛退热药，长期大量服用，会引发肾盂癌。致癌机制是经 CYP450 酶代谢为高活性的乙酰苯醌亚胺，后者与细胞大分子形成加合物，产生细胞毒作用。尤其过量使用或与 CYP450 诱导剂（巴比妥类药物、糖皮质激素、抗组胺药）或含乙醇的饮料一起服用，会导致肾脏和肝脏损伤。同样，高剂量使用的阿司匹林和其他一些非甾体抗炎药也可能有毒，并可能增加致癌风险。

3. 己烯雌酚及天然雌激素　己烯雌酚是一种非甾体类合成雌激素，用于预防自然流产。20 世纪 40 年代，发现其可通过胎盘产生致癌活性。采用己烯雌酚保胎出生的第二代女孩不仅患透明细胞阴道癌的风险增加，且在成年后患乳腺癌的风险也相应增加。此外，第三代也易罹患生殖道肿瘤和乳腺癌。使用天然雌激素、雌激素结合黄体酮的激素替代疗法超过 5 年，也会增加乳腺癌和子宫内膜癌的风险。该类物质致癌主要机制依然是基因毒性和表观遗传机制。

己烯雌酚和其他雌激素至今仍被用于农业，以加速家禽和猪的肌肉生长。尽管其在肉类中的含量有严格的规定限制，但痕量的该类物质仍可能加重部分人群患癌风险。

4. 马兜铃酸 20 世纪 90 年代初，比利时的部分女性因使用含广防己的减肥食品而罹患肾盂癌。该减肥食品主要致癌成分是马兜铃酸，其硝基基团可经醌氧还原酶 1 和 CYP4501A1 和 CYP4501A2 还原后，转化为其亲电形式，与 DNA 形成加合物而产生致癌活性。

5. 免疫抑制剂 器官移植后长期服用大剂量免疫抑制剂导致癌症发生的风险大幅增加。例如，肾移植后存活超过 10 年的患者中，有一定比例患者死于侵袭性的卡波西肉瘤、皮肤癌和其他器官肿瘤。环孢素 A 可抑制 T 细胞活化的细胞因子表达，如 IL-2 和干扰素，阻断参与排斥反应的体液和细胞效应机制，防止排斥反应。其抑制细胞介导的免疫反应，促使恶性肿瘤细胞克隆增殖。此外，用药后的肿瘤微环境重塑可加速这一过程，如各种淋巴细胞亚群产生促炎症细胞因子（如 IL-22 和 IL-17），刺激肿瘤生长和侵袭。

雷帕霉素同样用于防止移植物排斥反应，通过抑制 IL-2 信号传导阻止 T 细胞和 B 细胞的激活。其生物活性与参与调节转录、翻译和自噬的 mTORC1 复合物的不稳定有关。与环孢素 A 相比，雷帕霉素与皮肤癌、肾脏肿瘤相关性不大，甚至可以作为一种抗癌剂，有证据表明其能促进前列腺癌的发生。

三、药物致癌作用检测与评价

致癌试验的目的是识别药物对于动物的潜在致癌性，从而评价对人体的相关风险。一般情况下，预期临床用药时间不短于 6 个月的药物应进行致癌试验。若药物或其代谢物的化学结构与已知致癌物类似，也应进行致癌试验。对于频繁使用的具有潜在致癌性药物，或某些可能导致延长暴露时间的给药系统，也应考虑进行致癌试验。不经常使用或短期暴露的药物（如麻醉药和放射性同位素标记造影剂）不需进行致癌试验，除非有其他相关因素。当拟定治疗人群的预期寿命较短时（如 2～3 年之内），不要求进行长期致癌试验，如用于晚期系统性疾病的抗肿瘤药物。若抗癌药物较为有效并能明显延长生命，需考虑继发性肿瘤可能性。

目前国内外药品监管机构均颁布了多个新药致癌性实验和结果评价的技术指导原则或指南，对药物致癌性试验的必要性、药物致癌性试验及其剂量选择做出了全面阐述。

鉴于致癌过程的复杂性，任何单一的试验方法都不能预测所有人用药物的潜在致癌性。基本方案包括一项长期啮齿类动物致癌试验，加上附加体内致癌性试验作为补充。

（一）体内致癌试验

1. 长期啮齿类动物致癌试验 是评价致癌效应的经典试验，需根据受试药物的药理学特性、重复给药毒性、代谢特性、毒代动力学、给药途径选择动物种属，在缺乏确凿证据时，推荐选择大鼠。在最大耐受剂量下进行为期至少 2 年的终生暴露。该方法目前已成为判定受试化学物是否具有致癌性的金标准。

2. 附加体内致癌性试验 可选用第二种啮齿类动物长期致癌试验，或者中短期啮齿类动物体内试验，此时应尽量使用能提供致癌终点的体内模型，包括啮齿类启动-促进模型，或用转基因啮齿类动物致癌模型或新生啮齿类动物致癌模型。

（二）体外致癌试验

体外致癌模型属于短期致癌模型，主要用于致癌物的筛选，可用于推测潜在的致癌危害。可分为两类，一种是以遗传学作为终点（DNA 完整性改变、DNA 重排或交换、DNA 碱基序列改变、染色体完整性改变、染色体分离改变）的遗传毒性致癌物试验。另一种是用于检测非遗传毒性致癌物质（也称为表遗传致癌物）的细胞转化试验。

机制研究有助于解释一项体外致癌试验中发现的肿瘤，并可预测其与人类的相关性。通常包括：①细胞学改变，可用形态学、组织化学或功能指标对有关组织进行细胞水平的研究。可直接检测细胞凋亡、细胞增生、肝细胞灶性变性或细胞间传导的改变，并确定这些改变与受试药物间的量-效关系。②生物化学指标检测，根据推测的致癌作用机制，可检测以下指标：血浆激素水平

（如 T_3/T_4、TSH、催乳素）、生长因子、蛋白结合（如与 α2μ-球蛋白的结合）、组织酶活性等。

对于标准遗传毒性试验组合结果为阴性，而致癌试验有反应但无明确作用机制的化合物，可用合适的模型进行附加遗传毒性试验，包括改变代谢活化条件的体外试验或测试诱导肿瘤靶器官的遗传毒性损伤的体内试验（如 DNA 损伤和修复试验、^{32}P 后标记、转基因动物诱导突变）。

（三）其他评价试验

1. 构效关系分析（quantitative structure activity relationship，QSAR） 是在传统构效关系的基础上，使用数学模型来描述分子结构和分子的某种生物活性之间的关系。从已有致癌药物入手，找出该类药物化学结构中与致癌性关系最密切的结构，定量评估该结构发生改变时对药物致癌性所产生的影响，用于评价存在相同结构其他药物的致癌性。构效关系分析具有快速、经济、高效的特点，但仍停留在研究中，并未大规模应用。

> **案例 13-1**
>
> 酚酞片曾称作"果导片"，用于治疗习惯性、顽固性便秘，是一种刺激性泻药，由于价格低廉、疗效快，我国许多基层医疗机构均能购买，甚至曾被许多人当作减肥药来吃。但在临床应用时，酚酞片会产生抗药性及依赖性，一旦停用会加重便秘，易造成肠道紊乱。动物研究发现，酚酞在动物实验中可诱发大鼠或小鼠肿瘤，出现致癌性；也有在人体偶发肠癌的病例。
>
> 2021 年 1 月 14 日，国家药品监督管理局发布了一则关于注销酚酞片和酚酞含片药品注册证书的公告，指出对酚酞片和酚酞含片进行了上市后评价，发现酚酞片和酚酞含片存在严重不良反应，在我国使用风险大于获益。
>
> **请思考以下问题：**
> 药品上市后，其致癌相关安全性如何保证？

2. 药物上市后评价 药物上市后，肿瘤流行病学评价是确定药物致癌性的唯一手段。通常采用动物致癌试验，以筛选出潜在的致癌药物，或先进行流行病学调查、临床观察、病例研究发现可疑致癌药物，再进行大规模的分析性流行病学研究，即病例对照研究和队列研究。

肿瘤流行病学调查的结果为阳性，且结果可重复并有剂量-反应相关性，又可得到动物实验的验证，则该受试药物较易被承认为致癌药物；肿瘤流行病学调查结果如为阴性，也不能完全排除受试药物致癌风险。

> **案例 13-1 解析**
>
> 可通过药物上市后再评价，包括肿瘤流行病学评价、动物实验等方法评估药物致癌风险。

第二节　药物的生殖与发育毒性

生殖与发育是哺乳动物繁衍的生理过程，涉及亲代和子代两个方面，包含生殖细胞的发生与成熟、性周期和性行为、受精卵的形成、发育与着床、胚胎器官发生与发育、分娩、哺乳及子代发育等一系列过程，其中任何环节都可能受到包括药物在内的各种环境有害因素的影响，从而对生殖和发育产生不良影响，即生殖发育毒性（developmental and reproductive toxicity，DART）。其中，药物的生殖毒性主要指亲代暴露于药物后，药物对亲代的生育力、分娩和哺乳的不良影响，以及对子代发育的不良影响。药物的发育毒性则重点关注药物对子代发育的不良影响。

一、药物的生殖与发育毒性作用机制

（一）药物的生殖毒性

1. 药物的生殖毒性表现 生殖毒性包括对生育力、分娩和哺乳的毒性影响。①对生育力的影

响：包括男性及女性生殖器官的器质性损害和功能性改变。具体体现为生精细胞或卵巢细胞的成熟和激素分泌释放规律的紊乱，精子/卵子形态学、精子/卵子数量、精子/卵子质量、精子活力、交配行为的异常，交配能力或生育力改变等。临床表现为性功能障碍、不孕与不育等。②对分娩的影响：包括分娩异常（如难产）和分娩时间的改变等。③对哺乳的影响：包括母体的哺乳行为、乳汁质量和产量的改变等。

2. 药物的生殖毒性作用机制　药物的生殖毒性作用途径主要有以下 3 条：①药物可以通过血液循环到达生殖器官，直接损伤性腺影响生殖发育，如秋水仙碱可引起睾丸支持细胞胞质微管溶解，使睾丸支持细胞留下形态不规则的稀疏的顶部凸起而没有足够的结构支持，从而导致生精上皮中大量生殖细胞脱落，严重时可引起睾丸萎缩；② 药物也可以通过影响神经系统和内分泌系统，调节下丘脑-垂体-性腺轴间接调控生殖功能；③ 药物还可以直接干扰胚胎的正常发育，导致子代形态或功能异常，这部分内容将在本节"药物的发育毒性"中讨论。

药物的生殖毒性作用机制，研究报道较多的有 3 类。

（1）下丘脑-垂体-性腺轴是生殖系统激素分泌的一个完整的精密系统。性腺（睾丸或卵巢）的活动受到垂体促性腺激素包括促卵泡激素（follicle-stimulating hormone，FSH）和黄体生成素（luteinizing hormone，LH）的调节，这两种激素的分泌又受到促性腺激素释放激素（gonadotropin-releasing hormone，GnRH）的控制。FSH 调节睾丸中精子成熟和卵巢中卵泡成熟。LH 在男性控制睾丸间质细胞合成睾酮，在女性控制黄体小体的形成。FSH 和 LH 调节雌激素的产生和排卵，FSH 和（或）LH 减少都能抑制精子的发生。

一些药物如 GnRH 类似物（可用于前列腺癌的曲普瑞林、戈舍瑞林等）、类固醇衍生物（环丙孕酮和螺内酯）可影响生殖相关激素水平，使下丘脑-垂体-性腺轴系统失衡，引起生殖系统损伤，并对生殖的多个环节产生不良影响。

（2）氧化应激损伤：氧化应激是指机体在遭受各种有害刺激时，体内的高活性分子如活性氧自由基和活性氮自由基产生过多，氧化程度超出机体氧化物的清除能力，氧化系统和抗氧化系统失衡，从而导致组织损伤。有些具有生殖毒性的物质通过对睾丸或卵巢细胞产生氧化应激损伤而对生殖系统造成损伤。

（3）能量代谢障碍：睾丸各级生精细胞、支持细胞及间质细胞含有丰富的能量代谢相关酶，在维持精子发生和成熟中发挥着重要作用，同时可作为生精细胞和非生精细胞的特异性标志酶，预测睾丸早期损害及其程度和发生部位等。卵子的成熟也需要多种酶的参与。一些药物可引起能量代谢相关酶活性改变，由此导致能量代谢不足或障碍，影响精子、卵子的生成，最终对生殖系统造成损伤。

另外，药物通过影响性欲、勃起功能或射精功能而对生殖细胞的输送环节产生毒性。抗抑郁药的重要不良反应就是性功能障碍。男性长期服用选择性 5-羟色胺再摄取抑制剂（SSRIs）可引起性欲减退、射精延迟或射精抑制。5-HT 是与性行为密切相关的神经递质，一般认为 SSRIs 对性行为的副作用是由于 5-HT 受体的脱敏作用引起的。

案例 13-2

患者，男性，50 岁，既往体健，自诉 5 年前发现高血压，先后服用过吲达帕胺、氨氯地平、普萘洛尔及螺内酯等（具体不详），血压控制可，近期出现勃起功能障碍，经检查，患者生殖系统、神经内分泌系统未见器质性病变，血清催乳素水平升高，间质细胞刺激素及睾酮浓度下降。

请思考以下问题：

患者发生勃起功能障碍与服用降压药有关吗？机制如何？如何处理？

案例 13-3

　　患者，女性，20 岁，因 3 个月未见月经来医院就诊。既往史：患者 3 个月前因诊断为精神分裂症，服用利培酮至今，目前病情稳定。检验及检查：血常规、肝功能、HCG 及阴道 B 超未见异常。血清催乳素水平明显升高。

　　请思考以下问题：

　　患者闭经可能的原因是什么？如何处理？

（二）药物的发育毒性

　　1. 药物的发育毒性表现　药物对子代的发育毒性包括死亡、结构异常（形态变化）、生长发育改变和功能性损伤等。①死亡：发生于早期受精至断乳期的任何时间内与发育毒性相关的机体死亡。②结构异常：通常是指子代骨骼或软组织结构上的畸形或变异。③生长改变：虽然发育过快或早熟可能也被认为是生长发育的改变，但生长发育改变通常是指发育迟缓。④功能性损伤：包括任何正常生理或生化功能的持久性改变。

　　2. 药物的发育毒性特点　药物的发育毒性作用有以下几个特点：①胚胎在器官发生期对致畸药物最敏感。不同系统和器官的形成与发育不完全同步，存在差异，不同药物可作用于不同的发育阶段，产生不同的效应。根据对药物发育毒性的敏感性不同，胚胎发育大致可以分成三个阶段，见图 13-2 和表 13-3；②药物致畸作用的量-效关系复杂，从最大无作用剂量，到致畸剂量，到胚胎死亡剂量，称为致畸带，不同药物致畸带差异较大；③药物致畸作用存在种属差异和个体差异。

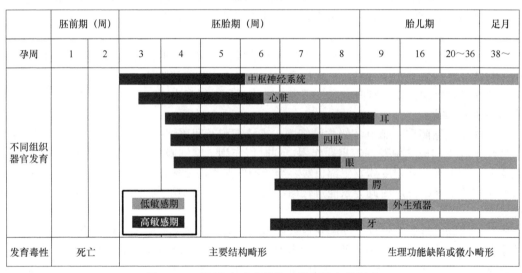

图 13-2　不同发育阶段药物对组织器官的影响

表 13-3　孕妇妊娠期用药对不同发育阶段胚胎/胎儿的影响

药物暴露时孕妇年龄	阶段	药物对胎儿发育影响
受精后 2 周内（囊胚形成期）	不敏感期	药物的影响是"全"或"无"，即引起胚胎死亡而导致自然流产，或对胚胎无影响，胚胎继续正常发育
受精后 3～8 周（胚胎器官分化发育期）	敏感期	致畸高敏期，胚胎最易受到致畸物影响而发生器官形态异常，也可引起胚胎死亡和生长迟缓
受精后第 9 周至分娩（胚胎功能发育期）	低敏感期	胎儿生长、器官发育、功能完善形成期，胎儿外生殖器、骨骼系统、神经系统仍继续分化，致畸物可能对这些结构和功能造成影响

　　需要注意的是，分娩前用药也应非常谨慎，因为出生后的新生儿体内代谢系统不完善，不能

迅速而有效地处置和消除药物，药物可能在婴儿体内蓄积并产生药物过量或戒断综合征等表现。

3. 药物的发育毒性作用机制

（1）药物的发育毒性作用途径：男性介导的药物发育毒性风险，是由男性给药而带来的子代发育毒性影响，主要包括：①药物作用于精子细胞而产生的发育毒性风险。②药物通过精液转移到妊娠女性体内（阴道摄入）而产生的发育毒性风险。

女性介导的药物发育毒性作用途径可能是药物作用于母体而间接影响胚胎生存和妊娠，也可能是药物对子代的直接作用。其中，药物对子代的直接作用主要通过胎盘转运或母乳转运到达子代。

（2）药物的发育毒性作用机制：目前研究发现的作用机制包括①受体-配体作用；②共价结合；③脂质和蛋白质的过氧化反应；④干扰巯基的反应；⑤抑制蛋白质功能；⑥干扰酶的催化作用；⑦母体介导作用；⑧其他尚未明确的作用靶点及机制。

（3）药物对母体毒性与发育毒性之间的关系，常见的有以下几种：①具有致畸性，但无母体毒性，如沙利度胺。通常这类药物具有特定的致畸机制，药物选择性作用于胚胎，其胚胎毒性明显大于母体毒性，且与母体毒性无关，这类药物最容易被忽视也最危险。②致畸作用与母体毒性伴行出现。这类药物通过对母体的毒性作用，影响胚胎的发育，其致畸效应可能是间接的，一般在母体毒性水平对胚胎/胎儿产生有害影响，其发育毒性可能部分归因于母体生理学紊乱的继发效应。③既无母体毒性，也未表现出发育毒性。这类药物母体毒性与发育毒性的剂量关系尚缺乏统一的衡量标准，通常情况下，致畸作用剂量往往较母体毒性作用剂量低。

二、常见的导致生殖及发育毒性的药物

（一）药物生殖发育毒性导致的重大药害事件

人类历史中，关于药物的生殖发育毒性，有两次重大的悲剧事件，都是源于胎儿出生前宫内暴露于某种药物的所导致。

第一次是沙利度胺（反应停）事件：1953年瑞士Ciba公司为研发新型抗菌药物而首先合成了沙利度胺，却发现它没有抗菌活性。后来德国一家制药厂开始研究沙利度胺，发现它具有中枢抑制作用，能显著抑制早孕反应。该药在1956年批准在德国上市并广泛用于缓解孕早期的妊娠反应，疗效明显，很快又在全球多个国家和地区上市。然而，这个用于妊娠期的药物并没有严格的动物致畸实验数据，也没有做过孕期临床试验。上市后不久，欧洲多地出现了海豹肢样畸形的新生儿，调查后发现，"海豹儿"的出现与母亲在孕期服用过沙利度胺有关。1956～1962年间因使用沙利度胺，全世界30多个国家和地区共有一万多例海豹肢儿童出生，这就是震惊世界的"反应停"事件，也是历史上最著名的药害事件。

第二次是己烯雌酚导致子代成年后发生阴道癌事件。20世纪40年代，己烯雌酚没有经过严格的毒性研究就被用于预防流产和早产，并在接下来的三十余年内，共有近千万女性曾在妊娠期服用过己烯雌酚。直到20世纪70年代，出现了多例原本罕见的年轻女性阴道腺癌患者，随后的多项临床研究证实了孕妇服用己烯雌酚与女儿患阴道腺癌有明确关联。此外，研究还发现己烯雌酚还可影响多个与生殖系统发育有关的基因，诱发暴露于己烯雌酚的子代（包括雄性）生殖系统发育异常，甚至波及第三代人。

（二）其他常见的导致生殖及发育毒性的药物

1. 化疗药物 多种化疗药物已在动物实验中被证实具有强致畸性，限制用于人类的妊娠期间。长春碱、长春新碱、阿糖胞苷等碱性化疗药物可与DNA的不同部位发生反应，改变其结构，诱导过度突变，导致错误配对，从而增加自发流产率。白消安、氟尿嘧啶、环磷酰胺等具有非特异性的细胞毒性作用，可使生长旺盛的胚胎受到损害，造成流产或早产、畸形等。甲氨蝶呤通过干扰叶酸代谢导致胎儿畸形。

2. 维生素类 维生素 A 缺乏或过剩均可在动物中产生畸变，引起眼、中枢神经系统、骨骼、心脏和其他异常。

异维 A 酸是治疗囊性痤疮有效的药物之一，是引起人类畸形的重要相关药物，也是干预发育信号致畸药物的典型代表。异维 A 酸导致的先天性缺陷主要有颅面部畸形、腭裂、心脏和中枢神经系统异常等，其致畸效应主要与正常发育过程中视黄醛的作用密切相关。异维 A 酸是维生素 A 的类似物，是一种合成的视黄醛。在胚胎发育过程中，某些视黄醛在组织中的浓度梯度对组织生长与定向起诱导作用，并发挥信号指导作用。外源性视黄醛可干预发育路线，引起发育异常。动物实验证明大多数外源性视黄醛可导致发育缺陷。

3. 抗癫痫药 临床上常用的抗癫痫药物如苯妥英钠、苯巴比妥、丙戊酸及卡马西平等均有引起先天畸形的报告。苯妥英钠可致"苯妥英钠综合征"，表现为胎儿唇裂、腭裂或两者合并存在，其次是先天性心脏病，尚有发育迟缓、智力低下、小头畸形等报告。

4. 抗生素类 四环素类可致骨骼发育障碍、牙釉质变色及发育不全等。氨基糖苷类可透过胎盘，损害胎儿的神经系统、听力及肾脏；氯霉素可引起"灰婴综合征"。

5. 华法林 抗凝血药华法林可引起胎儿华法林综合征，主要表现为生长发育差、智能低下、惊厥、严重鼻发育不全。妊娠 6～9 周服用华法林可引起胎儿面部和骨骼肌异常，妊娠 3～6 个月服用则可引起中枢神经系统异常。

6. 中药 《中国药典》收载了孕妇禁用、忌服和慎用的中草药。历代本草均把部分虫类中药列为妊娠禁忌的范畴。大多具有开窍、破气、破血、消积、化瘀和通泻作用的药物，都可能对母胎造成损害。中成药的说明书中关于生殖与发育毒性大都"尚不明确"，应尽量避免使用。临床上作为免疫抑制剂使用的雷公藤能损伤成熟的精子、精子细胞和初级精母细胞，引起精子数量和活力下降而导致不育。麝香、斑蝥、水蛭、虻虫、商陆、巴豆、牵牛、三棱、莪术等可导致畸胎、死胎及流产。

三、药物生殖与发育毒性检测与评价

（一）药物生殖与发育检测概述

药物生殖与发育毒理学研究源于反应停事件，它促进了药物致畸的研究及管理法规的建立。进行随机可控的人体试验来评价药物对人类生殖与发育的影响是很困难的，也不符合伦理。许多可利用的数据来自个案报道、流行病学研究、动物实验研究及临床研究。

药物进入临床前，非临床生殖与发育毒性试验是药物非临床安全性评价的重要内容，是药物进入临床研究及上市的重要环节。目的是通过动物实验反映受试物对哺乳动物生殖功能和发育过程的影响，预测其可能产生的对生殖细胞、受孕、妊娠、分娩、哺乳等亲代生殖功能的不良影响，以及对子代胚胎-胎儿发育、出生后发育的不良影响。

世界各国及相关组织均出台了生殖与发育毒性试验的指导原则。目前，在国际范围内，药物生殖和发育毒性的研究实施主要是基于 2020 年 2 月通过的 ICH 指导原则《S5（R3）：人用药物生殖与发育毒性检测》、《S11：支持儿科药物开发的非临床安全性评价》，以及原 ICH M3（1）、ICH S6（2）。原国家食品药品监督管理总局（CFDA）参与了 S5（R3）和 S11 指导原则的起草和修订工作。

（二）试验目的和评估阶段

生殖与发育试验的目的是揭示与人类风险评估相关药物对哺乳动物生殖的影响。应评估对所有阶段的风险，除非该阶段与拟用人群无关。所进行一组试验应包含对一个完整生命周期（即从第一代的受孕至下一代的受孕）的观察。一般评估生殖的下列阶段：

A. 从交配前至受孕（成年雄性和雌性生殖功能、配子的发生和成熟、交配行为、受精）。

B. 从受孕至着床（成年雌性生殖功能、着床前发育、着床）。

C. 从着床至硬腭闭合（成年雌性生殖功能、胚胎发育、主要器官形成）

D. 从硬腭闭合至妊娠结束（成年雌性生殖功能、胎仔发育和生长、器官发育和生长）。

E. 从出生至离乳（分娩和哺乳、新生幼仔对宫外生活的适应性、离乳前发育和生长）。

F. 从离乳至性成熟（离乳后发育和生长、适应独立生活、青春期开始和达到完全性功能、对第二代的影响）。

以上阶段通常采用三种体内试验进行评估，即经典的三段生殖实验：①生育力和早期胚胎发育试验，包含阶段 A 和 B，也称一般生殖毒性试验，或 I 段生殖毒性试验，在动物交配前给药；②两种种属的胚胎-胎仔发育试验，包含阶段 C 和 D，也称致畸敏感期毒性试验，或 II 段生殖毒性试验，在器官形成期给药；③围产期发育试验，包含阶段 C 至 F，也称 III 段生殖毒性试验，在围产期给药。

对正在开发中的大多数药物，应对上述生殖周期的所有阶段（A~F）进行评估。除非该阶段与拟用人群无关。例如，涵盖所有阶段的试验不一定适用于完全绝经后的女性患者人群。若拟定治疗人群仅限于绝经后骨质疏松症患者，此类情况通常不需要进行胚胎-胎仔发育评估。

在不降低整体风险评估的情况下，试验策略应尽量减少动物的使用。一些替代的体外、离体和非哺乳动物体内试验（替代试验）已被开发用于检测对胚胎-胎仔发育的潜在危害。

非临床研究重在综合评价，生殖发育毒性研究应与药效学、药动学和其他毒理学研究结合起来综合分析药物的生殖毒性，最终目的是将毒性结果向临床过渡，为临床试验及上市后应用降低药物带来的生殖与发育毒性风险，制定临床给药剂量、监测及防治措施，限制用药人群提供科学参考。

1979 年，美国食品药品监督管理局（FDA）根据动物实验和临床用药经验对胎儿致畸相关的影响，制定了妊娠期用药分级，将药物妊娠风险等级分为 5 类（A、B、C、D、X）（表 13-4）。该分类系统看似简单，但危险等级有时很难划分，妊娠期和哺乳期的处方决策要根据个体情况而定，涉及复杂的孕妇、胎儿及婴儿的风险-收益考虑。字母分类系统使得人们对药物风险产生了一种过于简单化的观点。因此，美国 FDA 于 2015 年颁布关于妊娠期和哺乳期药品说明书新规则，要求提供备孕期、妊娠期、哺乳期用药风险的详细相关信息。

此外，已有的人类资料会影响对人类生殖风险的全面评估。很多国家与地区也建立了常态化的药物相关出生缺陷报告与评估网络，帮助人们发现上市后药物的生殖与发育毒性。

表 13-4 FDA 根据药物对胎儿的危害性分级

分级	分级标准
A	在设对照组的药物研究中，在妊娠期首 3 个月的妇女未见到药物对胎儿产生危害的迹象（并且也没有在其后 6 个月具有危害性的证据），认为该类药物对胎儿影响甚微
B	在动物繁殖研究中（并未进行孕妇的对照研究），未见到药物对胎儿的不良影响。或在动物繁殖性研究中发现药物有副作用，但这些副作用并未在设对照的、妊娠期首 3 个月的妇女中得到证实（也没有在其后 6 个月具有危害性的证据）
C	在动物研究中证明药物对胎儿有危害性（致畸或胚胎死亡等），或尚无设对照的妊娠妇女研究，或尚未对妊娠妇女及动物进行研究。本类药物只有在权衡对孕妇的益处大于对胎儿的潜在风险之后方可谨慎使用
D	有明确证据显示，药物对人类胎儿有危害性。只有在孕妇出现生命威胁或其他药物均无效的严重疾病下使用
X	对动物和人类的药物研究或人类用药的经验表明，药物对胎儿有危害，且孕妇应用这类药物无益，因此禁用于妊娠或可能怀孕的患者

案例 13-2 解析

螺内酯的代谢产物可与雄激素竞争受体，抑制睾酮合成，从而导致患者性欲减退，同时，睾酮水平降低会影响精原细胞的成熟，导致不育。普萘洛尔为 β 受体拮抗剂，能降低循环血压，导致阴茎海绵体血流量减少，继而导致勃起功能障碍。

案例 13-3 解析

　　抗精神病药利培酮为中枢多巴胺受体阻断剂，而催乳素释放受下丘脑多巴胺能神经元的紧张性抑制。氯丙嗪拮抗多巴胺受体后，引起垂体分泌和释放的催乳素增加，升高的催乳素抑制下丘脑-垂体-性腺轴，抑制促性腺激素的合成与释放，从而抑制排卵，导致女性闭经。

　　一过性药物导致的催乳素水平增高为可逆性的，停药后可消退。如果催乳素水平轻中度升高且没有明显症状，可进行观察；如果催乳素水平明显升高或有明显症状，在医生权衡利弊后，若疾病控制良好，可考虑减量至最小有效剂量或换用其他对催乳素影响较小的非典型抗精神病药物，如喹硫平、氯氮平、阿立哌唑等。有研究认为可加用多巴胺受体激动剂，如溴隐亭，以抑制催乳素的分泌，但因其有效性和可能加重原有精神疾病，使用尚存在争议。

第三节　药物遗传毒性

　　药物遗传毒理学可追溯至 1946 年，Charlotte Auerbach 等发现芥子气可诱导果蝇基因突变，与 X 射线诱导产生的突变表型相似。20 世纪 70 年代，Miller 等发现化学致癌物能在体内外与 DNA、RNA 及蛋白质形成稳定的共价衍生物。同期，Bruce Ames 等发明了一种简单、廉价的鼠伤寒沙门氏菌突变分析方法，用于检测几种组氨酸突变株的化学诱导逆转突变。此时，药物遗传毒理学逐渐发展成型。

　　遗传毒性和致突变性既有区别又有联系，实际工作中很难区分。化学物质或其他环境因素引起遗传物质发生突变的能力称为致突变性，一个实验群体的突变率可以定量检测。遗传毒性泛指对基因组的损害能力，包括对基因组的毒作用引起的致突变性及染色体畸变等其他各种不同效应。

　　广义的遗传毒性，是指由遗传毒物引起细胞基因组分子结构特异改变，使遗传信息发生变化的有害效应；因此，通过 DNA 损伤产生突变及基因组复制过程误差率增高皆为遗传毒性的表现。而狭义的遗传毒性是指遗传毒物对 DNA（或染色体）的损伤作用。具体来说，药物致突变的类型可分为：①基因突变，即基因中 DNA 序列的改变，包括点突变和移码突变。②染色体畸变，即染色体结构的改变，包括缺失、重复、倒位和易位等类型。③染色体数目改变，即细胞的染色体数目不同于正常的细胞染色体数目，包括非整倍体和多倍体。

一、药物遗传毒性的作用机制

▋（一）直接作用于 DNA

　　体细胞基因突变一般为单基因少量 DNA 序列的变化，如点突变、移码突变及任何 DNA 区域的小缺失。部分药物的结构与天然碱基结构类似，如 5-溴脱氧尿嘧啶为胸腺嘧啶类似物，DNA 合成期间，可取代正常碱基，掺入 DNA 分子中，DNA 复制过程中，其不能跟鸟嘌呤配对，只能与鸟嘌呤配对，造成 DNA 点突变。9-氨基吖啶分子结构较为扁平，可插入 DNA 的碱基对中间，发生非共价结合，使相邻碱基对距离增大，在 DNA 复制时，造成框架结构的变动，造成移码突变。博来霉素、链霉素、新制癌菌素和 8-乙氧基咖啡可引起 DNA 链断裂，其大小从几个碱基至多个位点不等。

　　DNA 修复过程是清除受到损伤的 DNA 片段，并合成新的片段以替换的过程，该修复过程依赖多种 DNA 修复酶。部分药物如咖啡因，可通过抑制 DNA 修复酶而对 DNA 产生间接损害作用。

　　生殖细胞突变是精子或卵子的 DNA 序列发生变化，可被后代遗传。其产生基因突变的机制与体细胞基本相同。致突变化合物，可诱发显性致死突变、显性成活突变和隐性突变。显性致死突变包括死胎、死产，显性成活突变即显性遗传病，隐性突变则是隐性遗传病。

（二）干扰有丝分裂

有些药物或化学物质不直接作用于遗传物质，可作用于纺锤体、中心体和其他细胞器，从而干扰有丝分裂，间接诱发畸变。

1. 染色体结构畸变　染色体结构变化可能会影响许多基因的结构与功能，如相邻基因的缺失或插入，染色体上的基因倒置，或非同源染色体之间的大片段 DNA 交换，最终导致严重的表型差异。药物引起的染色体畸变一般以受损的 DNA 为模板，继而染色体发生改变，也有可能涉及单个染色单体的缺失或交换。染色体提前凝缩为处于分裂间期的细胞提前进入有丝分裂的现象，Calyculin A（蛋白磷酸酯酶抑制剂）可使处于 S 期的细胞核发生染色体粉碎，即一个或多个染色体存在无数的染色单体或染色体断裂或裂隙。

2. 染色体数值变化　染色体非整倍性（单染色体、三染色体及倍数变化）可导致人类多种疾病，如不孕、妊娠失败、严重遗传疾病。苯菌灵、灰黄霉素、诺考达唑、秋水仙碱、秋水仙胺、长春碱和紫杉醇可影响微管蛋白聚合或纺锤体稳定性，产生非整倍或多倍性染色体。

秋水仙碱、长春新碱等细胞分裂抑制剂，通过抑制微管蛋白，使细胞不经过有丝分裂后期而停滞在分裂中期，染色体过度凝缩，从而出现多倍体。6-巯基嘌呤、秋水仙碱等，可在停止有丝分裂情况下，诱导两次或两次以上的染色体复制，导致出现核内复制形成多倍体。低剂量秋水仙碱、部分麻醉药物等可阻止中心粒在分裂前期正常移动，最终导致多极纺锤体形成，出现染色体分离异常。染色体浓缩即在真核细胞分裂前期，是染色质丝的高度盘绕，染色体变短变粗的过程，放线菌素 D 作用于特定染色体部位，使浓缩失败影响有丝分裂的正常进行。

二、常见的导致遗传毒性的药物

某些抗肿瘤药物：氮芥、环磷酰胺、塞替派、丝裂霉素 C 等可造成染色体的断裂；抗癫痫药：苯妥英钠可使用药患者淋巴细胞多倍体比例增高；治疗血吸虫病药：呋喃丙胺能诱发大鼠骨髓细胞染色体畸变；治疗阴道滴虫药：甲硝唑能诱发淋巴细胞染色体畸变；治疗糖尿病药：氯磺丙脲能诱发糖尿病患者染色体畸变和染色单体互换；治疗急性痛风药物：秋水仙碱可影响微管蛋白聚合或纺锤体稳定性，产生非整倍性染色体。

> **案例 13-4**
>
> 2018 年 7 月 5 日，欧洲药品管理局（EMA）发出通告：中国浙江华海药业生产的缬沙坦原料药中检出 N-亚硝基二甲胺（NDMA）。后经调查该杂质系缬沙坦生产工艺产生的固有杂质。血管紧张素 II 受体拮抗剂上市以来，不断有其致癌性的相关病例报道。同年，《新英格兰医学杂志》披露了缬沙坦存在两种杂质：NDMA 和 N-亚硝基二乙胺（NDEA），二者均属于 IARC 致癌物目录中的 2A 类致癌物，可能是该类药物致癌性的重要来源。随后，北美市场的厄贝沙坦、氯沙坦、缬沙坦生产厂家相继召回自家产品。
>
> 除药物分子本身外，其在生产合成及储存过程中降解都可能会引入遗传毒性杂质，如烷化剂、氨基或硝基化合物、自由基化合物、酰化剂、磺酸酯类等。例如，NDMA、甲磺酸乙酯（EMS）多次引发公众对于药物遗传毒性杂质的关注。

三、药物遗传毒性作用检测与评价

遗传毒性评价是药物临床前安全性评价的重要内容，通过一系列试验来预测受试物是否有遗传毒性，在降低临床试验受试者和药品上市后使用人群的用药风险方面发挥重要作用。

遗传毒性评价一般用于检测通过不同机制直接或间接诱导 DNA 损伤或染色体畸形。遗传毒性作为恶性肿瘤多阶段发展过程中的重要因素，在遗传毒性试验中呈阳性的化合物可能是潜在的人类致癌剂和（或）致突变剂，因此遗传毒性试验主要用于致癌性预测。此外，生殖细胞突变与人类遗传疾病具有明确的相关性，所以也应同样重视药物引起潜在可遗传性疾病的风险。

遗传毒性试验划分方法有多种。根据试验检测的遗传终点，可将检测方法分为三大类：基因突变、染色体畸变、DNA损伤。根据试验系统，可分为体内试验和体外试验。没有任何单一试验方法能检测出所有的遗传毒性机制，因此，通常采用体外和体内多种试验组合的方法，以全面评估受试物的遗传毒性风险，实验结果相互补充，对结果进行判断时应综合考虑。

（一）检测基因突变

1. 微生物基因回复突变试验 是利用突变体的测试菌株，观察受试药物能否纠正或补偿突变体所携带的突变改变，从而判断其致突变性。其中以 Ames 试验为代表，于 1975 年建立并不断发展完善，目前被世界各国广为采用，已经成为药物毒理学必须开展的重要实验项目。

Ames 试验采用鼠伤寒沙门氏组氨酸营养缺陷型菌株，该缺陷型菌株不能合成组氨酸，故在缺乏组氨酸的培养基上，仅少数自发回复突变的细菌生长。如有致突变物存在，则营养缺陷型的细菌诱导回复突变成原养型，因而能生长形成菌落，据此判断受试物是否为致突变物。毒理学中 Ames 试验可供选择的测试菌株有多种，所携带的突变在不同基因中，各有其特性，有的测定碱基置换，有的测定移码突变，有的二者均可测定。用于药物遗传毒性试验通常需选用 4 个鼠伤寒沙门氏组氨酸营养缺陷型菌株：TA97/TA97a/TA1537（3 选一）、TA98、TA100 和 TA1535。试验操作方法分为平板掺入法、预培养平板掺入法及点试法等。

Ames 试验是目前所有遗传毒性评价方法中对致癌物预测度最高的试验，对大鼠致癌物和恒河猴致癌物的检出率分别为 69.0% 和 87.5%，也是建立化合物构效关系遗传毒性筛选数据库的重要基础。

2. 胸苷激酶（thymidine kinase，TK）基因突变试验 是一种哺乳动物体细胞基因正向突变试验。TK 基因编码胸苷激酶，该酶催化胸苷的磷酸化反应，生成胸苷单磷酸（TMP）。如果存在三氟胸苷（TFT）等嘧啶类似物，则会产生异常的 TMP，掺入 DNA 中导致细胞死亡。如受检物能引起 TK 基因突变，胸苷激酶则不能合成，而在核苷类似物的存在下能够存活。TK 基因突变试验可检出包括点突变、大的缺失、重组、染色体异倍性和其他较大范围基因组改变在内的多种遗传改变。试验采用的靶细胞系主要有小鼠淋巴瘤细胞 L5178Y 及人类淋巴母细胞 TK6 和 WTK1 等。

3. 反向限制性酶切位点突变分析法（inverse restriction site mutation，iRSM） 适用于快速检测诱变剂所致体内外 DNA 的突变，这些突变的特点是使某一酶切位点变为另一酶切位点。它具有灵敏度高、快速、操作简便及突变检测部位明确等优点，是一种较具实用价值和生命力的突变检测手段。不足之处是仅能检测诱发限制性酶切位点反向的 DNA 突变。

4. Pig-a 基因突变试验 是一种在正常动物开展的体内遗传毒性评价方法。当位于人 X 染色体上的 Pig-a 基因发生突变时，可导致糖化磷脂酰肌醇（glycosyl phosphatidyl inositol，GPI）合成障碍，并进一步使细胞 GPI 锚蛋白缺失。体内 Pig-a 基因突变试验常用的检测方法包括流式细胞术检测法和有限稀释克隆法。近年来，以人类 B 淋巴细胞样细胞系 TK6、MCL-5 及 L5178Y 等哺乳动物细胞系开展的 Pig-a 基因突变试验也取得了一些进展。当 Ames 试验结果不明确时，可选择体外 Pig-a 基因突变试验作为后备选择。

5. 转基因动物试验 体内遗传毒性试验可较好地模拟药物在机体内吸收、分布、排泄、代谢并产生毒性的过程。转基因啮齿动物基因突变模型可就肝、肾等不同组织的基因突变率进行检测，对受试物的体内基因突变靶组织进行有效预测，可对诱发的遗传改变作精确分析等。目前可商业购买到的动物模型包括转基因小鼠 Muta™ 和 BigBlue™ 等。OECD 已于 2011 年颁布了 TG488 转基因动物突变试验的指导原则，然而因转基因动物成本较高，较大程度上限制了其应用范围。

此外，转基因啮齿动物培养细胞突变试验也成为体内致突变性试验的可行替代方法。例如，使用从 C57BL/6 或 B6C3F1 遗传背景的 BigBlue™ 小鼠胚胎中分离的原代小鼠胚胎成纤维细胞，以及从转基因 BigBlue 动物各种组织/器官制备的原代细胞，进行细胞突变试验。该方法使用原代组织细胞开展，非常适用于可疑诱变剂的初始测试。

（二）检测染色体和染色体组畸变

1. 微核试验 20 世纪 70 年代初由 Matter 和 Schmmid 建立，以微核发生率或有微核的细胞率为观察指标，来评价受试药物是否具有致突变性。根据细胞种类，微核试验可划分为动物体内细胞微核、细胞培养微核试验、蚕豆根尖微核试验，最常用的是骨髓嗜多染红细胞，与体外实验相比更符合活体的实际情况，且方法简便、快捷、可靠。可检出致 DNA 断裂和非整倍体诱变的药物。小鼠的骨髓微核试验通常选用 NIH 小鼠。

2. 染色体畸变试验 是检测化学物质影响染色体数量和结构的经典细胞遗传学方法。常选择体外 CHL 细胞染色体畸变、精原细胞染色体畸变试验等检测化学物质对染色体的影响。可观察到染色体裂隙、断裂、断片、无着丝粒环、双或多着丝粒染色体、染色体粉碎等现象。

3. 荧光原位杂交（FISH）技术 荧光原位杂交根据检测目标不同准备恰当的 DNA 序列作为探针，并采用生物素标记，对载玻片上待测标本中的 DNA 杂交后，通过杂交位点的荧光信号变化观察染色体结构或数目的改变。荧光探针可在体内检测 4 种类型的细胞遗传学终点。①检测中期细胞染色体畸变。②应用亚染色体区域的探针检测间期染色体断裂和非整倍体。③应用中心粒探针和（或）抗着丝点抗体检测微核的形成。④哺乳动物精子非整倍体检测：采用双色 FISH 方法对丙烯腈接触男工精子性染色体数目畸变进行了检测，证明 FISH 技术可用于检测精子染色体数目。

（三）检测 DNA 原始损伤

单细胞凝胶电泳分析（single cell gel eletrophoresis，SCGE）是一种快速检测单细胞 DNA 损伤的实验方法，试验原理主要是基于损伤的 DNA 与完整的 DNA 电泳时的迁移速率不同，损伤的 DNA 经电泳后可形成"彗星"样结构，又称彗星试验。SCGE 不依赖于特殊细胞表型或动物模型，可利用外周血、肝、肾、肺、胃黏膜、膀胱、精子等多种组织开展，因此可针对药物蓄积部位及靶器官研究受试药物对 DNA 断裂的影响。因 DNA 断裂多在给药后短期内出现，该方法对受试物短时间内诱发的 DNA 损伤较为敏感。与经典的染色体畸变、微核试验相比，SCGE 既可用于活细胞 DNA 的检测，也能用于死亡细胞，弥补了常规遗传毒性组合试验中试验体系的局限。

第四节 药物依赖性

药物依赖性（drug dependence）是指药物与机体相互作用，产生特定的病理生理或病理心理变化，形成一种适应性病理平衡状态，使机体产生反复用药的需求，以使其感觉良好或避免不适。因此，其主要临床表现是渴求与强迫性觅药行为和戒断综合征。药物依赖性按机体产生依赖性的性质分为精神依赖性和躯体依赖性。

精神依赖性（psychological dependence）又称心理依赖性（psychic dependence），是指基于药物的奖赏特性或停药时产生的精神痛苦，使用某药后使人产生一种愉快和满足的欣快感，并在精神上驱使用药者形成需要反复用药的欲望，产生强迫性用药行为，以获得满足感或避免不适感。躯体依赖性（physical dependence）又称为生理依赖性（physiological dependence），指反复用药使身体形成一种新的平衡状态（生理性适应状态），处于适应状态的患者需要持续用药以维持这种平衡。一旦这种新的平衡状态被打破（突然撤药或剂量明显减少），可发生一系列生理功能紊乱，即戒断综合征。

戒断症状常常与药物的急性药理作用相反，如阿片激动剂有缩瞳和减慢心率的作用，而其戒断症状则表现为瞳孔扩大和心动过速。以阿片类药物所引起的人戒断综合征为例，其主要表现有以下三个方面：①精神状态及行为活动：忧虑、不安、好争吵，开始困倦后转为失眠；②躯体症状：呼吸困难、关节与肌肉疼痛、肌强直、肌无力、意向性震颤、斜视、脱水、体重减轻、发冷、体温升高；③自主神经系统症状：频繁呵欠、大汗淋漓、汗毛竖立、散瞳、流泪、流涕、食欲缺乏、恶心、呕吐、腹泻、胃肠绞痛、面色苍白、心动过速、高血压及高血糖等。

一种药物可以抑制另一种药物戒断后出现的戒断症状，并有替代或维持后者所产生的生理依赖性的能力时，称为交叉依赖性。美沙酮维持治疗就是利用交叉依赖性原理，采用依赖程度较轻的美沙酮替代成瘾性较强的海洛因或鸦片。美沙酮是合成的长效阿片类药物，目前是各国戒毒的重要药物之一。美沙酮维持治疗是指在符合条件的医疗机构中，应用美沙酮，对滥用海洛因等阿片类物质成瘾者进行长期维持治疗。

药物滥用、药物滥用潜力和药物耐受性与是与药物依赖性有关联的概念。

药物滥用（drug abuse）是指对药物有意的、非医疗目的的使用，以达到期望的生理或精神效应。期望的精神效应包括欣快感、幻觉和其他感知觉失常、认知改变和情绪变化。具有依赖性的药物（尤其是具有精神依赖性的药物）可能导致药物滥用，药物依赖性是造成药物滥用的直接原因，依赖性会让用药者产生强迫觅药和反复滥用，滥用又反过来加重依赖状态，所以国家严格管控这类药品，严禁滥用。药物滥用潜力（drug abuse potential）则是指某一具有中枢神经系统（central nervous system，CNS）活性的特定药物发生滥用的可能性。

药物耐受性（drug tolerance）是指反复使用某种药物后机体产生生理适应的一种状态，表现为机体对药物的敏感性降低，需增大剂量才能产生原有的效应。

案例 13-5

王某，男性，29 岁，5 年前因咳嗽不止自行购买服用氢溴酸右美沙芬，由于治疗效果不理想，王某逐渐增大用量，目前王某必须每天服用该药 1~2 次，1 次约 2 盒（共 48 片），服药后即异常兴奋，精力充足，常常夜间不休息，玩手机，第二天工作效率低下，精神状态较差，最后拒绝工作。家人阻挠使其暂停服药时，王某就会暴躁不安，甚至出现自残行为索要药物。王某无其他疾病，无合并用药。

请思考以下问题：

王某是否产生了药物依赖？请分析。

一、药物依赖性的作用机制

目前认为药物依赖所表现的适应性病态平衡是一种依赖外源性物质维持大脑功能和结构发生病理变化的过程，是长期接触精神活性物质后神经元产生的代偿性适应。这些生物学改变的机制涉及中枢奖赏系统、中枢多巴胺系统、内源性阿片肽系统及中枢 5-羟色胺系统等。药物依赖性涉及多种神经环路和多种受体系统间的相互作用，正是这些系统间的相互作用和影响导致了各种依赖性行为的产生。

二、常见的导致药物依赖性的药物

国际禁毒公约将具有依赖性的药物分为麻醉药品和精神药品两大类进行国际管制，有时也统称为精神活性药物。另外还有一些具有依赖性潜力的化学物质没有被列入公约管制（表 13-5）。

表 13-5　常见的具有依赖性的药物种类和名称

药物种类	药物名称
麻醉药品	阿片类：吗啡、可待因、哌替啶、美沙酮、芬太尼等
	可卡因类：可卡因、古柯叶等
	大麻类：印度大麻、四氢大麻酚等
精神药品	镇静催眠药和抗焦虑药：巴比妥类、苯二氮䓬类等
	中枢兴奋剂：苯丙胺、右苯丙胺、甲基苯丙胺和亚甲二氧甲基苯丙胺等
	致幻剂：麦角二乙胺、苯环利定、氯胺酮等
其他	阿司匹林、对乙酰氨基酚、布洛芬、乙醇、烟草等

三、药物依赖性作用检测与评价

（一）为什么要进行药物依赖性作用检测与评价

对药物可能滥用的担忧是进行药物依赖性检测与评价的重要原因。

（二）哪些药物需要进行依赖性评价

药物依赖性研究是药物安全性评价的重要内容，评价药物依赖性靠对药学、非临床和临床证据的综合评估，以判断药物滥用潜力，并用于指导临床合理用药，警示滥用倾向。

滥用潜力药物是依赖性评估的研究对象。具有滥用潜力的药物通常具有中枢神经系统活性，且可产生欣快感、幻觉或其他感知异常、认知和情绪变化等期望的精神效应。因此，在药物开发早期，需综合相关信息来评估受试物是否具有中枢神经系统活性。对于可产生中枢神经系统活性的药物，无论什么适应证，均应考虑进行依赖性评价。

（三）药物依赖性作用检测与评价的内容有哪些？

药物依赖性评价包括对药物生理依赖性作用的评价和对药物心理依赖性作用的评价。药物生理依赖性作用通常是以对实验动物连续给药形成耐受，然后停药而出现的动物生理和行为变化紊乱为指征来判断。药物心理依赖性作用通常是采用行为药理学的实验方法来判断。对于滥用潜力药物，临床依赖性评估贯穿于整个临床研究过程。目前，药物临床依赖性评估通常包括滥用相关不良事件收集、认知和行为测试、生理依赖性（戒断反应）评估和人类滥用潜力研究。

（四）如何进行药物依赖性作用检测与评价？

评价药物依赖性依靠对药学、非临床和临床证据的综合评估，以判断药物滥用潜力。评价原则可参考国家药品监督管理局发布的《药物非临床依赖性研究技术指导原则》和《药物临床依赖性研究技术指导原则》。具体的评价方法可参考毒理学相关资料。

在确定受试物和（或）其主要代谢产物具有中枢神经系统活性后，应进行与依赖性相关的动物行为学试验。一般行为学试验检测受试物是否影响或干扰一般行为，可显示受试物是否产生与依赖性相关的信号（如提示中枢兴奋的过度活跃）。特异性的依赖性试验包括评价受试物是否具有奖赏或强化特性（自身给药试验和条件性位置偏爱试验），以及受试物是否与已知的滥用药物具有类似的效应（药物辨别试验）。此外，还应评价受试物在长期给药后产生躯体依赖性的潜力（可通过突然停药后出现戒断症状来提示，即戒断试验）。这些特异性依赖性试验即通常毒理学试验中所称的药物依赖性试验。这些特异性依赖性试验的结果，与临床试验中和滥用相关的不良事件的评价相结合，用于确定是否需要进行人体依赖性/滥用潜力研究及如何设计试验方案。一般情况下，评价药物依赖性需完成三类特异性的依赖性试验：药物辨别试验、自身给药试验和戒断评价试验。

（五）药物生理依赖性作用检测与评价方法

生理依赖性评价通常采用戒断试验，评价受试物长期重复给药后突然停药是否会产生戒断症状。例如，阿片类药物戒断后产生流泪、流涎、腹泻、竖毛、湿狗样抖动等症状。躯体戒断试验包括自然戒断试验和催促戒断试验，前者通过给药几周后直接停药观察戒断症状，后者则一般在较短时间内采用剂量递增方式给药并采用对应的拮抗剂快速催促激发戒断反应。

（六）药物心理依赖性作用评价

相对于生理依赖性实验评价，心理依赖性评价的实验难度较大。随着行为药理学的发展，根据条件反射的基本原理，建立了多种评价药物心理依赖性的动物实验方法，主要包括自身给药试验、条件性位置偏爱试验、药物辨别试验及行为敏化试验。

药物依赖性评估结论的意义在于为药品注册提供更充分的风险监测信息，以加强临床用药安全，优化药品管理，而非阻碍具有依赖性的新药上市。例如，获得临床治疗剂量范围内或超剂量范围内的依赖性特征的数据和有效处理方案，作为说明书信息指导临床合理用药，以及为药事管理提供依据（如列入麻醉药品目录或精神药品目录），以保护人群用药安全，避免滥用误用风险。

案例 13-5 解析

　　氢溴酸右美沙芬是通过改造吗啡结构，重新合成的右旋吗啡衍生物，为中枢性镇咳药，可抑制延脑咳嗽中枢而产生镇咳作用，临床常用于治疗上呼吸道感染、急慢性支气管炎引起的咳嗽，常规剂量下不会出现药物成瘾，大剂量使用可导致神经兴奋，使人产生欣快迷幻感觉，首剂大量服用即产生耐受性，之后增加剂量才可产生欣快感。该药是易获得的非处方药，因而常被滥用。长期过量服用可出现严重药物依赖症状。根据过量程度出现欣快感、醉酒感（如高度兴奋、感觉异常、幻视幻听等）、神志不清，支气管痉挛，呼吸抑制甚至死亡。氢溴酸右美沙芬产生的神经兴奋症状与用药剂量相关。王某有氢溴酸右美沙芬长期过量用药史，日剂量高达720mg，远高于临床推荐的成人日剂量120mg以内，且其临床表现符合该药产生药物依赖的症状，并排除了其他原因所致。因此，考虑该患者为氢溴酸右美沙芬药物依赖。

　　目前我国氢溴酸右美沙芬依赖的情况偶见个案报道。国外曾报道有青少年将含氢溴酸右美沙芬或可待因的止咳糖浆作为毒品的替代品长期过量服用，2005年，美国5名青少年因摄入过量的氢溴酸右美沙芬而死亡，同年5月23日，FDA发布了氢溴酸右美沙芬使用不当对人体具有巨大潜在危险的公告。政府、社会及医务人员对药物滥用应给予重视，以减少药物滥用现象的出现，造成严重的不良后果。

思 考 题

1. 列举药物致癌作用检测与评价方法？
2. 什么是生殖与发育毒性？
3. 什么是药物的遗传毒性？如何分类？
4. 什么是药物依赖性？如何分类？

（毕重文　姚　勤）

第十四章　中药毒性作用

学习要求

　　记忆：中药毒性分级及类型。

　　理解：中药毒性的作用机制。

　　运用：中药的减毒方法及应用。

第一节　概　述

　　中药是在中医药理论指导下使用的药物，其"毒"的含义和现代药学"毒"的含义不尽相同。毒性中药指药性强、安全范围小，应用不当甚至正常用法用量情况下也容易发生毒性反应的中药。中药毒性是客观存在的，但并不意味着任何中药，在任何情况下都会对人体造成伤害，引起毒性反应。正确理解中药的"毒"与"毒性"，对全面认识中药药性和确保中药临床应用安全至关重要。"毒"或者"毒性"作为中药的一种性能概念在我国具有悠久的历史，所提出的一系列用药原则和方法组成了中药学科具有独特内涵的"药毒"理论，为认识中药的性质、功能、毒性等提供了理论依据。传统中药"毒"的含义有狭义、广义之分。中药"有毒"与"无毒"是相对而言的。

　　广义的"毒"主要有以下几种含义。

　　1. "毒"就是药　"毒"与"药"通义，指凡药均可谓之为毒药，药即毒，毒即药。先秦诸子百家论"毒"，基本上是以"毒"为药，以药为"毒"。例如，《淮南子·修务训》云："（神农）尝百草之滋味，水泉之甘苦，令民知所避就。当此之时，一日而遇七十毒。"这里的"七十毒"，并非七十种毒药，而应理解为七十种药物。《周礼·天官冢宰》云："医师掌医之政令，聚毒药以供医事。"明代《类经·卷十二》云："毒药者，总括药饵而言，凡能除病者，皆可称为毒药。"《类经·卷十四》又云："凡可避邪安正者，皆可称之为毒药。"《药治通义》指出"凡药皆毒也。"

　　2. "毒"指中药的偏性　中医药学认为，药物之所以能治疗疾病，就在于其具有某种偏性。临床用药每取其偏性，以祛除病邪，调节脏腑功能，纠正阴阳盛衰，调整气血紊乱。古人常将药物的这种偏性称为"毒"。明代《景岳全书·类经》云："药以治病，因毒为能。所谓毒者，以气味之有偏也。盖气味之正者，谷食之属是也，所以养人正气。气味之偏者，药饵之属是也，所以去人邪气。其为故也，正以人之为病，病在阴阳偏胜尔。欲救其偏，则惟气味之偏者能之，正者不及也。"可见，每种药物都具有各自的偏性，中药理论将这些偏性统称为"毒"，以偏纠偏是中药治病的基本原理。《医学问答》云："夫药本毒药，故神农辨百草谓之尝毒。药之治病，无非以毒拔毒，以毒解毒。"如"辛味"是药物偏性中重要的一个组成部分。辛味药体现了"动"的特性，在运动中，协同其他"毒药"，以其药性之偏，纠正机体阴阳之偏，使机体恢复到"阴平阳秘"的相对平衡状态。

　　3. "毒"指中药的毒性作用　狭义的中药毒性是指中药作用于人体后所产生的损害性。《神农本草经》在序中根据药物的性能和使用目的不同将365种中药分为上、中、下三品，首次提出系统的毒性分级理论。指出上品"无毒"，中品"无毒有毒，斟酌其宜"，下品"多毒，不可久服"。《类经·脉象类》指出："毒药，谓药之峻利者。"《素问·五常政大论》曰："大毒治病，十去其六；常毒治病，十去其七；小毒治病，十去其八；无毒治病，十去其九。"《肘后备急方》的"治卒服药过剂烦闷方""治卒中诸药毒救解方"等就有关于中药毒性作用的记载。《诸病源候论》专列"解诸药毒候"谓"凡药云有毒及大毒者，皆能变乱，于人为害，亦能杀人。"《新修本草》在药物性味之下标明的"大毒"、"有毒"和"小毒",大多是指一些具有一定毒性或不良反应的药物。上述认识,比较接近于现代对药物毒性的认识,其所指大多是一些具有一定毒性或副作用的中药。

第二节 毒性分级及类型

一、分 级

中医古籍和中药主流本草中记载了许多"毒药"、"毒性"、毒性分级、有毒中药增效减毒等方面的理论知识和临床应用实践。中医药将有毒中药毒性分级为大毒、有毒、小毒等,如《素问·五常政大论》将中药毒性分为大毒、常毒、小毒三级,但未涉及具体药物。《名医别录》《新修本草》将有毒药物分为大毒、有毒、小毒三级。《日华子本草》《本草纲目》则将有毒药物分为大毒、有毒、小毒、微毒四级。

传统中药毒性分级,主要依据中毒剂量、时间、反应程度和有效剂量与中毒剂量之间的范围大小进行毒性分级。目前,通用的分级方法多采用《中华人民共和国药典》(2020年版)分类方法,分为大毒(剧毒)、有毒和小毒。2020年版《中华人民共和国药典》(一部)收载毒性药材83种,其中标注为"有大毒"的10种,标注为"有毒"的42种,标注为"有小毒"的31种。大毒中药是指使用剂量小,有效剂量与中毒剂量之间范围小,中毒时间短,中毒反应程度严重的有毒中药,包括川乌、马钱子、马钱子粉、天仙子、巴豆、巴豆霜、红粉、闹羊花、草乌、斑蝥。有毒中药是指使用剂量较大,有效剂量与中毒剂量之间范围较大,中毒时间较短,中毒反应程度较严重的有毒中药,包括三颗针、干漆、土荆皮、山豆根、千金子、千金子霜、制川乌、制草乌、天南星、制天南星、木鳖子、甘遂、仙茅、白附子、白果、白屈菜、半夏、朱砂、华山参、全蝎、芫花、苍耳子、两头尖、附子、苦楝皮、金钱白花蛇、京大戟、牵牛子、轻粉、香加皮、洋金花、臭灵丹草、狼毒、常山、商陆、硫黄、雄黄、蓖麻子、蜈蚣、罂粟壳、蕲蛇、蟾蜍。小毒中药是指使用剂量大,有效剂量与中毒剂量之间范围大,且蓄积到一定程度才引起中毒的有毒中药,包括丁公藤、九里香、土鳖虫、大皂角、川楝子、小叶莲、飞扬草、水蛭、艾叶、北豆根、地枫皮、红大戟、两面针、吴茱萸、苦木、苦杏仁、金铁锁、草乌叶、南鹤虱、鸦胆子、重楼、急性子、蛇床子、猪牙皂、绵马贯众、绵马贯众炭、紫萁贯众、蒺藜、榼藤子、鹤虱、翼首草。

二、类 型

毒性反应是指剂量过大或用药时间过长所引起的机体形态结构、生理功能、生化代谢的病理变化。中药毒性类型包括急性毒性、长期毒性、特殊毒性和不良反应等。

(一)急性毒性

急性毒性是指有毒中药短时间内进入机体,很快出现中毒症状甚至死亡。

例如,生川乌提取物小鼠灌胃后0~0.5h,出现活动增加或减少、腹式呼吸、喘息、呼吸急促、震颤、异常运动、俯卧、困倦、心率加快、眼睑下垂、唾液分泌过多、排水样便、竖毛、流泪等表现;灌胃后0.5~2h相继有小鼠出现活动减少、俯卧、呼吸困难、困倦和震颤等。生草乌粉末和水煎液给予小鼠灌胃5min后均开始出现不同程度的出汗、腹泻、口吐白沫、运动不协调、呼吸急促或呼吸困难、痉挛、僵直、大小便失禁等中毒症状,直至死亡。解剖死亡小鼠可见其肺部有不同程度水肿、胃胀、部分肠管充盈,心肌肥大,肝脏发黑。附此外,常见中药如半夏、马钱子、斑蝥、藜芦、常山、瓜蒂、全蝎、蜈蚣、洋金花等都可引起急性毒性反应。

(二)长期毒性

长期毒性是指长期服用或多次重复使用有毒中药所出现的不良反应。

将半夏、白附子、白果、北豆根、闹羊花、木鳖子、制川乌、芫花、蒺藜、贯众、掌叶半夏、仙茅、山豆根、川楝子、关木通、马钱子、甘遂、斑蝥、蛇床子、牵牛子、香加皮、蟾酥、苍耳子、附子的水煎剂或水粉剂，分别按高（临床用量的 100 倍或 LD_{50} 的 1/4）、中（临床用量的 50 倍或 LD_{50} 的 1/8）、低（临床用量的 50 倍或 1/16 LD_{50}）3 个剂量组，给大鼠灌胃，每日 1 次，连续 3 个月。白附子、白果、木鳖子、仙茅、山豆根、苍耳子和甘遂可增加大鼠心脏指数，心脏有增生或肥大；芫花、蒺藜、贯众、山豆根、甘遂、蟾酥可增加大鼠肝脏指数，肝脏肿大、充血、水肿、有炎症。半夏、白附子、白果、北豆根、闹羊花、掌叶半夏、川楝子、马钱子、斑蝥和苍耳子可降低肝脏指数，肝脏萎缩（肝硬化、纤维化、坏死）或生长受阻。生化检验显示，大鼠肝脏指数增加或下降均与肝功能异常改变有关，轻者有血总蛋白（TP）和白蛋白（ALB）异常变化，重者丙氨酸转氨酶（ALT）、天冬氨酸转氨酶（AST）、碱性磷酸酶（ALP）等一项或多项升高，多数 TP、ALB 下降。木鳖子、山豆根、甘遂、斑蝥可增加大鼠脾脏指数，表现为脾脏肿大、增生和充血；白果、北豆根、川楝子、马钱子、香加皮、蟾酥可降低脾脏指数，表现为脾脏萎缩或生长抑制。木鳖子、制川乌、芫花、贯众、山豆根、甘遂可增加肺脏指数，表现为肺脏水肿、炎症等病理变化；闹羊花、川楝子、马钱子可降低肺脏指数，表现为肺脏萎缩、纤维化等。白果、北豆根、芫花、蒺藜、贯众、香加皮、牵牛子可增加肾脏指数，表现为肾脏充血、水肿、炎症或代偿性增生、肥大，半夏、川楝子、斑蝥、蛇床子、牵牛子、蟾酥可降低肾脏指数，表现为肾发育不良或有萎缩、退行性变化。血生化检验证实，使肾脏指数明显变化的中药除半夏、掌叶半夏、芫花外，贯众、蟾酥可使血肌酐（creatinine，CRE）、尿素氮（urea nitrogen，BUN）下降，斑蝥可使 CRE 下降，其他中药均可使大鼠 CRE 和 BUN 有一项或两项增加。

（三）特殊毒性

中药特殊毒性包括生殖毒性、致癌、致突变等。

1. 生殖毒性　据考证，关于中药最早的生殖毒性记载来自于战国时的《山海经》："又西三百二十里，曰嶓冢之山……有草焉，其叶如蕙，其本如桔梗，黑华而不实，名曰蓇蓉，食之使人无子。"

在长期的医疗实践中，我国古代医家观察到某些中药具有损害胎元甚至导致流产和堕胎的作用。东汉时期的《神农本草经》中记载了 6 种具堕胎作用的中药。南北朝时期的《本草经集注·序例·诸病通用药》中收载 41 种堕胎药。隋代《产经》中列举了 82 种妊娠禁忌药。宋代《妇人良方大全》中以歌诀的形式列举了 69 种妊娠禁忌药。元代《妊娠用药禁忌歌》记载："蚖斑水蛭及虻虫，乌头附子配天雄；野葛水银并巴豆，牛膝薏苡与蜈蚣；三棱芫花代赭麝，大戟蝉蜕黄雌雄；牙硝芒硝牡丹桂，槐花牵牛皂角同；半夏南星与通草，瞿麦干姜桃仁通；硇砂干漆蟹爪甲，地胆茅根都失中。"明代《神农本草经疏·女人门》中提出忌用药有青皮、槟榔、细辛、桃仁和沉香等 70 余种。

《中国药典》（2020 年版）中收录具有生殖毒性的中药材及其饮片分为禁用类和慎用类 2 类。其中禁用类包括土鳖虫、黑种草子、干漆、三棱、水蛭、莪术、斑蝥、阿魏、闹羊花、丁公藤、川乌、草乌、全蝎、蜈蚣、马兜铃、罂粟壳、洋金花、巴豆、天山雪莲、大皂角、天仙藤、天仙子、麝香、猪牙皂、甘遂、京大戟、芫花、牵牛子、商陆、巴豆霜、千金子、千金子霜、朱砂、马钱子、马钱子粉、雄黄、轻粉、红粉和两头尖。慎用类包括桂枝、肉桂、川牛膝、益母草、牡丹皮、王不留行、片姜黄、西红花、红花、苏木、虎杖、桃仁、凌霄花、急性子、卷柏、牛膝、三七、蒲黄、乳香、没药、小驳骨、穿山甲、牛黄、天花粉、芦荟、漏芦、禹州漏芦、制草乌、制天南星、附子、金铁锁、红大戟、飞扬草、黄蜀葵花、天南星、白附子、草乌叶、制川乌、冰片、蟾酥、郁李仁、芒硝、玄明粉、大黄、番泻叶、枳壳、枳实、通草、瞿麦、薏苡仁、赭石、华山参、常山、禹余粮、苦楝皮、冰片、艾片、硫黄、绿矾和木鳖子。

中药的生殖毒性在动物模型中主要表现为怀孕概率下降、流产、吸收胎和死胎、畸胎和胎仔发育障碍、精子数量减少和畸形等。研究方法除了通过古今医籍、文献的研究，根据中药的性味、功效、毒性进行分类及分级外，还对中药及其毒性单体成分，采用现代药理学方法，开展毒性研究。

2. 致癌致突变　马兜铃酸的活性代谢产物可与 DNA 形成加合物，诱导基因毒性。在马兜铃酸暴露的动物模型中，泌尿和消化系统是肿瘤高发区域（组织）。5mg/kg 马兜铃酸灌胃给予小鼠，每天 1 次，连续 3 周，可致小鼠前乳突状瘤、前胃鳞癌、囊泡原性癌，亦可出现肾皮质囊性乳头状腺瘤、恶性淋巴瘤和子宫血管瘤。0.1mg/kg、1mg/kg 和 10mg/kg 马兜铃酸分别喂饲大鼠，每天 1 次，连续给药 3 个月，可致大鼠前胃鳞癌、肾盂癌、膀胱癌。小鼠静脉注射马兜铃酸钠盐，雄性小鼠 6mg/kg 及以上剂量、雌性小鼠 20mg/kg 及以上剂量可致小鼠骨髓细胞微核率显著增加。Ames 实验表明马兜铃酸对 TA100 和 TA1537 菌株具有直接致突变作用。

大黄素型蒽醌在大黄、虎杖、番泻叶等中药中广泛存在，有泻下、利尿、抗菌、止血等临床功效。但当前，多种蒽醌类化合物的遗传毒性风险已引起广泛重视。通过基于决策树的毒性预测平台、基于专业知识的化合物毒性预测软件和基于统计的化合物毒性预测软件 S，以致突变性为毒性终点预测大黄不同成分导致细菌突变的风险及可能的警示结构，提示所有大黄素型蒽醌均存在致突变风险。在非 S9 代谢活化状态下，芦荟大黄素导致 TA98 和 WP2 *uvr*A Ames 菌落数增加，大黄酚、大黄酸导致 WP2 *uvr*A Ames 菌落数增加。在大鼠肝 S9 代谢活化状态下，大黄素和大黄酸导致 TA98 和 TA1537 Ames 菌落数增加，羟基大黄素导致 TA97、TA98、TA1537 和 WP2 *uvr*A Ames 菌落数增加，芦荟大黄素导致 TA98、TA1537 和 WP2 *uvr*A Ames 菌落数增加，大黄素甲醚导致 TA1537 Ames 菌落数增加，大黄酚导致 TA1537 和 WP2 *uvr*A 回复菌落突变数增加，大黄素-8-*O*-β-D-葡萄糖苷可引起 TA1537 回复突变菌落数增加。

槟榔碱对人体具有多种不良反应，且也有许多案例表明长期咀嚼食用槟榔会大大增加患口腔癌的概率，并且早在 2003 年槟榔就被 WHO 的国际癌症研究中心认定为一级致癌物。但槟榔碱单体成分毒性的研究结论并不适用于中药槟榔，因为槟榔在中医药理论指导下的临床使用，应该"以中医药思维理解药用槟榔和食用槟榔的毒性差异。"对于有毒中药，更需要用中医药思维和科学思维双思维指导其临床合理使用。

（四）其他不良反应

中药是中医诊治疾病的精华，是我国几千年来的传统用药，随着中医药行业的不断发展，中药品种增多、使用数量和应用范围不断扩大，随之而来的中药不良反应/事件（adverse reactions/adverse events，ADR/ADE）也逐渐增多。

中药制剂可损害皮肤及其附件、消化系统、呼吸系统、神经系统、泌尿系统及心血管系统等。皮肤及其附件不良反应包括皮肤瘙痒、失去光泽、灼热感、皮疹及皮炎等，是中药不良反应引发器官或系统损害的主要形式。消化系统的不良反应包括食欲缺乏、腹泻、恶心呕吐、口腔黏膜水肿、食管烧灼疼痛、腹痛、腹泻或便秘、黄疸和肝损伤及胃肠道出血等。上呼吸道的不良反应为咳嗽、干咳、咽喉疼痛及呼吸困难等。神经系统的不良反应表现为疲乏、头痛、精神不振、眩晕、震颤、感觉异常及意识模糊等。泌尿系统不良反应包括血尿、尿潴留及肾功能异常等。心血管系统的不良反应包括血压上升、心力衰竭、水肿、心肌损伤及苍白等。

常见的中药不良反应包括副作用、过敏反应、后遗效应（或称后作用）、特异质反应和依赖性等。产生中药不良反应的因素主要包括药物因素、机体因素和用药因素 3 个方面。其中，药物因素包括饮片质量、炮制不当和药物自身的毒性作用等；机体因素包括如新产妇女和老人、儿童等特殊人群，个体差异所致过敏反应等；用药因素包括误服、联合用药、超剂量服用、长期用药、自行用药、配伍不当和煎煮不当等。

第三节　毒性机制

根据作用特点及作用部位不同，将含毒性药材中药制剂对机体毒性损害的作用机制概括为以下几个方面。

一、对神经系统的毒性损害

神经系统毒性在目前已知的中药毒性中占有很大比例，表现为对神经系统的结构和功能的损害，中药对神经系统毒性作用类型可分为神经元损害、髓鞘损害、轴索损害、影响神经递质功能。马钱子、洋金花、闹羊花、曼陀罗、细辛、关白附、蜂毒、丁公藤、两面针、秋水仙等药均可能引起此类损害。具有神经系统毒性的中药会引起头晕、头痛、视物模糊、发热、烦躁不安、易醒、失眠、神经衰弱、口唇肢体麻木，严重者可见牙关紧闭、抽搐、惊厥、语言不清或障碍、嗜睡、意识模糊、昏迷等临床表现。

马钱子具有通络止痛、散结消肿的功效，可用于治疗风湿痹痛、跌打肿痛和痈疽肿痛等。马钱子中的士的宁既是其主要有效成分，又是毒性最强的生物碱。研究报道，士的宁的治疗剂量为 $1\sim3mg$，中毒剂量为 $5\sim10mg$，服用 30mg 以上的士的宁可致人死亡，毒性通常发生在口服后 $15\sim30min$ 内。士的宁对整个中枢神经系统都有兴奋作用，首先兴奋脊髓的反射功能，其次兴奋延髓的呼吸中枢及血管运动中枢，并能提高大脑皮质感觉中枢的功能，可兴奋迷走神经中枢而使心动徐缓，因而马钱子是最易引起癫痫发作的中药之一。士的宁神经毒性主要是由于强大的甘氨酸受体拮抗功能，它不仅可阻断抑制性神经递质甘氨酸（glycine，Gly）的突触后受体，还可抑制脊髓和运动神经元中抑制性神经递质的释放，在士的宁的作用下神经兴奋性递质不受约束，造成视觉、听觉及感觉器官过度活跃，肌张力增强及运动障碍等异常表现。毒性剂量士的宁可直接造成全身强直性抽搐，并通过脊髓麻痹使呼吸或心搏骤停导致死亡。

朱砂为硫化物类矿物辰砂族辰砂，主要含硫化汞（HgS）。朱砂具有镇心安神的功效，用于心神不宁、心悸、失眠、惊风、癫痫等症，在临床上有着悠久的使用史，《本草从新》记载朱砂"独用多用，令人呆闷"。朱砂的神经毒性以中枢神经系统毒性为主，中毒程度轻者表现为视力损伤、耳毒性，重者可出现全身抽搐、循环衰竭甚至死亡。朱砂中含汞化合物可经皮肤、呼吸道和胃肠道进入体内，进入体内的 Hg^{2+} 与人血白蛋白结合，随血液循环分布到肝和肾、脑、皮肤和毛发中，并主要在肝、肾及脑中蓄积产生毒性，小部分经肾以尿汞形式排出体外。汞的半衰期在脑组织中可达 240 天，因此长期服用极易在脑组织中产生蓄积性。朱砂对于神经系统的毒性机制主要有抑制 Na^+-K^+-ATP 酶活性、增强氧化应激、影响神经递质含量。透过血脑屏障的汞通过抑制脑组织中 Na^+-K^+-ATP 酶活性，导致部分膜去极化，过量 Ca^{2+} 进入神经元，引起细胞早后除极、迟后除极等。朱砂给药后脑组织中过氧化产物如一氧化氮、丙二醛含量升高，证实朱砂可增强氧化应激，继而造成组织细胞损伤。朱砂对神经递质的影响是其发挥中枢药理作用的重要机制，也会导致脑功能的受损。除对 γ-氨基丁酸（γ-aminobutyric acid，GABA）和 5-羟色胺（5-hydroxytryptamine，5-HT）的影响外，朱砂还可降低其他兴奋性神经递质如甘氨酸（Gly）和谷氨酸（glutamic acid，Glu）含量。

二、对心血管系统的毒性损害

心血管系统毒性也是中药在应用过程中预后差及致死的主要原因之一。心血管毒性症状包括心悸、快速性心律失常、缓慢性心律失常、血压下降、血压升高、心动过速、心动过缓、心搏骤停、心内膜出血、心肌细胞坏死、心肌水肿、心肌缺血、心脏灶性炎症、心电图异常、血管扩张和充血、血管内皮损伤和凝血功能异常等。其中，心律失常是中药在心血管毒性方面最常见的不良反应，严重的还可能发生心绞痛，甚至循环衰竭。洋金花、蟾酥、斑蝥、雄黄、千金子、砒霜、马钱子、川乌、草乌、附子、天仙子、红粉、轻粉等中药使用不当时可引起相关损害。

附子为毛茛科植物乌头的子根加工品，具有"回阳救逆第一品""乱世之良将"等美称，可用于亡阳证、各种阳虚证及寒痹证的治疗。但附子大辛大热有毒，为"最有用，但亦最难用之药"，心脏是附子最主要和毒性反应最严重的靶器官之一，快速性或缓慢性心律失常是附子心脏毒性的主要表现之一，给药后 $30\sim120$ 分钟即可观察到心律失常。附子的心脏毒性机制包括

细胞内 Ca^{2+} 超载、脂质过氧化反应、细胞凋亡、间接兴奋迷走神经等。附子致心脏毒性的成分为双酯型生物碱，主要为乌头碱。乌头碱能够兴奋钠通道，Na^+ 内流增多导致心肌细胞膜去极化、L-型钙通道（L-type calcium channel，LTCC）异常开放、钠钙交换体（Na^+/Ca^{2+} exchanger，NCX）活性增强，导致钙调蛋白（calmodulin，CaM）、钙/钙调蛋白依赖性蛋白激酶Ⅱ（calcium/calmodulin-dependent protein kinase Ⅱ，CaMKⅡ）、兰尼碱受体 2（ryanodine receptor 2，RyR2）、缝隙连接蛋白 43（connexin 43，Cx43）等异常增高，诱导 Ca^{2+} 自发性释放，使细胞内 Ca^{2+} 增多，导致心肌细胞钙超载。此外，乌头碱还可以延长动作电位时程，引起折返冲动，易致快速性心律失常。附子乌头类生物碱能够降低超氧化物歧化酶（superoxide dismutase，SOD）和谷胱甘肽（glutathione，GSH）含量，导致自由基清除能力减弱，心肌细胞中活性氧（reactive oxygen species，ROS）蓄积，损伤细胞膜和线粒体膜，导致脂质过氧化反应，最终引起细胞能量代谢障碍。当心肌细胞能量供应不足时，ATP 降解产物在体内代谢过程中会产生大量 ROS，导致过氧化反应的恶性循环，引起线粒体损伤，进而引起心脏毒性。故附子心脏毒性的机制与脂质过氧化反应有关。乌头碱能够通过诱导心肌细胞凋亡而表现出心脏毒性。主要与上调促凋亡蛋白 Bax 和半胱氨酸蛋白酶 3（Caspase-3）蛋白表达，下调抗凋亡蛋白 Bcl-2 表达，参与线粒体凋亡途径介导的心肌细胞凋亡和调节转化生长因子 β（transforming growth factor β，TGF-β）信号传导途径，激活磷脂酰肌醇 3-激酶（phosphatidylinositol 3-kinase，PI3K）/蛋白激酶 B（protein kinase B，AKT）/哺乳动物雷帕霉素靶蛋白（mammalian target of rapamycin，mTOR）信号通路，诱导心肌细胞炎症反应而促进细胞凋亡，产生心脏毒性有关。除直接作用于心肌细胞导致心脏毒性外，附子还可以通过间接兴奋迷走神经诱导心律失常。研究显示乌头碱可以增加迷走神经兴奋性，进而刺激神经纤维释放大量乙酰胆碱（acetylcholine，ACh），阻断神经-肌肉传导，降低窦房结、房室结等的自律性和传导性，使心房、心室内异位起搏点兴奋性增高，从而产生各种心律失常。此外，过量的 ACh 会加速 K^+ 外流、Ca^{2+} 内流，诱发室性早搏，导致房室传导阻滞。

蟾酥为蟾蜍科动物中华大蟾蜍或黑眶蟾蜍耳后腺和皮肤腺分泌的白色浆液加工、干燥而成。蟾酥具有开窍醒神、止痛、解毒的功效，临床应用于痧胀腹痛、吐泻、神昏、恶疮、瘰疬、咽喉肿痛及各种牙痛。蟾酥药理活性成分蟾蜍甾烯类物质化学结构与地高辛类似，具有强心苷样作用，即在小剂量时具有强心作用，大剂量时却有明显的心脏毒性。心血管系统的中毒表现主要包括胸闷、心悸、阵发性房性心动过速、窦性心动过缓伴窦性心律不齐、房室传导阻滞及传导延迟、心房纤颤、轻度发绀、四肢冰冷和血压下降等循环系统症状。蟾酥的心脏毒性机制主要与影响心肌细胞膜 ATP 酶、电压依赖性 L-型钙通道（voltage-dependent L-type calcium channels，VDCC）和脂质代谢和离子稳态等有关。蟾酥可通过与心肌 Na^+-K^+-ATP 酶结合抑制其活性，从而导致细胞内 Na^+ 浓度升高而致细胞内 Ca^{2+} 超载，诱发钙致钙释放（calcium-induced calcium release，CICR），进而导致心室动作电位异常、心律失常和心肌收缩功能紊乱、细胞损伤或死亡等。其中致心律失常的原因可能与激活 CaMKⅡ 途径有关。此外，抑制 Na^+-K^+-ATP 酶可以导致心肌细胞线粒体损伤，氧自由基清除能力减弱，氧自由基产量增加，从而产生氧化应激损伤。蟾酥还可通过干扰脂质代谢，产生大量游离花生四烯酸，从而影响心肌正常功能，引发心肌梗死和心绞痛。其介导脂质代谢的途径一是通过阻碍自由脂肪酸再酰化，进而导致磷脂合成减少和花生四烯酸含量增加；二是通过激活 PKC 通路引起磷脂酶 A2 活性增强，进而加速磷脂水解并产生大量游离花生四烯酸。

三、对消化系统的毒性损害

中药消化系统毒性也是较为常见的。具有消化道毒性的中药在临床上会引发口干、口苦、恶心、呕吐、食欲缺乏、嗳气、流涎、腹胀、腹痛、腹泻、便秘、黑便、黄疸、肝区疼痛、肝大、肝功能损害，甚至死亡。其中，以药源性肝损伤为代表的中药不良反应更是将具有潜在肝毒性的中药逐渐暴露出来。中药诱导肝损伤（traditional Chinese medicine-induced liver injury，TILI）的毒性成分往往是其有效成分。例如，从大黄、决明子等药用植物中分离得到的蒽醌类化合物，从雷公藤中分离出来的雷公藤甲素等。千里光和款冬花中的吡咯里西啶生物碱（pyrrolizidine alkaloids，PAs）也是常见的肝毒性成分之一。糖苷类成分如牛蒡子中提取的总皂苷、苦参中的黄酮苷类化合物可刺激胃肠道，引起肝损伤，从而引起恶心、呕吐、黄疸和其他症状。某些中药如苍耳子中所含的毒性蛋白也会导致肝损伤。

此外，半夏、天南星、白附子、附子、乌头、吴茱萸、藜芦、甘遂、大戟、芫花、商陆、千金子、巴豆、牵牛子、泽漆、全蝎、蜈蚣、川楝子、白果、瓜蒂、毛茛、鸦胆子、常山、夹竹桃、雄黄、砒霜、狼毒、白矾等还可通过刺激消化道，引起不同程度的烧心、胸骨后或食管灼热，甚至灼热疼痛。

PAs 是一种双环吡咯啶生物碱，因多数具有肝毒性，又称肝毒性吡咯里西啶生物碱（hepatotoxic PAs）。PAs 广泛存在于菊科、豆科、紫草科的多种药用植物中。《中华人民共和国药典》（2020 年版）共收载含有 PAs 的药材 8 种，包括千里光、款冬花、佩兰、紫草等。有机阳离子转运体特异性介导了肝脏对 PAs 的摄取，PAs 进入细胞内后，经胞质的粗面内质网上的细胞色素 P450（cytochrome P450，CYP450）3A（在肝脏中含量丰富，因此肝脏是 PAs 毒性的主要靶器官）代谢脱氢生成脱氢吡咯里西啶生物碱（dehydropyrrolizidine alkaloids，DHPA），为 PAs 在体内的主要致毒结构。DHPA 具有较强的亲电子性，较易与胞内亲核类物质（如 DNA、RNA、蛋白质）发生交联，或与细胞内其他物质形成加合物，也可与细胞骨架蛋白结合导致细胞凋亡、坏死，从而导致肝毒性，造成肝细胞损伤及凋亡。大量暴露时可导致肝窦阻塞综合征（hepatic sinusoidal obstruction syndrome，HSOS），是一种肝脏血管性疾病，因肝窦内皮细胞受损导致肝窦流出道阻塞，进而引起肝内窦性门脉高压所致。HSOS 临床表现为腹胀、肝区疼痛、腹水、黄疸、肝大等，由于临床症状无特异性，多数患者未能及时就诊，预后不佳。此外，PAs 还能诱导线粒体释放细胞色素 c，激活细胞凋亡蛋白酶，降解 Bcl-xL 蛋白，活化肝细胞线粒体介导的凋亡。

《景岳全书》云："人参，熟地者，治世之良相也；附子，大黄者，乱世之良将也。"大黄是中药"四维"之一，临床常用以荡涤肠胃，推陈致新。《药品化义》云："大黄气味重浊，直降下行，走而不守，有斩关夺门之力，故号将军。专攻心腹胀满，胸胃蓄热，积聚痰实，便结瘀血，女人经闭。"可见其性猛烈但疗效明确，用药对证可效如桴鼓。大黄有调节胃肠功能、保护心脑血管、免疫调节等诸多药理作用，同时其有效成分中鞣质成分及以大黄素、芦荟大黄素、大黄酸和大黄素甲醚为代表的蒽醌类物质有引发肝毒性的潜在风险。由于大黄药效迅速、明确，在临床易被盲目使用以泻下通便。大黄导致肝毒性的机制与影响线粒体功能障碍、脂肪酸代谢功能异常、谷胱甘肽代谢减少有关。大黄素能够通过抑制线粒体呼吸链复合物的功能影响氧化磷酸化途径，导致 Caspase-3 增加，线粒体膜电位降低，ROS 水平升高，最终导致线粒体损伤和肝细胞凋亡。此外，大黄素被吸收并进入肝细胞时与半胱氨酸（合成谷胱甘肽的重要物质之一）连接形成半胱氨酸加合物，从而抑制 GSH 的代谢合成。大黄素-8-O-β-D-葡萄糖苷及其经 Ⅱ 相代谢酶 UGT1A1 产生的 Ⅱ 相代谢物，可抑制 UGT1A1 活性。而 UGT1A1 为体内内源性物质胆红素的唯一代谢酶，当 UGT1A1 酶活性被抑制时，胆红素代谢出现障碍，引发胆红素体内堆积，继而产生肝毒性。芦荟大黄素能诱导斑马鱼肝毒性发生，作用机制可能与上调 Caspase-9 蛋白水平，引发级联反应，导致 Caspase-3 酶表达升高，诱导肝细胞凋亡及诱导斑马鱼 Ⅰ 相代谢酶 CYP 3A4 的异常表达有关。

四、对泌尿系统的毒性损害

中药及其制剂对泌尿系统的不良反应包括少尿、血尿、蛋白尿、管型尿、水肿、尿失禁、尿闭、急性肾衰竭、慢性肾衰竭、间质性肾炎、氮质血症等。从对肾脏有毒性药物的成分看有的是中药的有效成分，有的是无效的毒性成分。泌尿系统毒性主要体现在肾毒性反应上。1964 年，吴松寒报告了 2 例因服用大剂量木通，导致急性肾衰竭的事件，但在当时未引起对中药不良反应的足够重视。1993 年比利时学者报告发生 9 例成年女性因服用含有马兜铃属广防己药材的"苗条丸"减肥胶囊，出现急进性肾间质纤维化甚至肾衰竭，并称此种肾病为"中草药肾病"。1999年后，我国学者报告马兜铃酸对肾小管上皮细胞毒性作用等研究结果，提出马兜铃酸可能是引起"中草药肾病"的主要毒性物质，建议将其命名为马兜铃酸肾病（aristolochic acid nephropathy，AAN）。中药马兜铃酸肾毒性作用的发现，使中药肾毒性逐渐引起人们的重视。目前，收载于《中华人民共和国药典》、部颁标准和地方药材标准的马兜铃科药材有24种，含马兜铃属药材的中成药口服制剂有43种。药品要严格按照医生处方和医嘱使用，任何药物都不能大剂量、长时间使用。

急性 AAN 主要为少尿或非少尿，70% 以上 AAN 快速发展为终末期肾病。病理表现为急性肾小管坏死、部分肾小管仅残留裸露基底膜、肾间质水肿、小动脉内皮细胞肿胀。慢性 AAN 表现为肾性糖尿及轻度蛋白尿、低比重尿及低渗透压尿，肾功能呈进行性损害。病理表现为慢性肾间质纤维化，可见肾间质呈多灶或大片状纤维化，肾小管萎缩或消失，肾小球基膜呈缺血性皱缩。长期小剂量接触马兜铃酸会出现巴尔干地区肾病（Balkan endemic nephropathy，BEN），而 BEN患者易发生尿路上皮癌。

除含有马兜铃酸的中药外，如使用不当，可造成泌尿系统毒性的中药还有雷公藤、益母草、细辛、补骨脂、大黄、马兜铃、商陆、苍耳子、朱砂、红粉、轻粉、蜈蚣和泽泻等。

第四节　中药毒性的影响因素和合理应用

中药毒性是客观存在的，但并不意味着任何中药在任何情况下都会对人体造成伤害，引起毒性反应。中药使用后，是否对人体造成伤害，出现毒性反应，以及毒性的大小，主要与药物因素、机体因素和临床应用是否合理有关。

一、药　物　因　素

药物因素是影响中药毒性的首要因素，包括中药品种、炮制和制剂等，其核心是影响中药的质量，对中药毒性产生直接的影响。

（一）品种

中药来源广泛、品种繁多、成分复杂，同一药名，基原不同，物质基础有别，药物的毒性差异明显。例如，木通，原名通草，始载于《神农本草经》，列为中品，《药性论》首先称之为木通。《本草图经》所载通草，包括木通、三叶木通和白木通，《本草品汇精要》以木通为正名。马兜铃科的关木通是东北地区所习用，清代逐渐传入关内，自清代始有本草记载，清《通化县志略》称其为"木通"。20 世纪 70 年代，《中药大辞典》载："目前所用木通药材，主要有关木通、川木通、淮通和白木通四类，其中使用最广泛的是关木通。"《中国药典》（1963 年版）收录木通、关木通、川木通分别为木通科、毛茛科和马兜铃科。《中国药典》（1977 年版）未收录木通科木通。市场销售及使用最广泛的关木通成为用药主流。2003 年，我国"龙胆泻肝丸事件"，系误将关木通当木通使用，当年我国药品监督管理部门取消了关木通药用标准。

（二）炮制

炮制是中医药独具特色地加工处理药材的方法。我国第一部炮制学专著，南北朝时期雷敩的《雷公炮炙论》，指出有毒中药炮制可减毒增效，扩展了有毒中药的应用范围。

修制法是炮制方法之一，是指通过去除有毒部位或杂质等达到减毒目的。例如，动物类中药全蝎、蜈蚣和斑蝥等可通过去足、去尾、去头足、去尾足、去两翅等方法减毒。"远志凡使，先须去心，若不去心，服之令人闷"，提示远志去心降低毒性作用。

水制法如水飞制朱砂、水飞制雄黄，使药物达到极细和纯净减毒，便于服用与制剂的目的。《本草纲目》记录朱砂"今法惟取好砂研末，以流水飞三次用，其末砂多杂石末、铁屑，不堪入药。又法，以绢袋盛砂，用荞麦灰淋汁煮三伏时，取出，流水浸洗过，研粉飞晒用"。

现代认为，朱砂的杂质主要是游离汞和可溶性汞盐，且毒性大，水飞法可降低可溶性汞盐含量而使朱砂毒性减小。而雄黄入药需研细或水飞，但忌用火煅，火煅后会生成三氧化二砷，即砒霜，毒性大大增强，故有"雄黄见火毒如砒"之说。

附子的传统炮制方法较多，自汉代以来，炮、煨、炒、烧、黑豆制、蜜制、姜制等多种炮制方法皆有使用，从明代起，出现附子用胆巴腌制防腐，再水火共制的方法。附子的炮制原理是毒性成分双酯型乌头碱的性质不稳定，遇水、加热易被水解。双酯型生物碱被水解成相应的单酯型乌头碱（毒性为双酯型乌头碱的 1/200～1/500），继续水解得到亲水性的氨基醇类乌头原碱（毒性为双酯型乌头碱的 1/2000～1/4000），也就是充分促其水解，使毒效物质流失，降低毒性。2020年版《中华人民共和国药典》收载了黑顺片、盐附子、白附片、炮附片和淡附子 5 种饮片炮制规格。

马钱子的古代炮制方法主要有净制、切制、炮制，现代炮制方法有砂烫法、油制法、烘法、醋制法、奶制法等。马钱子的炮制原理为，高温加热过程中士的宁和马钱子碱自身的醚键会发生断裂，转变为相应的氮氧化合物而减毒。2020年版《中华人民共和国药典》收录的炮制方法为砂烫法。砂烫法是指取洁净河砂置炒制容器内，用武火加热至滑利状态时，投入待炮炙品，不断翻动，炒至表面鼓起、酥脆或至规定程度时，取出，筛去河砂，放凉。

（三）制剂

《神农本草经》云："药性有宜丸者、宜散者、宜酒渍者，亦有不可入汤酒者，并随药性，不得逾越。"提示通过改变有毒中药的剂型，降低其毒性，以满足毒性中药的用药安全。

细辛始载于《神农本草经》，列为上品，认为其无毒，"主咳逆，头痛脑动，百节拘挛，风湿痹痛，死肌。久服明目，利九窍"。《本草新编》"细辛，只可少用，而不可多用，亦只可共用，而不可独用，多用则气耗而病增，独用则气尽而命丧。"《本草纲目》"若单用末，不可过一钱，多则气闷塞不通者死"。历代医家对细辛形成了"细辛不过钱，过钱命相连"的训诫。细辛的药效与毒性主要与马兜铃酸和细辛挥发油如黄樟醚相关。2000 年以后，受"马兜铃酸肾病"的影响，2005年版《中华人民共和国药典》结合古代传统本草的用药原则和大量科研成果，将细辛的用药部位由"全草"改为"除去地上部分"的"根及根茎"，2020 年版《中华人民共和国药典》，均记载为"根及根茎"。细辛的主要毒性成分为黄樟醚，不仅是一种致癌物质，还有呼吸麻痹作用，可致多种动物呼吸麻痹而死亡。有毒成分黄樟醚经煎煮 30 分钟后，仅有原药材含量的 2%，此浓度已不足以产生毒性。故细辛入散剂毒性较大，不可过钱，入煎剂安全。

二、机体因素

毒性反应的大小、毒性反应量和（或）质的差异，与个体差异和机体状态等因素相关，不同患者个体间存在差异，对有毒中药的敏感性和耐受性也有所不同。《黄帝内经》时就提出"有故无殒"理论，对此张景岳注曰："重身，孕妇也；毒之，谓峻利药也。故如下文大积大聚之故，有是故而用是药，所谓有病则病受之，故孕妇可以无殒，而胎气亦无殒也。殒，伤也。"由这些对中药毒性发生与否的论述中可以看出，患者的机体状态对于毒性表达起决定性作用。又所谓"病之当服，附子、大黄、砒霜，皆是至宝；病之不当服，参、芪、鹿茸、枸杞，都是砒霜。"机体状态对于中药是否毒性也是至关重要的，不同的机体状态下可能有不同的毒性表达。《类经》有"人有能而毒者，有不胜毒者，能毒者以厚药，不胜毒者以薄药"的描述，《灵枢》云"胃厚、色黑、大骨及肥者，皆胜毒；故其瘦而薄胃者，皆不剩毒也"。又如《金匮要略》在大乌头煎的服法中提出"强人服七合，弱人服五合"。一般认为，青壮年及高大、肥胖、强壮的人耐毒性强，小孩、老人及瘦弱的人耐毒性较差，长期接触有毒中药的人群，耐毒性较强，这些也都表明患者的状态影响着毒性的发生与否。

三、临床应用

毒性中药的发展和应用已有悠久历史，中医素有"以毒攻毒"之说。唐代王冰云："辟邪安正，惟毒乃能，以其能然，故谓之毒药。"现代毒性中药及含毒性中药的制剂依然在临床上发挥着重要作用。有毒中药大多作用迅猛，疗效确切，起效迅速，在祛邪愈疾方面有着不可忽视的作用。临床上对于癌症、痹症、瘀症等疑难杂症和急病重症，使用好有毒中药就能起到良好的效果。例如，急救回阳的附子，峻下逐水的甘遂、大戟、芫花，急救的蟾酥等，都具有作用迅猛的药理效应。再例如，洋金花止痛，常山截疟，巴豆泻下，全蝎、蜈蚣镇惊息风，都是临床上屡建战功的特效药。现代药理研究亦显示含毒性药材中药制剂对恶性肿瘤、风湿病、自身免疫疾病的治疗作用明显。例如，治疗白血病的砷制剂，治疗重症肌无力的马钱子制剂，治疗类风湿关节炎的雷公藤制剂等。

在临床应用时，须树立"有毒观念，无毒用药"的态度，充分重视中药毒性的普遍性，消除中药无毒的概念，高度重视中药临床用药的安全性。在具体用药时，应做到依法应用、辨证使用、合理配伍、掌握剂量、控制疗程及中毒救治等合理措施，消除或降低药物的毒性反应，在充分保证用药安全的前提下追求最佳疗效。应遵循《素问·五常政大论》的用药原则："大毒治病，十去其六；常毒治病，十去其七；小毒治病，十去其八；无毒治病，十去其九；谷肉果菜，食养尽之，无使过之，伤其正也。"应遵守《神农本草经》提出的"若毒药治病，先起如黍粟，病去即止，不去倍之，不去十之，取去为度"。

毒性中药的使用应在中医药理论指导下，辨证论治，结合辨体用药，合理配伍，用药剂量控制在《中华人民共和国药典》规定的范围内，依法炮制，把握好药物的煎煮方法与煎煮时间，充分考虑患者的服药时间、服用方法以降低或避免中药的毒性。充分认识与理解中药的毒性并合理应用，避免毒性及不良反应事件发生，使毒性中药的药效得到最大限度发挥。

思 考 题

1. 如何认识中药的毒性？
2. 如何认识中药的副作用？
3. 如何降低附子的毒性？

（杨鑫伟）

第十五章　药物安全性评价

学习要求

　　记忆：GLP 与 GCP 的概念。

　　理解：药物非临床评价与临床研究的基本内容。

　　运用：药物不良反应与试验用药的关联性判断。

第一节　药物非临床安全性评价的概述

案例 15-1

　　淫羊藿素软胶囊是我国 2022 年批准上市的创新药物，适用于不适合或患者拒绝接受标准治疗，且既往未接受过全身系统性治疗的、不可切除的肝细胞癌。毒理研究结果遗传毒性 Ames 试验、CHL 细胞染色体畸变试验和小鼠微核试验结果均为阴性；生殖毒性试验结果均未见与淫羊藿素相关的生殖毒性。Beagle 犬经口给予淫羊藿素 20mg/kg、60mg/kg、180mg/kg，连续给药 9 个月，中、高剂量组可见个别雌性动物乳头及乳腺增大，组织病理学检查可见腺体、组织增生，且有一定剂量相关性。

　　请思考以下问题：

　　如何评价本品的生殖毒性？

　　药物非临床安全性评价（non-clinical safety evaluation of drugs）也称临床前毒理学研究，是指通过动物和相关体外系统对治疗药物的安全性进行评估，是新药品进入临床试验和上市批准的必要程序和重要步骤。内容涉及一般毒性（急性毒性、重复给药毒性）、生殖毒性、遗传毒性、致癌性、免疫毒性、局部毒性和安全药理等内容，其目的是确认新药是否具有进一步进行临床研究的价值，为推测药物临床研究乃至上市后使用的安全性提供实验依据，并为临床用药毒性反应监测提供重要信息。因此新药非临床安全性评价的目的主要为获得特定剂量下的毒性反应特征及相应靶器官、剂量依赖性、暴露关系及可逆性等信息，确定无可见有害作用水平（no observed adverse effect level，NOAEL）。这些信息可用于估算人体临床试验的安全起始剂量（fist in human dose，FIH）和剂量范围，确定潜在不良反应的临床监测指标。在临床试验开始时，虽然非临床安全性研究资料往往有一定的局限性，但是可以为阐明药物在所支持的临床试验中可能出现的潜在不良反应提供有用的参考信息，以最大限度保护临床受试者的用药安全。

　　任何药物在剂量足够大或服用时间足够长时，都往往有可能对机体产生不同程度的毒性作用，这一方面与药物本身药理活性或者毒性相关；另一方面也受到用药个体的遗传学差异（过敏体质、遗传缺陷）或特殊的生理状态（年龄、性别、妊娠等）和病理状态导致的易感性的影响，所以在药物非临床安全性评价时还要注意与临床用药相对应人群的合适动物的选择，如儿科用药，往往需要选择支持临床用药年龄范围的幼龄动物进行非临床安全性评价。

案例 15-1 解析

　　在药品审批中心公开的淫羊藿素软胶囊申请上市技术审评报告显示，申请人认为，虽然现有生殖毒性试验结果均未见与本品相关的生殖毒性，但基于患者和子代安全保护的考虑，对于具有生育能力的妇女和男性，建议采取有效的避孕措施。在淫羊藿素软胶囊说明书中，妊娠期妇女及哺乳期妇女用药一栏的内容为：尚无本品用于妊娠期、哺乳期妇女的临床数据，不建议妊娠期、哺乳期妇女使用本品。避孕一栏的内容为：具有生育能力的妇女和男性，建议采取有效的避孕措施。

第二节 药物非临床研究质量管理规范

药物非临床安全性评价研究是药物研发的基础性工作，应当确保行为规范，数据真实、准确、完整，其关键在于要充分保证药物非临床安全性评价研究的质量，以保障公众用药安全。因此临床前毒理试验的质量受到各国政府主管部门及社会各界的广泛关注。鉴于之前药物毒害事件频发，为提高试验质量，美国 FDA 于 1978 年 12 月 22 日发布了非临床安全性研究质量管理规范（Good Laboratory Practice for Nonclinical Laboratory Studies，GLP），并规定凡是不符合 GLP 标准的实验室，没有资格从事为新药报批而进行的毒理实验。自 20 世纪 80 年代初期以来，GLP 已成为国际上从事新药安全性评价实验室共同遵循的规范。

药物非临床安全性研究质量管理规范是药物进行临床前研究必须遵循的基本准则，其内容包括药物非临床研究中对药物安全性评价的实验设计、操作、记录、报告和监督等一系列行为和实验室的规范要求，是从源头上提高新药研究质量，确保人民群众用药安全的根本性措施。

药物 GLP 适用于为申请药品注册而进行的非临床研究。从事非临床研究的机构必须遵循本规范，涵盖了药物安全研究的计划、实施、监督、记录、存档和报告的运行条件的一套质量体系。而其他需要进行安全性评价的环境健康相关产品，如兽药、农药、化学品等，也有与之相对应的实验室质量管理规范。对于不同类别健康相关产品的非临床安全性评价的 GLP，其内容和要求不完全相同，但基本的原则、要求和内容是一致的。实施 GLP 的目的是保证非临床安全性评价研究的质量，确保数据的准确性和可靠。我国现行的药物非临床质量管理规范包括了术语和定义、组织机构和人员、设施、仪器设备和实验材料、实验系统、标准操作规程、研究工作的实施、质量保证、资料档案、委托方等十个方面的内容。

第三节 GCP 临床试验与药物临床研究

案例 15-2

淫羊藿素软胶囊在临床安全性评价中开展了Ⅰ、Ⅱ、Ⅲ期临床试验，淫羊藿素组共有 269 例受试者进入安全性数据集。其临床与统计评价主要为 1/2 级的胃肠道反应、血常规、肝肾生化指标异常；常见的（发生率≥5%）不良反应主要为 AST 升高、血胆红素升高、腹泻、血小板计数降低、食欲减退、ALT 升高、ALP 升高、蛋白尿、白细胞计数降低、γ-谷氨酰转移酶升高、恶心、乏力；≥3 级不良反应主要为 γ-谷氨酰转移酶升高、血胆红素升高和 AST 升高。

请思考以下问题：

如何进行本品的风险分析与控制？

一、药物临床试验质量管理规范

（一）背景和基本原则

药物临床试验是指以人体为对象的试验，旨在发现或验证某种试验药物的临床医学、药理学及其他药效学作用、不良反应，或试验药物的药动学性质，以确定药物的疗效和安全性的系统性试验。其根本目的是在受试者安全和权益得到保障的前提下，获得真实、可靠的试验数据和结果，验证新药的疗效和安全性，为药品申请注册上市提供数据支持。

根据《中华人民共和国药品管理法》《中华人民共和国疫苗管理法》和《中华人民共和国药品管理法实施条例》，制定了《药物临床试验质量管理规范》（Good Clinical Practice，GCP），适用于为申请药品注册而进行的药物临床试验。药物临床试验质量管理的基本原则：严格遵守相关法律法规；保护受试者权益和安全是基本前提；试验数据的真实、准确和完整是核心；严格执行试验方案和相关制度/标准操作规程；质量管理体系可行、有效；试验各方应恪守职责。

（二）申办者/CRO（contract research organization）

申办者是药物临床试验的发起者和受益者，对注册申报的数据承担全部法律责任。申办者可将与试验有关的工作部分或全部转移给 CRO，GCP 对申办者的所有要求也适用于 CRO。申办者向药品监督管理部门提交临床试验资料，获得许可或完成备案后，才能开展临床试验。应遵照中国 GCP 等规章，建立全过程质量管理体系，并履行管理职责。质量管理应基于试验风险，明确影响试验结果的关键环节和数据，设计风险控制措施并定期评估和更新。应委派合格人员对项目进行有计划的监察/稽查，必要时可建立独立的数据监察委员会。

申办者选择研究者和临床试验机构时，各方应遵守利益冲突回避原则，应选用有能力、有资质、有条件的相关专家参与试验的各个环节。涉及医学判断的检测实验室应符合 GCP 规定并具备相应资质，有时限要求的重要安全指标和诊断指标的检测，应尽量选择在临床试验所在医疗机构内完成。在试验开始前，明确各方职责并签订合同。多中心研究需用书面文件明确各中心职责，并为所有中心提供相同试验方案、病例报告表和研究者手册等资料。

申办者负责试验用药品的制备、包装、供给和管理，需及时、足量、免费供应试验药品。试验用药品的制备应符合相关质量管理要求，盲法试验中可保持盲态并有紧急揭盲程序。需明确药品储存、运输的条件及时限，并确保其稳定性。申办者应保证临床试验的依从性，负责试验期间试验用药品的安全性评估和报告。申办者需制定数据处理和保存相关标准操作规程并进行权限管理，确保数据准确、完整、安全、可溯源，且数据所有权转移需符合规定。

（三）研究者

研究者是实施临床试验并对临床试验质量及受试者权益和安全负责的试验现场的负责人。研究者应具备相应的资格、资质和要求，包括执业资格、专业知识和工作能力等，熟悉研究药物、试验方案和研究者手册，具有完成临床试验所需软硬件条件。研究者应参与试验方案设计，使其符合伦理性、科学性、可行性和合理性，试验方案应清晰、详细、可操作。研究者应审阅临床试验合同，主要研究者可与第三方签订合同。研究者实施知情同意，需遵守《赫尔辛基宣言》的伦理原则。知情同意书和提供给受试者的资料应包括临床试验及其他相关内容。知情同意应获得相关人员签字（受试者本人、监护人和公证人），并注明时间。

研究者应遵守临床试验的随机化程序，按要求实施揭盲并及时告知受试者。研究者按照既定方案和标准作业程序（standard operation procedure，SOP）进行试验，保证试验质量的同时保障受试者的权益和安全，并将数据真实、准确、完整、及时、合法地记录并妥善保存管理。方案偏离应记录并解释，方案修正需重新获得伦理委员会批准才能实施。研究者应给予受试者适合的医疗处理并承担医学决策责任，及时妥善处理所有不良事件。除方案规定不需要报告的严重不良事件外，研究者应立即向申办者书面报告所有严重不良事件，随后及时提供详尽的书面随访报告。研究者负责审阅临床试验相关安全信息，及时签收阅读安全性信息，考虑受试者的治疗是否需调整，及时向伦理委员会报告由申办方提供的可疑且非预期严重不良反应。

研究团队内部应组织质量培训，并配合监察、稽查及监管部门的检查。研究者妥善管理试验相关文件，保护受试者隐私。研究者定期向伦理委员会提供年度报告，出现可能显著影响临床试验的实施或增加受试者风险的情况时，应当尽快向申办者、伦理委员会和临床试验机构书面报告。提前终止或暂停试验时，研究者应通知受试者，并给予适当的治疗和随访，同时立即向申办者、临床试验机构和伦理委员会报告，并提供详细书面说明。试验完成后，研究者及时将试验资料交接给临床试验机构存档，并向申办者、伦理委员会和临床试验机构提供相应报告。

（四）药物临床试验机构

药物临床试验机构负责建立本单位临床试验质量管理体系并定期进行评估和改进，主要职责包括立项审查、合同审查、质量控制、试验用药品管理、生物样本管理、试验档案管理等，并为监察、稽查、检查提供便利和协助。药物临床试验机构需具备相应资质和条件，制订可操作性强且合适的制度及 SOP，并及时更新。

药物临床试验机构应重点关注受试者补偿、赔偿、违约责任、经费和支付方式等，并协调 PI、申办者/CRO 和院内管理部门，确保受试者相关费用和补偿等及时足额兑现，研究经费及时发放。药物管理员均需获得 GCP 培训合格证书，GCP 药房管理员需具备药师或以上职称，负责制订适宜的药物管理计划并严格执行。试验资料档案（包括电子档案）实行分类管理、专人负责，确保其保密性及安全。

药物临床试验机构可根据试验风险制订检查计划并进行抽查，应及时了解试验中存在的问题，持续追踪问题整改情况并与相关人员沟通，定期整理、分析和汇总问题，必要时培训相关人员。定期自查，接受申办者和药监部门的各项检查，确保体系符合 GCP 要求。

（五）伦理委员会

伦理委员会的职责是保护受试者权益和安全，应特别关注弱势群体，并贯穿试验始终。伦理委员会应当对临床试验的科学性和伦理性进行审查，药物临床试验应当符合《赫尔辛基宣言》原则及相关伦理要求，受试者权益和安全是首要考虑因素，优先于科学和社会获益。伦理委员会应按照 GCP 和《涉及人的生物医学研究伦理审查办法》等相关要求组建、运行，其组成应符合相关要求，委员应接受伦理审查培训且具备审查临床试验科学性和伦理性的能力。

伦理委员会应从保护受试者权益和安全的角度，严格审查试验资料是否存在不正当行为。对非治疗性临床试验、涉及弱势群体的研究应加强审查力度。伦理委员会应做好跟踪审查，对方案修正案、违背方案、非预期严重不良事件、研究进展报告、提前终止试验申请及结题报告等进行审查，保证临床试验的质量和规范性。对发生受试者损害或权益受损的情况，应会同有关部门和研究者、申办者按照法规要求，参照合同和知情同意书，积极妥善处理。研究者未按照研究方案或相关要求而导致受试者损害，或受试者出现非预期严重损害，伦理委员会有权暂停或终止该试验。

（六）受试者

受试者是临床试验的重要组成部分。受试者的义务是严格按试验方案服药、定期做相关检查和随访等，其依从性可影响临床试验的质量。研究表明受试者依从性受多种因素影响，入组后充分知情并进行依从性教育、及时干预不良反应、加强督导管理等可提高依从性。

二、药物临床试验中的安全性评价

（一）前言

研究者和申办者应遵守 GCP 和《药物临床试验期间安全性数据快速报告的标准和程序》等规章，遵循试验方案和所在临床试验机构的标准操作规程，收集和评价安全性信息。申办者需广泛收集研究药物的安全性信息，从总体上评价研究药物的安全性，并及时传递给研究者。研究者应及时阅读信息，并考虑是否需调整治疗方案，及时向伦理委员会报告由申办者提供的可疑且非预期严重不良反应。

（二）药物临床试验安全性评价常用术语

1. 不良事件（adverse event，AE） 指受试者接受试验药品后出现的所有不良医学事件。可以是原有症状、体征、实验室异常的加重或新诊断的疾病、有临床意义的实验室异常值等，不一定与试验药品有关。

2. 严重不良事件（serious adverse event，SAE） 指接受试验药品后出现死亡、危及生命、永久或者严重的残疾或者功能丧失、需要住院治疗或延长住院时间、先天性异常或出生缺陷及其他重要的医学事件。

3. 重要不良事件（significant adverse event） 是指除严重不良事件外，任何导致采用针对性医疗措施的不良事件和实验室检查异常。

4. 特别关注的不良事件（adverse events of special interest，AESI） 与临床试验有关的，在科学和医学上需要关注的事件，需持续监测并快速与申办者及相关方沟通。

5. 药物不良反应（adverse drug reaction，ADR） 指临床试验中发生的任何与试验用药品可能有关的对人体有害或者非期望的反应。

6. 可疑且非预期严重不良反应（suspected unexpected serious adverse reactions，SUSAR） 指临床表现的性质和严重程度超出了已有资料信息的可疑且非预期的严重不良反应。非预期指事件未在说明书、研究者手册等资料上列出，或其性质、严重程度超出预期。

（三）不良事件的收集、记录和描述

不良事件记录应确保信息的完整性、与原始病历记录的一致性和易读性。内容应包括试验和受试者的基本信息、试验药物使用情况、不良事件名称、开始和结束时间、结局、严重性、相关性、针对不良事件采取的治疗措施、对试验药物采取的措施、合并用药等。不良事件的名称，应优先使用医学诊断，确保每个不良事件名称由单一事件组成。不良事件的开始时间一般用"出现症状的时间"，也可用"疾病诊断时间"。以不良事件痊愈、状态稳定且不能恢复得更好、受试者失访作为不良事件的结束时间，应尽量精确到年月日。不良事件的随访频次需根据具体情况和相关规定确定。评价不良事件的严重程度有很多标准，常见的有 WHO 标准和美国国家癌症研究所的不良事件通用术语标准等。不良事件的结果分为痊愈、好转/缓解、未好转/未缓解/持续、痊愈伴后遗症、致死和未知。

（四）不良事件与试验用药的因果关系判断

一般研究方案要求研究者在报告不良事件时判断因果关系，并提供判断依据。如果不良事件与试验药物存在合理相关性，此事件将被定性为不良反应。不良事件与试验用药的因果关系判断需重点考虑下列问题：时间关系是否合理？是否可用药物本身/代谢物作用机制解释？减量或停药后，无针对性治疗，症状/体征是否减轻或好转？再次用药后，症状/体征是否再次出现或加重？文献中是否有类似报道？能否用病情进展或合并用药等解释？

因果关系判断方法很多，我国《个例药品不良反应收集和报告指导原则》将关联性评价分为6级（肯定、很可能、可能相关、可能无关、待评价、无法评价）。分级不能完全对应时，应采用保守原则保护受试者。

（五）严重不良事件处理原则、报告时限及流程

严重不良事件处理原则：确保受试者得到及时、适当的治疗；准确、及时填写严重不良事件报告表并向申办者报告；报告内容与原始资料和其他文件一致；及时提交报告并持续收集和记录相关信息；国际多中心研究的中英文报告内容一致，且在相同时限内完成。

严重不良事件报告时限及流程：研究者自获知事件发生时开始计时，按照方案或 SOP 中规定的报告方式，立即（通常为获知后 24 小时内）向申办者报告。申办者收到后，应当立即进行全面分析、评估和判断。如符合 SUSAR 定义的，需按规定处理。引起受试者死亡、危及生命的 SAE 需特别关注，必要时采取措施控制试验风险并按要求及时报告。申办者负责将 SUSAR 报送研究者、试验机构、伦理委员会、药品监督管理部门和卫生健康主管部门。致死或危及生命的 SUSAR，首次获知后 7 天内上报，并在随后 8 天内完善随访并报告；其他非预期严重不良反应，首次获知后 15 天内上报。申办者和研究者在 SUSAR 与用药因果关系判断产生分歧时，若其中任

何一方认为不能排除相关性，应快速报告。

（六）不良事件/严重不良事件的随访

不良事件/严重不良事件的收集和随访应遵循试验方案和法规要求。使用试验药物之后发生的不良医学事件称为"不良事件/严重不良事件"。签署知情同意书后到首次用药前发生的不良事件，可作为病史/伴随疾病记录，符合下列情况则作为 AE 记录：试验相关检查操作造成的伤害/损害；与试验方案相关的停药引起的不良事件；试验方案中规定使用的药物（除试验药品外）引起的不良事件。每个不良事件/严重不良事件都要随访，随访持续时间应综合考虑研究药物的药代动力学和药效动力学特征。研究药物无迟发性毒性时，对于起效迅速和半衰期较短的药物，随访至最后一次给药后至少五个半衰期；对于半衰期特别长的药物，观察期需适当延长。有已知或可疑迟发性毒性的药物，观察期需适当延长。

（七）其他需要收集的安全性信息

1. 妊娠 申办者需收集受试者或其配偶的妊娠情况并按要求报告，报告时限同严重不良事件，需随访至妊娠结局。如因各种原因终止妊娠，需按 SAE 管理。

2. 过量用药 过量用药引起的任何不良医学事件均属于不良事件。

3. 反复发生的不良事件 若前后有关联，可作为同一不良事件报告，反之单独报告。

第四节　实验设计的随机、对照、重复原则

实验设计是医学研究的关键环节，设计的质量决定研究的科学性和可靠性。实验设计的一般原则包括科学性、规范性、逻辑性、伦理性等，实验设计的统计学原则包括随机、对照、重复、盲法和均衡原则。

均衡原则指实验组和对照组之间或同一个实验因素各水平组之间，除考察因素外的其他非处理因素（混杂因素）应尽可能相同或相近。均衡的作用是平衡非实验因素对结果的影响，使实验因素对结果的影响真实显现。均衡原则是研究设计的核心，贯穿于随机、对照和重复原则中。此外，还有交叉均衡法（在各组内又各自设立实验组和对照组）和分层均衡法（按非处理因素的水平分层，每层内设计处理因素），通过计算不平衡指数可检查组间均衡性，详见随机化方法部分。

（一）随机原则

1. 随机 在抽样或分组过程中，使每个符合实验条件的对象都以相同的概率被抽样或分配到任意处理组的措施，可避免主观因素和客观因素引入的偏差。因此，随机化可确保抽样代表性，分组均衡性和组间可比性。此外，数理统计方法建立在抽样和分配随机化的基础上，只有遵循随机原则，才能获得科学的统计学结论。随机过程须贯穿始终，包括抽样、分组和实施过程。

2. 随机化方法 通常用计算机根据等概率原理，生成随机数字表和随机排列表完成。计算机的随机是伪随机，相同随机化种子获得相同的随机数，可用其验证随机化的真实性。随机化有一定偶然性，在样本量较小时，随机化可能导致组间较大的不均衡性。"按不平衡指数最小分配"可解决这个问题，根据专业知识选取非实验因素的重要混杂因素并分层。受试者每个因素的每个分层出现 1 次计 1 分，计算两组对应水平分差的绝对值之和（不平衡指数）。将前两名受试者随机分配到两组中，第三名受试者分别分配到这两组中计算不平衡指数，比较所得不平衡指数，选择不平衡指数较小的分配方式分配第三名受试者，直到纳入所有受试者。

3. 盲法 在实验结束前，不让受试者、研究者、数据分析员及其他相关人员知道受试者分组信息。可避免心理因素对受试者的影响，排除分组信息对观察者主观判断的干扰，盲法一般分为单盲、双盲和三盲。

（二）对照原则

设置对照的目的是消除非处理因素对研究结果的影响，减少和消除实验误差。对照组和实验组除了研究设计的处理因素外，其他条件应尽可能一致。对照组需符合对等（与实验组的非处理因素尽可能一致）、同步（与实验组总是处于相同空间和时间）和专设（为实验组专门设立）的要求，同一研究可设置多个对照组，具体的对照类型包括空白对照、实验对照、安慰剂对照、标准对照、阴性/阳性对照、历史对照等；对照设置的方法通常包括配对对照、交叉对照、组间对照。

（三）重复原则

重复原则指在相同实验条件下的独立重复实验的次数应足够多，即实验的样本量足够大，避免结果的偶然性。重复可稳定标准差、获得实验误差估计值，并使均值接近真实值。重复实验是检验结果可靠性的唯一方法。

1. 影响样本量的因素主要包括以下方面：

（1）容许误差（δ）：两样本总体均数或率的差值，差值越大，总体差异越显著，需要的样本量越小。总体参数可根据预实验或已发表研究中的样本均数或率的差值估算。

（2）实验误差：实验方法的准确度越高，误差越小，个体间变异和样本量也越小。

（3）检验水准：实验所需样本量与检验水准（α）成反比。α 常用 0.05 和 0.01。

（4）检验效能：检验效能（$1-\beta$，β 为犯第 II 类错误的概率）指当两个总体有显著差别时，按检验水准发现这种显著差别的能力。犯第 II 类错误的概率越低，检验效能越高，所需样本量越大。β 常用 0.1 和 0.2。

（5）资料性质：同等情况下连续变量所需样本量少于分类变量。

（6）结果的可能性：双向结果（$A>B$ 或 $A<B$ 两种都可能）所需样本量大，单向结果（$A>B$ 或 $A<B$ 中的一种）所需样本量小。

（7）研究类型：不同研究类型所需样本量大小不同，完全随机 ＞ 配对和随机区组设计 ＞ 拉丁方设计。采用序贯设计可降低样本量。

2. 样本量估计 实际工作中需科学合理地估计样本量，既不要盲目追求大样本，也不要忽视重复实验的作用。样本量估计需找到样本量计算公式或软件如：PASS（Power Analysis and Sample Size），根据前期实验或文献资料获得所需参数的估计值后计算样本量。

案例 15-2 解析

本品临床试验期间发现的不良反应和重要不良事件均已在说明书中进行风险提示。对于肝功能异常、肾功能异常、胃肠系统疾病、血小板计数偏低/凝血功能异常/贫血/低磷酸血症、心肌缺血或心肌梗死、乳腺增生或子宫内膜增生、乙肝病毒载量≥10^4copies/ml（2000IU/ml）、妊娠期妇女及哺乳期妇女用药、避孕和儿童用药的注意事项均在说明书中进行了提示。此外申请人制订了风险控制计划，在上市后的确证性临床试验中进一步考察本品的安全性。

第五节 安全药理学研究

一、试验设计要求

安全药理学（safety pharmacology）主要是研究药物在治疗范围内或治疗范围以上的一定剂量范围时，潜在的不期望出现的对生理功能的不良影响，通常观察药物对中枢神经系统、心血管系统和呼吸系统的影响，以及根据需要进行追加和（或）补充的安全药理学研究。在药物非临床安全性评价中，在治疗剂量或治疗剂量以上的剂量范围时，对药物潜在的不期望出现的对生理功能不良作用进行安全药理学的研究十分必要。一般应采用科学有效的方法，特别是得到国际公认的方法，当采用的评价方法本身对动物生理功能有一定影响时，要注意平行对照组的设置和数据对比。

安全药理学的研究应当基于下述三个原则：一是方法的合理性。实验应当根据药物特点及临床应用的目的进行设计，当采用新技术、新方法时要注意充分验证，考虑数据的可靠性，药物评价研究要与机制探索研究相区别，更注重方法的成熟度。二是执行操作的规范性。安全药理学实验属于药物非临床安全性评价的范畴，实验开展应当遵守《药物非临床研究质量管理规范》（GLP）。三是研究阶段性。支持临床实验的安全药理学实验可分阶段进行。中枢神经系统、心血管系统和呼吸系统影响的核心组合（core battery）实验研究应在药物进入临床试验前完成，如果有需要追加和（或）补充的其他安全药理学实验根据需要在临床试验期间或者申报生产前完成。

二、核心组合实验

（一）主要研究内容

核心组合实验主要是研究受试物对中枢神经系统、心血管系统、呼吸系统生理功能的影响。

（二）实验系统

实验系统最主要和常用的是整体动物，也包括离体组织器官、体外培养细胞、细胞碎片、细胞器、受体、离子通道和酶等。整体动物常用小鼠、大鼠、犬等。实验系统选择应注意相关性，应该能体现出药物效应。体内研究建议尽量采用清醒动物。如果使用麻醉动物，应注意麻醉药物的选择和麻醉深度的控制，对照组与给药组的麻醉条件要尽可能一致。目前国内外安全性药理多数采用清醒动物来进行评价。

（三）剂量设计和分组

体内安全药理学试验要对所观察到的不良反应的剂量反应关系和时效关系进行研究。一般情况下，产生不良反应的剂量要与动物产生的主要药效学的剂量或人拟用的有效剂量进行比较。安全药理学试验的剂量应包括并超过主要药效学的有效剂量或治疗范围。必要且理由充分时可以结合重复给药毒性试验进行。体外研究应确定受试物的浓度效应关系，无明显影响作用时，应对浓度选择的范围进行说明。

试验组的组数及每组动物数的设定应能够科学合理地解释所获得的实验结果，恰当地反映有生物学意义的作用，并符合统计学要求为原则。一般可设三个剂量组，同时应考虑采用合理的空白或阴性对照，必要时还应设阳性对照。小动物每组一般不少于 10 只，大动物每组一般不少于 6 只。动物一般要求雌雄各半。

（四）给药途径与频率

整体动物实验首先应考虑与临床拟用药途径一致，对于在动物实验中难以实施的特殊临床给药途径，可根据受试物的特点选择并说明理由。一般采用单次给药，若主要药效学研究表明，该受试物在给药一段时间后才能起效，或者重复给药的非临床研究和或临床研究结果出现令人关注的安全性问题，应根据具体情况合理设计给药次数。

（五）检测指标

1. 中枢神经系统 定性和定量评价给药后动物的运动功能、行为改变、协调功能、感觉/运动反射和体温的变化等，以确定药物对中枢神经系统的影响。可进行动物的功能观测组合试验。

功能观测组合试验（functional observational battery，FOB）主要评价机体行为、感觉/反射等功能的改变，用于受试物神经和行为毒性的筛选，最早仅限于小鼠，目前已广泛用于大鼠，并开始在犬和猴试验中应用。因其操作简单、指标系统而全面，已经成为国际人用药品注册技术协调会（the International Council for Harmonisation of Technical Requirements for Pharmaceuticals for Human Use，ICH）推荐使用的人用药中枢神经系统的评价方法之一。

2. 心血管系统 测定给药前后血压（包括收缩压、舒张压和平均压等）、心电图（包括 QT 间期、PR 间期、QRS 波等）和心率等的变化。

如候选药物从适应证、药理作用或化学结构上属于易于引起人类 QT 间期延长类的化合物，如抗精神病类药物、抗组胺类药物、抗心律失常类药物和氟喹诺酮类药物等，应进行深入的试验研究，观察药物对 QT 间期的影响。对 QT 的研究见相关指导原则《药物 QT 间期延长潜在作用非临床研究技术指导原则》。

3. 呼吸系统 测定给药前后动物的各种呼吸功能指标的变化，如呼吸频率、潮气量、呼吸深度等，以确定药物在临床剂量下对呼吸系统的影响。

当核心组合实验、临床试验、流行病学、体内外试验及文献报道提示药物存在潜在的与人体安全性有关的不良反应时，应进行追加和（或）补充的安全药理学研究。在其他相关研究中，尚未研究药物对以下器官系统的作用但怀疑有影响的可能性时，如可能潜在的药物依赖性，对骨骼肌、免疫和内分泌功能等具有潜在的影响，则应考虑药物对这方面的作用，并作出相应的评价。就创新药研发而言，临床前药物心脏风险评估是非常重要的一环，并且非临床离子通道心脏安评数据在药物开发决策中发挥着越来越重要的作用。

第六节 全身用药的毒性评价

一、急性毒性试验

急性毒性（acute toxicity）是指药物在单次或 24 小时内多次给予后，一定时间内所产生的毒性反应。单次给药毒性试验所获得的信息对重复给药毒性试验的剂量设计和某些药物临床试验起始剂量的选择具有重要参考价值，并能提供一些与人类药物过量所致急性中毒相关的信息。

化学药物单次给药毒性试验的方法较多，常用的试验方法有近似致死剂量法、最大给药量法、最大耐受量法、固定剂量法、上下法（阶梯法、序贯法）、累积剂量设计法、半数致死量法等。原则上，给药剂量应包括从未见毒性反应的剂量到出现严重毒性反应的剂量，或达到最大给药量。

给药后，一般连续观察至少 14 天，观察指标包括临床症状及恢复情况、死亡情况、体重变化等。所有的试验动物应进行解剖和大体病理学检查，当组织器官出现体积、颜色、质地等改变时，应进行组织病理学检查。在一些情况下，为获得更为全面的急性毒性信息，可观察更多的指标，如血液学、血清生化、免疫毒性指标及其他相关指标等。

二、重复给药毒性试验

重复给药毒性试验（长期毒性研究）是指动物重复多次接触药物所引起的毒性反应。

重复给药毒性试验往往是在所评价的候选药物完成主要药效学和急性毒性试验、致突变试验，并认为有进一步研究的价值后进行的。目的是通过重复给药的动物试验表征受试物的毒性作用，预测其可能对人体产生的不良反应，降低临床受试者和药品上市后使用人群的用药风险。

重复给药毒性试验观察连续用药后受试物可能引起的临床不良反应，包括不良反应的性质、程度、量效和时效关系、可逆性等；找出毒性的靶器官或靶组织，确定用药剂量与毒性反应的关系；确定无毒反应剂量，中毒剂量及安全范围，推测临床试验的起始剂量和重复用药的安全范围；了解是否具有迟发性毒性反应，蓄积毒性和耐受性，中毒出现时间和持续时间；提示临床试验中需重点监测的安全性指标。通过动物的毒性反应，为拟定安全使用剂量提供参考依据，为临床毒性反应的监护及生理指标检测提供依据。

新药的开发是一个连续的、渐进的系统工程，重复给药毒性研究是新药开发的一个有机组成部分。重复给药毒性研究不能与药理学、药代动力学和其他毒理学研究割裂，试验设计应充分考虑其他药理毒理研究的试验设计和研究结果。重复给药毒性研究的结果应该力求与其他药理毒理试验结果互为印证、说明和补充。

（二）试验内容

1. 实验动物 根据我国新药研究的相关指导原则要求，重复给药毒性试验一般选用两种动物。通常包括啮齿类和非啮齿类，啮齿类主要是大鼠，非啮齿类为犬、猴或者小型猪。实验动物应符合国家对相应等级动物的质量规定要求，应注明来源、动物品系及动物生产合格证。一般选择正常、健康、性成熟动物，同性别体重差异应在平均体重的 20% 之内。应根据试验期限和临床拟用人群确定动物年龄。

2. 受试药物和给药途径 对受试药物应注明药名、批号、来源规格、纯度、理化性质、保存条件及配制方法。受试药物应该能代表将来进行临床研究的药物。给药途径原则上与临床用药途径一致。

3. 分组、给药剂量及给药周期 一般设三个剂量组和一个对照组，高剂量组原则上要求使动物产生明显或严重毒性反应，甚至个别动物死亡，目的是为寻找靶器官毒性反应症状及临床抢救措施提供参考依据。中剂量组要求动物产生轻微的或中等的毒性反应，一般应高于药效学试验的高剂量组。低剂量组应当略高于动物有效剂量而不出现毒性反应，目的是寻找动物安全剂量，为临床剂量的设计提供依据。剂量设计应考虑之前进行的各项试验所评价的终点、受试物的理化性质和生物利用度等；局部给药应保证充分的接触时间。高剂量应出现明显毒性反应，或达到最大给药量（maximum feasible dose，MFD），或系统暴露量达到临床系统暴露量的 50 倍（基于 AUC）。一般应根据不同的临床用药周期决定动物长期毒性试验的周期。

4. 观察指标 动物重复给药毒性试验观察指标主要有以下几种。

（1）临床观察：主要包括外观、体征、行为活动、腺体分泌、呼吸、粪便性状、给药局部反应、死亡情况等。动物体重的变化是反映机体整体情况的灵敏指标，所以必须认真称量体重和测定摄食量。此外非啮齿类动物还应该进行体温和心电图检测。

（2）检测项目：一般包括血液学检测、血液生化检测、尿液观察和分析、系统和病组织学检查等。

（3）恢复期观察：给药结束后，继续观察恢复期动物，以了解毒性反应的可逆性和可能出现的迟发毒性；应根据受试物药代动力学特点、靶器官毒性反应和恢复情况确定恢复期的长短，一般情况下应不少于 4 周。

（4）指标观察时间和频率：一般状况和症状的观察，每天观察 1~2 次。每周记录饲料消耗和体重一次。试验周期在 3 个月内的，一般在最后一次给药 24 小时和恢复期结束时各进行一次各项指标的全面检测。必要时，在试验中间检测指标一次。试验周期在 3 个月以上的，可在试验中期活杀少量动物（高剂量组和对照组），全面检测各项指标。对濒死或死亡动物应及时检查。

5. 结果处理 重复给药毒性试验中的数据要进行统计处理，给出均值和标准差。在分析重复给药毒性研究结果时应综合考虑数据的统计学意义和生物学意义。要将统计学上 P 值与临床实际相结合进行考虑。此外。在对重复给药毒性研究结果进行分析时，应对异常数据进行合理的解释。给药组和对照组之间检测参数的差异可能来自与受试物有关的毒性反应、动物对药物的适应性改变或正常的生理波动。在分析试验结果时，应关注参数变化的剂量-效应关系、组内动物的参数变化幅度和性别差异，同时综合考虑多项毒理学指标的检测结果，分析其中的关联性和作用机制，以正确判断药物的毒性反应。

三、静脉给药药物的安全性评价其他考虑

静脉给药药物制剂因为其给药的特殊性，除了常规的急性、重复给药毒性评价以外，还应该进行与给药方式安全性相关的局部毒性试验和热原试验评价。现介绍如下：

（一）血管刺激试验

目的：观察受试静脉注射剂静脉给予后对血管刺激的情况。

方法：取 6 只家兔，在试验开始前预先饲养 1 周以观察动物活动表现。将家兔随机分成 2 组，每组 3 只，一组为受试药物组，另一组一般为生理盐水或者溶媒对照组。观察家兔耳静脉注射后血管的刺激反应情况，肉眼观察是否出现明显的肿胀、充血和坏死等刺激症状。溶媒根据实际选用生理盐水组或者葡萄糖注射液等量注射，给药容积、速率和期限一般根据临床拟用法用量。多次给药时间一般不超过 7 天，给药结束后取家兔耳注射部位和向前 5cm 部位的血管组织作病理切片检查。往往同时考虑进行肌肉刺激试验。

（二）体外溶血试验

目的：观察静脉注射剂是否发生溶血现象。

方法：

1. 制备 2% 红细胞悬液：取家兔颈动脉血 10ml，除去纤维蛋白，反复离心洗涤后，用生理盐水配成 2% 红细胞悬液供试验用。

2. 取洁净试管 7 支，按表 15-1 顺序加入药物及其他试剂，1、2、3、4、5 管加不同剂量的受试药，6 管加 2.5ml 0.9% 氯化钠注射液，作为阴性对照，7 管加 2.5ml 蒸馏水，作为阳性对照。摇匀后，用封口胶纸将试管口封好，置 37℃ 恒温水浴，保温 4 小时。

表 15-1　体外溶血加样表

管号	1	2	3	4	5	6	7
2% 红细胞（ml）	2.5	2.5	2.5	2.5	2.5	2.5	2.5
受试药物（ml）	0.5	0.75	1.0	1.5	2.0	—	—
生理盐水（ml）	2.0	1.75	1.5	1.0	0.5	2.5	—
蒸馏水（ml）	—	—	—	—	—	—	2.5

3. 结果观察：1 小时前每 30 分钟观察一次，1 小时后每小时观察一次，共观察 4 小时。

全溶血：溶液澄明，红色，管底无红细胞残留。

部分溶血：溶液澄明，红色或棕色，管底部尚有少量红细胞残留。镜检红细胞稀少或变形。

不溶血：红细胞全部下沉，上层液体无色透明。镜检红细胞不凝集。

凝集：虽不溶血，但出现红细胞凝集，凝集物在试管，经振摇后不能分散，在显微镜下玻片上凝集红细胞不能冲散，或出现药物性沉淀。

具有溶血和凝聚作用的药物不宜作为注射用，最好是药液在 3 小时内不引起溶血。必要时用显微镜观察红细胞是否破裂。

体内溶血试验可以结合重复给药毒性试验重点对血细胞指标进行观察分析。

（三）过敏性试验

目的：观察受试药物经注射给药后有无引发主动全身过敏的可能。

方法：通常选用体重为 300～400g 的豚鼠。每组动物数至少 6 只。设阴性、阳性对照组和受试物不同剂量组，至少包括临床拟用最高剂量或浓度。阴性对照组给予同体积的溶媒，阳性对照组给予牛血清白蛋白或卵白蛋白或已知致敏阳性物质。

选择容易产生抗体的给药途径，如腹腔、静脉或皮下注射，隔日一次，共给药 3 次，给药体积 0.5ml，末次注射后第 14 天、第 21 天分别快速静脉注射致敏剂量的 2 倍进行攻击。即刻观察动物反应至 30 分钟，包括症状的出现及消失时间，一般应观察 3 小时。致敏期间每日观察动物的症状，首末次致敏和激发当日测定动物体重。判断过敏反应发生程度，计算发生率。

（四）热原试验

目的：将一定剂量的受试药物静脉注射给予家兔，观察家兔体温升高情况，以判定受试物是否有致热原作用。

方法：取适用的家兔 3 只，测定其正常体温后 15 分钟以内，自耳静脉缓缓注入规定剂量并温热至约 38℃ 的供试品溶液，然后每隔 30 分钟按前法测量其体温 1 次，共测 6 次，以 6 次体温中最高的一次减去正常体温，即为该兔体温的升高温度（℃）。如 3 只家兔中有 1 只体温升高 0.6℃ 或高于 0.6℃，或 3 只家兔体温升高的总和达 1.3℃ 或高于 1.3℃，应另取 5 只家兔复试，检查方法同上。

结果判断：在初试的 3 只家兔中，体温升高均低于 0.6℃，并且 3 只家兔体温升高总和低于 1.3℃；或在复试的 5 只家兔中，体温升高 0.6℃ 或高于 0.6℃ 的家兔不超过 1 只，并且初试、复试合并 8 只家兔的体温升高总和为 3.5℃ 或低于 3.5℃，均判定供试品的热原检查符合规定。

第七节 局部用药的毒性评价

一、皮肤用药的毒性评价试验

（一）皮肤急性毒性试验和皮肤重复给药毒性试验

1. 皮肤急性毒性试验 指动物完整或破损皮肤一次性接触受试物后在短期内出现的毒性反应试验。

2. 皮肤重复给药毒性试验 指动物完整或破损皮肤长期反复接触受试物后出现的毒性反应试验。除了大鼠以外，小型猪往往被认为是皮肤给药毒性试验的合适动物种属。

（二）皮肤刺激性/腐蚀性评价试验

皮肤刺激性/腐蚀性评价方法

（1）体内皮肤刺激性/腐蚀性评价方法

1）试验类别：皮肤刺激性/腐蚀性试验分为一次给药和多次给药试验。一次给药即急性皮肤刺激性/腐蚀性试验，只经皮给药一次；而多次给药试验为重复在同一部位给药，每次给药时间相同，给药期限一般不超过 4 周。

2）需要进行皮肤刺激性/腐蚀性试验的情况：皮肤刺激性/腐蚀性试验是经皮给药制剂安全性评价中最为基本和重要的试验之一，亦可为以后人体试验中选择适当的受试物浓度提供重要的参考。经皮给药的制剂以及有可能接触皮肤的非口服给药制剂等应进行皮肤刺激性/腐蚀性实验。

（2）体外皮肤刺激性/腐蚀性评价方法：受动物试验优化和减少、替代原则的影响，目前出现了多种体外替代试验方法。皮肤刺激的体外替代试验方法主要分以下几类。①使用单层培养细胞进行试验：如人源的 NHEK、NHDF 细胞；②使用培养的皮肤模型：如美国开发的 EpiDermm，法国开发的 Episkin，日本开发的 TestSkin、Vitrolie-skin 等；③应用蛋白质变性模型：如 CORROSITEX、SKINTEX 等。

（三）皮肤致敏性评价试验

1. 应用豚鼠的皮肤致敏评价方法 豚鼠皮肤致敏性试验是观察动物的皮肤接触某受试物后，再进行受试物激发接触，考察是否产生全身或局部过敏反应。自 20 世纪 30 年代起就有使用豚鼠进行皮肤致敏的评价，并开发了很多试验方法，在 1992 年修订的 OECD Test Guideline No. 406 中，推荐使用的皮肤致敏性评价方法为豚鼠最大化试验（guinea-pig maximization test，GPMT）和 Buehler 试验（BT），目前这两种方法还在广泛应用。

2. 啮齿类局部淋巴结试验 致敏物质局部给药后，可诱导引流淋巴结内的淋巴细胞（lymph node cell，LNC）增殖，通过测定放射性元素（^{3}H 或 ^{123}I）标记的脱氧胸苷与 LNC 的结合，可反映 LNC 增殖情况。已知 LNC 增殖强度与致敏的强度密切相关，因此可在诱导期对受试物的致敏性进行评价。这一试验称为局部淋巴结试验（local lymph node assay，LLNA）。

3. 改良的 LLNA 试验　虽然与传统的豚鼠致敏试验相比，LLNA 试验有诸多优势，但由于需应用放射性核素，因此其使用和推广受到很大程度的限制。另外对于皮肤刺激剂，可能会出现假阳性结果，因此该方法仍需进一步改进。

目前不使用放射性核素的 LLNA 方法有 LLNA:DA，LLNA:BrdU-ELISA 和 FC-LLNA（flow cytometry-LLNA）。这些方法也都是在致敏的诱导期进行评价，并且能提供用于评价剂量-反应关系的定量数据。在经过 IC-CVAM 和日本替代方法验证中心（JaCVAM）的联合方法学验证后，有两种方法已被 OECD 采纳（LLNA-DA:OECD *Test Guideline No. 442A*，2010；LLNA:BrdU-ELISA:OECD *Test Guideline No. 442B*，2010）。

（四）皮肤光敏反应评价方法

光敏反应是用药后皮肤对光线产生的不良反应，包括光毒性反应和光过敏反应，均由受试物所含的感光物质引起。

1. 光毒性与光敏性体内评价方法

（1）实验动物：光毒性与光敏性试验主要使用豚鼠。

（2）试验方法：观察受试物接触皮肤或应用后遇光照射是否有光毒性反应；皮肤光敏性试验是根据比较对照组和给药组的反应进行评价，阳性结果时应追加试验。光过敏的试验方法有 Adjuvant and Strip 法、Harber 法、Horio 法、Jordan 法、Morikawa 法、Vinson 法等，其主要差别在于给药次数、是否给予辅助剂等，评价时需要注意标准光源的选择。

2. 光毒性体外评价方法　以光毒性筛查为目的的方法有 3T3 成纤维细胞中性红摄取法（3T3 fibroblasts neutral red uptake，3T3 NRU）、人淋巴细胞法、肝细胞法、假丝酵母试验、人三维皮肤模型光毒性试验（如 Skin2™、SkinEthicm™、Episkin™）、SOLATEX-PI 试验等。以光毒性机制研究为目的的方法有红细胞溶血试验、血红蛋白光氧化试验、组氨酸光氧化试验、光蛋白结合测定法（人血清白蛋白）、亚麻酸光过氧化测定法、补体光毒性试验法等。

3. 光致癌性评价方法　在评价光致癌性的动物模型中，SKHI（hr/hr）裸鼠模型应用最广泛，并且是唯一符合 GLP 法规的方法。但这一模型目前还未经过验证，且这一模型所能提供的光致癌性机制有限。因此，啮齿类动物光致癌性模型对于人体结果的预测性尚不确定。

4. 光遗传毒性评价方法　目前常规检测所用的标准体内遗传毒性试验明显不适用于体内光遗传毒性检测。体内 Comet 分析或转基因致突变作用模型可能适用于测定皮肤细胞的遗传毒性作用，但目前很少用于光遗传毒性的检测。

二、眼科用药刺激性试验

1. 实验动物　首选家兔，每组动物数不少于 3 只。应设置生理盐水对照组，可采用同体左右侧自身对比法。试验前 24 小时内对每只动物的双眼进行检查（包括使用荧光素钠检查），有眼睛刺激症状、角膜缺陷和结膜损伤的动物不能纳入试验。

2. 基本方法　每只眼睛滴入 0.05～0.1ml 或涂敷 0.1g 受试物，然后轻合眼睑约 10 秒，一般不需冲洗眼睛。给药期限应根据受试物拟用于临床的情况来决定，多次给药时每天给受试物的次数应与临床用药频率相同，连续给受试物 2～4 周，一般不超过 4 周。

3. 观察指标　应根据受试物的特点和刺激性反应情况来选择适当的观察时间。通常单次给药眼刺激试验，在给药后 1、2、4、24、48 和 72 小时对眼部进行检查，也可根据受试物的特点适当调整观察时间。多次给药眼刺激试验，每天给药前及最后一次给药后 1、2、4、24、48 和 72 小时对眼部进行检查，也可根据受试物的特点适当调整观察时间。如果在 72 小时未见任何刺激症状，试验则可结束。如存在持久性损伤，有必要延长观察期限，但一般不超过 21 天。

一般采用裂隙灯（或手持裂隙灯）进行眼刺激反应检查，也可根据刺激性反应情况采用其他合适器械如放大镜、生物显微镜等。在整个观察过程中应进行荧光素染色检查。每次检查，都应记录眼部反应的分值（表 15-2）。除了观察所列出的结膜、角膜和虹膜损伤外，其他所观察到的损伤也应记录和报告。

表 15-2　眼刺激反应分值标准

眼刺激反应	分值
角膜	
无混浊	0
散在或弥漫性混浊，虹膜清晰可见	1
半透明区，易分辨，虹膜模糊不清	2
出现灰白色半透明区，虹膜细节不清，瞳孔大小勉强可见	3
角膜不透明，虹膜无法辨认	4
虹膜	
正常	0
褶皱明显加深、充血、肿胀，角膜周围轻度充血，瞳孔对光仍有反应	1
出血/肉眼可见坏死/对光无反应（或其中一种）	2
结膜	
充血（指睑结膜和球结膜）	
血管正常	0
血管充血，呈鲜红色	1
血管充血，呈深红色，血管不易分辨	2
弥漫性充血，呈紫红色	3
水肿	
无水肿	0
轻微水肿（含眼睑）	1
明显水肿伴部分眼睑外翻	2
水肿至眼睑近半闭合	3
水肿至眼睑超过半闭合	4
分泌物	
无分泌物	0
少量分泌物	1
分泌物使眼睑和睫毛潮湿或黏着	2
分泌物使整个眼区潮湿或黏着	3
最大总积分	16

4. 结果评价　将每一个观察时间每一动物的眼角膜、虹膜和结膜刺激反应分值相加得总积分，将一组的积分总和除以动物数，即得最后分值，根据分值来判定是否具有眼刺激性。

三、直肠、阴道制剂刺激性试验

（一）阴道刺激性试验

1. 实验动物　首选家兔，也可选用大鼠或犬，动物数每组不少于 3 只。雌性家兔体重 2.5～3.0kg，雌性大鼠大鼠体重 250～300g，雌性犬体重 6～8kg。

2. 基本方法　应设生理盐水组或溶剂对照组。给药容积可参考临床拟用的治疗容积或不同动物种属最大可给药体积（量）。给药频率根据临床应用情况，通常每天 1～2 次，至少连续 7 天。每次给药后尽量保持受试药物与黏膜的接触时间。

3. 观察指标　包括动物笼旁表现（如疼痛体征）、阴道部位及阴道分泌物（如血、黏液）等，重点观察阴道局部组织有无充血、水肿等现象。试验结束后进行阴道的组织病理学检查。

4. 结果评价　根据肉眼观察和组织病理学检查的结果进行综合判断。

（二）直肠刺激性试验

1. 实验动物　通常选用家兔或犬。动物数每组不少于 3 只，家兔体重 2.5～3.0kg，大鼠体重 250～300g，犬体重 6～8kg，雌雄各半。

2. 基本方法　应设生理盐水组或溶剂对照组。给药容积可参考临床拟用的治疗容积或不同动物种属最大可给药体积（量）。给药频率根据临床应用情况而定，通常每天 1～2 次，至少 7 天，每次给药后尽量保持受试物与黏膜的接触时间，至少 2～4 小时，必要时可封闭肛门一定时间。

3. 观察指标　给药后动物笼旁表现（如疼痛体征）、粪便（如血、黏液）、肛门区域及肛门括约肌，重点观察肛门局部组织有无充血、水肿等现象。试验结束时进行肛周黏膜的组织病理组织学检查。

4. 结果评价　根据肉眼观察和组织病理学检查的结果进行综合判断。

四、滴鼻剂、吸入剂、口腔用药、滴耳剂刺激性试验

（一）滴鼻剂、吸入剂刺激性试验

1. 实验动物　可选用家兔、豚鼠或大鼠，动物数每组不少于 3 只，家兔体重 2.5～3.0kg，大鼠、豚鼠体重 250～300g。

2. 基本方法　一般采用与临床制剂相同的浓度，至少设一个临床剂量组。各组给药频率根据临床应用情况而定。将受试物滴入或喷雾于动物鼻腔，也可将动物置于喷雾室，药物均匀喷出并被吸入鼻腔。受试物与黏膜接触至少 4 小时。

3. 观察指标　给药后观察动物全身状况（如呼吸、循环、中枢神经系统）及局部刺激体征（如哮喘、咳嗽、呕吐、窒息等症状）。单次给药 24 小时后或多次给药停药后 24 小时处死动物，观察呼吸道局部（鼻、喉、气管、支气管）黏膜组织有无充血、红肿等现象，并进行鼻腔组织病理学检查。

4. 结果评价　根据肉眼观察和组织病理学检查的结果进行综合判断。

（二）口腔用药、滴耳剂等刺激性试验

可参照上述阴道、鼻腔刺激性试验，给药途径改为口腔给药或外耳道给药，观察对口腔和喉黏膜及对外耳道和鼓膜等的影响。

1. 实验动物　口腔黏膜建议用金黄仓鼠，滴耳剂建议选择家兔或大鼠，每组至少 4 只动物，雌雄各半。家兔体重 2～3kg，大鼠 250～300g，金黄仓鼠 120～150g。

2. 基本方法　将受试物样品涂敷于动物口腔颊黏膜表面或滴入动物外耳道内，每次给药与黏膜接触至少 2～4 小时。

3. 观察指标　给药后观察动物笼旁表现，如疼痛体征、动物死亡情况。用额镜或耳镜观察口腔、喉黏膜、外耳道或鼓膜有无充血、水肿等刺激症状。于末次给受试物后 24 小时处死动物，进一步观察口腔、喉黏膜及外耳道和鼓膜有无充血、红肿等现象，并进行组织病理学检查。

4. 结果评价　根据肉眼观察和组织病理学检查的结果进行综合判断。

第八节　新药非临床安全性评价进展

一、其他需要关注的药物安全性评价内容

致突变（mutagenecity）、致癌（carcinogenesis）和致畸（teratogenesis）效应称为遗传毒理的三致效应，药物可以引起基因突变或染色体畸变而造成对人体的潜在危害，因此药物的生殖毒性、遗传毒性和致癌性评价也是药物安全性的重点关注内容。

（一）发育/生殖毒性评价

发育和生殖毒性评价是药物安全性评价的重要组成部分。2005 年，ICH 专家工作组颁布了指导原则 S5（R2），即药品的生殖毒性和雄性生育力毒性检测。该指导原则推荐药物生殖毒性评价采用分 3 段进行研究的方案，即生育力及早期胚胎发育研究、围生期发育研究和胚胎-胎仔发育研究。前两段研究中大鼠为首选动物种属，后一段研究中除大鼠外，通常还需使用另一种非啮齿类动物，一般首选家兔。基于科学、技术和监管的知识和认识的变化，以及对生殖毒性试验方法不断的经验积累，ICH 于 2017 年 7 月公布了其修订版本 S5（R3）。替代试验系统的引入是S5（R3）草案中的最大更新点之一，也是 ICH 诸多安全性评价指导原则中首次大篇幅地介绍替代试验方法。

（二）遗传毒性评价

药物遗传毒性的研究手段有基因突变检测、染色体损伤检测、DNA 损伤检测。

1. 基因突变检测　通过 Ames 试验、TK 基因突变实验、转基因小鼠突变试验、反向限制性酶切位点突变分析法等进行基因突变检测。

2. 染色体损伤检测　通过微核试验、染色体畸变试验、荧光原位杂交技术（FISH）等方法进行染色体损伤检测。

3. DNA 损伤检测　常用单细胞凝胶电泳技术检测 DNA 原始损伤。

（三）致癌性评价

1. 哺乳动物长期致癌试验设计与实施　选择的试验动物需要能够反映药理学及其作用机制，动物药代动力学特征与人体类似，重复给药时对毒性反应敏感，给药方式可近似人体给药，同时致癌性试验一般设计 2~3 个剂量组。致癌性试验应尽量覆盖动物的生命期，试验期间内每天至少详细观察 1 次，记录所有动物临床体征和死亡情况，特别是肿瘤的发生发展，对死亡动物及时剖检，并对致癌性实验过程中各个剂量组的暴露量进行毒代动力学评估。

2. 转基因动物短期致癌试验设计与实施　通常选用转癌基因小鼠和肿瘤抑制基因敲除小鼠，采用临床拟用途径给药，每天记录两次试验动物的一般健康状况和死亡情况，并对野生型同窝出生的动物进行一次毒代动力学评价，试验结束时对动物进行大体解剖，进行脏器重量以及组织病理学检查。

二、生物技术药物的安全性评价

ICH S6 指导原则"生物技术药物临床前安全性评价"对生物制品非临床研究的相关要点方面给出了一个总的论述。同新药相似，生物制品非临床安全性研究的主要目的是确定药物在靶组织是否会产生毒性（危险性识别），产生毒性反应的剂量和毒性作用是否具有可逆性，并以此来选择安全的可用于人体的起始剂量和剂量递增给药方案（风险性评估）。设计和实施生物制品的非临床安全性研究时，首先需要考虑相关动物种属的选择问题。给药途径和剂量、给药方案和持续时间、受试物稳定性与拟定临床应用条件应相同或接近。用于治疗肿瘤的生物制品，应该根据靶分子的表达，在产品具有药理活性的种属上进行毒性试验。为了使动物模型对人体毒性反应的发生更具

预测性，生物制品在动物模型中的组织分布情况应该与在人体中所观察到的情况相似。如果存在两种相关动物种属，那么有必要在两种动物种属上均进行研究。相反，如果不存在相关动物模型，那么安全性试验就应该考虑使用与人体靶组织有相同表达的转基因动物和同源性蛋白质。非临床研究中，剂量选择应该考虑不同种属间受体亲和性的差异。一个科学且能够提供有效信息的研究应可以确定中毒剂量和无毒性反应剂量。生物制品在某些动物种属中具有免疫原性。抗体或免疫复合物本身会引起新毒性物质的产生，或者影响生物制品的药理学参数，这将导致毒性或药效曲线的改变。用于激活或抑制免疫系统的生物制品，以及可改变靶细胞上表面抗原表达的生物制品，都会引起免疫毒性。这些情况下，应进行动物自身免疫性影响的试验研究。随着新技术、新产品的出现，细胞与基因治疗（cellular and gene cherapy，CGT）产品的安全性评价越来越受到关注。

思 考 题

1. 药物非临床安全性评价的主要内容有哪些?

2. 药物非临床研究质量管理规范的主要内容有哪些?

3. 如何进行不良事件与试验用药的因果关系判断?

（靳洪涛 梅升辉）

第十六章 我国上市后药品不良反应报告制度与安全性监测

学习要求

记忆：药品不良反应的概念和分类。

理解：药品不良反应产生的原因。

运用：药品不良反应评价的意义。

第一节 药品不良反应

一、药品不良反应的基本概念

> **案例 16-1**
>
> 患者段某，女性，49 岁，诊断为"左乳恶性肿瘤，癌性疼痛"，在某三甲医院入院期间，予以 TAC 方案化疗（多柔比星+环磷酰胺+多西他赛），口服吗啡止痛。出院后 1 周，患者于当地医院查血常规，白细胞 $2.5×10^9$/L，中性粒细胞绝对值 $2.0×10^9$/L，主诉全身乏力伴疼痛，当地医院急诊科予以重组人粒细胞因子注射液升白细胞治疗，予以盐酸哌替啶注射液止痛。2 日后复查，血常规恢复正常，患者仍要求注射盐酸哌替啶，医生予以开具。后每日患者于急诊就诊，要求注射盐酸哌替啶止痛。
>
> **请思考以下问题：**
>
> 患者发生了哪种药品不良反应？

药品不良反应概念

广义的药品不良反应（adverse drug reaction，ADR）是指因用药引起的任何不良情况，包括超剂量给药、意外给药、药物滥用、药物的相互作用等引起的各种不良后果。我国《药品不良反应报告和监测管理办法》中将 ADR 定义为：药品不良反应是指合格药品在正常用法用量下出现的与用药目的无关的有害反应。

1. 药品不良反应 主要包括副作用、毒性作用、后遗效应、变态反应、继发反应、特异质反应、药物依赖性、致癌、致突变、致畸作用等。

（1）副作用：也叫副反应，是指药品按照正常剂量服用时，出现的与药品的药理学活性相关，但是与治疗目的无关的反应。出现这类反应的药品具有两种以上的药理学作用，当治疗利用其中的一个药理作用时，其他药理作用就成了副作用。例如，阿托品具有解除胃肠道痉挛的作用，同时也具有扩大瞳孔的作用。当患者服用阿托品治疗胃肠道疼痛时，容易产生视物不清的副作用。

（2）毒性作用：也叫毒性反应，是指药物引起身体严重功能紊乱和组织病理化。通常药理作用较强，治疗剂量和中毒量较为接近的药物容易产生毒性作用。此外，肝、肾功能不全者，老人、儿童易发生毒性反应。需要注意的是，因有意或者无意过量服用药物产生的毒性作用，不属于 ADR。

（3）后遗效应：是指停药以后血药浓度已经降到有效浓度以下仍存在的生物学效应。例如，服用长效的催眠镇静药物后，次晨的宿醉现象。

（4）变态反应：也称过敏反应，由药物引起的过敏反应，是药物不良反应中的一种特殊类型，与人的特异性过敏体质相关。药物或者药物的代谢产物作为抗原与机体特异抗体反应或者激发致敏淋巴细胞而造成组织损伤或功能紊乱。该反应仅发生于少数患者身上，和药物已知作用的性质无关，和给药剂量亦无线性关系，不易预知，一般不发生于首次给药。初次接触时需要诱导期，停止给药反应消失，化学结构相似的药品易发生交叉或不完全交叉的过敏反应。

（5）继发反应：是由于药品的治疗作用引起的不良后果，又称治疗矛盾。继发反应并不是药物本身的效应，而是药物主要作用之外的间接结果。例如，长时间使用广谱抗生素可以改变肠道正常菌群的种类和数量，导致患者排便次数增多，粪便性质改变，甚至发生腹泻。

（6）特异质反应：又称特异性反应，是指个体对某些药物特有的异常敏感性。有些人使用某些药物后会出现一些与药物本身药理作用无关，也和一般人群不同的反应，这些反应的出现往往与先天性、遗传因素有关。例如，有些人红细胞膜内的葡萄糖-6-磷酸脱氢酶（G-6-PD）有缺陷，服用某些磺胺类药物、呋喃妥因、阿司匹林后会出现溶血和溶血性贫血等状况。

（7）药物依赖性：是指长期使用某种药物后造成的一种强迫要求连续或者定期使用该药品的行为或其他反应。世界卫生组织将药物依赖性分为精神依赖性和生理依赖性。精神依赖性又称心理依赖性。凡能引起人愉快意识状态的药物均可引起精神依赖性，药物精神依赖性患者为得到欣快感而不得不定期或者连续使用某些药物。

（8）致癌：指由药品引起的癌症或诱发的癌症。但是因为总体发生率较低，要确定与用药的因果关系往往需要进行大量、长期的监测。

（9）致突变：指引起遗传物质的损害性变化。为实验室结论，可能是致畸、致癌作用的原因，一般仅有参考价值。

（10）致畸作用：指药物影响胚胎发育而形成畸胎作用。FDA 根据药品致畸作用的强弱，将药物的致畸性分为 A、B、C、D、X 五大类，一般而言，A 类药物可以较为安全在妊娠期妇女中使用，而 X 类药物则禁止使用；其余 B、C、D 类药物所占比例最大，且 FDA 划分较为笼统，具体临床使用时的参考价值有限。

2. 药品不良反应分类　根据药品不良反应与药理作用的关系，将药品不良反应分为三类：A 型反应、B 型反应和 C 型反应。

A 型反应是药物的药理学作用增强所致，其特点是可以预测，常与剂量有关，停药或者减量后症状很快减轻或者消失，发生率高，但死亡率低，通常包括副作用、毒性作用、后遗效应、继发反应等。

B 型反应是与正常的药理学作用完全无关的一种异常反应，通常难以预测，常规毒理筛选不能发现，发生率低，但是死亡率高，包括特异质反应和变态反应等。

C 型反应是指 A 型反应和 B 型反应之外的异常反应，一般在长期用药后出现，潜伏期较长，没有明确的时间关系，难以预测，发病机制有些与致癌、致畸及长期用药后心血管疾病等有关，有些机制不清，尚在探讨中。

新的药品不良反应：根据《药品不良反应报告和监测管理办法》，新的药品不良反应是指药品说明书中未载明的不良反应。说明书中已有描述，但不良反应发生的性质、程度、后果或者频率与说明书描述不一致或更严重的，按照新的药品不良反应处理。

严重药品不良反应：根据《药品不良反应报告和监测管理办法》，严重药品不良反应是指因使用药品引起以下损害情形之一的反应：导致死亡；危及生命；致癌、致畸、致出生缺陷；导致显著的或者永久性的人体伤残或者器官功能的损伤；导致住院或者住院时间延长；导致其他重要医学事件，如不进行治疗可能出现上述所列情况的。

二、药品不良反应产生的原因

历史上曾经发生过众多的严重药品不良反应事件，如 20 世纪 60 年代德国的"反应停"事件，由于妇女妊娠期间服用沙利度胺（反应停）以降低孕期呕吐，导致全世界有上万名海豹畸形儿的诞生，给这些家庭和整个社会带来了巨大的伤害与沉重代价。世界各国对药品上市前的安全性评价要求也越来越严格，极大降低了大规模的药害事件的发生，但是药品不良反应仍然时常出现于药品的使用过程中，我们可以从以下角度分析药品不良反应产生的原因。

（一）药品因素

1. 药品的化学结构　是决定了药品发挥药理作用的基石，同样，改变了药物的化学结构也可使药品的不良反应发生变化，如第二代抗组胺类药物通过化学结构的改变，对中枢神经系统的穿透能力减弱，对外周 H_1 受体的亲和力更强，与第一代抗组胺药物相比其中枢神经系统不良反应减少。

2. 药品的杂质　药品在生产、运输、储藏过程中可能混入的杂质或者由药物本身氧化、还原、分解、聚合产生的杂质，也可能导致不良反应的发生。

3. 药理活性　如前所述，药物具有广泛的药理学活性时，除去治疗作用外的其他药理学作用则表现为不良反应。例如，使用利尿剂用于降血压时可能导致低钾血症等不良反应，长时间大剂量使用糖皮质激素可能导致水钠潴留、痤疮、骨质疏松、肾上腺皮质功能减退等。

4. 药品的添加剂　药物在制剂过程中需要使用各种添加剂，如增溶剂、赋形剂、崩解剂、防腐剂、着色剂及内包装材料等，都有可能成为诱发药品不良反应的因素。例如，注射用伏立康唑中的辅料磺丁基倍他环糊精钠（SBECD）在肾功能损伤的患者体内会存在蓄积，故中重度肾功能障碍患者不推荐静脉使用伏立康唑，宜选口服给药。又例如，氢化可的松注射液中，溶剂为乙醇，故禁用于乙醇过敏者，也避免与含有甲硫四氮唑侧链结构的药物如头孢哌酮联合使用，防止"双硫仑样反应"的发生。

5. 药物的相互作用　一些药物可能影响另一些药物的吸收、分布、代谢、排泄或者影响其与血浆蛋白的结合等，从而产生疗效或者毒性上的协同、相加或拮抗。例如，华法林的血浆蛋白结合率为97%，合用保泰松等血浆蛋白结合率高的药品可导致华法林的游离血药浓度升高，引起出血的可能性增加。

（二）机体因素

1. 年龄　幼儿、青少年、老年人与成年人的生理特征不同。新生儿的肝肾功能、中枢神经系统、内分泌系统等尚未发育完善，因此某些应用在肝内代谢的药物易引起中毒。例如，喹诺酮类药物可影响软骨发育，故未成年人、妊娠期妇女不可使用。老年人口服药物时消化道的吸收率偏低，脂溶性药物的分布容积增加，血浆中白蛋白浓度降低，使高蛋白结合率的药物蛋白结合减少，游离药物浓度增加，可能导致中毒。

2. 病理状态　肝功能严重不足时，在肝内代谢的药物如氯霉素的作用将加强；而在肝内活化的药物如泼尼松，作用将减弱。

3. 种族和遗传因素　不同种族的人由于遗传信息不同，可能对于某些药物的代谢不同。如红细胞膜内缺乏 G-6-PD，对于非洲人和美洲人，多数缺乏的是 G-6-PDA，在服用伯氨喹等药物，出现溶血贫血时，红细胞的损害不太严重。

4. 营养状态和饮食习惯　患者长期处于低蛋白饮食或者营养不良时，肝细胞微粒体酶活性下降，药物代谢减慢，易引起不良反应。大量服用西柚汁可以导致辛伐他丁的血药浓度增加 3.6 倍，与奎尼丁同用可能会增加心脏不良反应发生率。对于长期饮酒的患者，除了酒精对肝脏的损害，影响肝脏对药物的代谢功能，还可以增加巴比妥类药物的中枢抑制作用。

5. 基因多态性　随着人类基因组学的研究有了丰富的发展，人们对基因与药品不良反应的研究也有了新的认识。药物代谢分为两相反应，Ⅰ相为氧化、还原、水解反应，Ⅱ相为结合反应。Ⅰ相主要依赖于 P450 酶、脂酶、环氧合酶、水解酶及脱氢酶，它们的数量与活性受基因调控，而人类种族和个体间有基因变异，一般将人群中差异超过 1% 的称为基因多态性，尤其是 CYP2C9、CYP2C19 和 CYP2D6 因基因多态性而使药物代谢受影响最大。例如，在日本人中，约有 20% 为 CYP2C19 的慢代谢者（poor metabolizer，PM），而白种人仅有约 0.7%。而奥美拉唑主要被

CYP2C19 代谢，它在 PM 和快代谢者（extensive metabolizer，EM）中的血药峰浓度差距可达 7 倍，导致奥美拉唑在日本人群中不良反应多。

（三）给药方法

1. 给药途径　正确的给药途径是避免药物不良反应的关键之一，如维生素 K_1 见光易分解，不宜静脉滴注。氟比洛芬酯注射液只可静脉注射，肌内注射会造成局部肿胀疼痛且影响药物吸收，稀释后滴注可能造成乳剂的结构破坏而不稳定，带来潜在风险，故也不可静脉滴注。芬太尼透皮贴剂使用时，需要保证皮肤的完整、干燥，不能使用肥皂、油剂或其他可能刺激皮肤或改变皮肤性状的用品，避免药物因皮肤性状改变而造成吸收速度加快，产生阿片类毒性作用。

2. 给药时间　如给予糖皮质激素类药物时，需考虑人体自身皮质类激素分泌的节律（早晨 7～8 时），此时给药对垂体促皮质激素的分泌抑制作用弱，而在夜晚低谷时则抑制作用最强，如长时间在夜晚使用糖皮质激素则会出现肾上腺功能不足，甚至危及生命。

3. 配伍和给药速度　不正确的药物配伍会降低药物的稳定性，造成不良发生的发生。例如，多烯磷脂酰胆碱注射液，不可以与含有电解质的溶液配伍使用。盐酸万古霉素注射给药时，应该静脉滴注至少 60 分钟，如滴速过快可使组胺释放出现红人综合征，表现为面部、颈及躯干红斑性充血、瘙痒等，以及低血压等副作用。

（四）药品上市前研究的局限性

1. 种属差异　新药上市前的临床前试验以动物为试验对象，来对药品的安全性和有效性进行评价。尽管试验结果对药品在人体上的作用提供了重要参考信息，但是动物在遗传、代谢等方面仍与人体有着明显的种属差异，所得到的临床前数据不足以完全评估证实人类用药的安全性。

2. 时间短　新药批准上市前的临床试验的时间相对较短，有些远期的潜在不良反应难以发现。

3. 人数少　新药临床试验的人数少，有些发生率低的不良反应难以发现。

案例 16-1 解析

患者发生的药物不良反应为药物依赖性。

第二节　药品不良反应的报告制度

案例 16-2

患者赵某，男性，59 岁，因"发热 1^+ 天"入院。身高 170cm，体重 60kg。1^+ 个月前诊断"右肺鳞癌"，本次入院前 1^+ 周已行第二周期紫杉醇+顺铂化疗，入院检查示中性粒细胞 $0.21×10^9/L$，体温 39℃，考虑化疗导致的中性粒细胞缺乏。

请思考以下问题：

患者的药品不良反应该如何报告与处置？

一、个例药品不良反应的报告与处置

药品生产、经营企业和医疗机构应当主动收集药品不良反应，获知或者发现药品不良反应后应当详细记录、分析和处理，填写"药品不良反应/事件报告表"并报告。新药监测期内的国产药品应当报告该药品的所有不良反应；其他国产药品，报告新的和严重的不良反应。进口药品自首次获准进口之日起 5 年内，报告该进口药品的所有不良反应；满 5 年的，报告新的和严重的不良反应。药品生产、经营企业和医疗机构发现或者获知新的、严重的药品不良反应应当在 15 日内报告，其中死亡病例须立即报告；其他药品不良反应应当在 30 日内报告。有随访信息的，应当及时报告。药品生产企业应当对获知的死亡病例进行调查，详细了解死亡病例的基本信息、药品使用

情况、不良反应发生及诊治情况等，并在 15 日内完成调查报告，报药品生产企业所在地的省级药品不良反应监测机构。个人发现新的或者严重的药品不良反应，可以向经治医师报告，也可以向药品生产、经营企业或者当地的药品不良反应监测机构报告，必要时提供相关的病历资料。设区的市级、县级药品不良反应监测机构应当对收到的药品不良反应报告的真实性、完整性和准确性进行审核。严重药品不良反应报告的审核和评价应当自收到报告之日起 3 个工作日内完成，其他报告的审核和评价应当在 15 个工作日内完成。设区的市级、县级药品不良反应监测机构应当对死亡病例进行调查，详细了解死亡病例的基本信息、药品使用情况、不良反应发生及诊治情况等，自收到报告之日起 15 个工作日内完成调查报告，报同级药品监督管理部门和卫生行政部门，以及上一级药品不良反应监测机构。省级药品不良反应监测机构应当在收到下一级药品不良反应监测机构提交的严重药品不良反应评价意见之日起 7 个工作日内完成评价工作。对死亡病例，事件发生地和药品生产企业所在地的省级药品不良反应监测机构均应当及时根据调查报告进行分析、评价，必要时进行现场调查，并将评价结果报省级药品监督管理部门和卫生行政部门，以及国家药品不良反应监测中心。国家药品不良反应监测中心应当及时对死亡病例进行分析、评价，并将评价结果报国家药品监督管理局和国家卫生健康委员会。

二、药品群体不良事件的报告与处置

药品群体不良事件，是指同一药品在使用过程中，在相对集中的时间、区域内，对一定数量人群的身体健康或者生命安全造成损害或者威胁，需要予以紧急处置的事件。药品生产、经营企业和医疗机构获知或者发现药品群体不良事件后，应当立即通过电话或者传真等方式报所在地的县级药品监督管理部门、卫生行政部门和药品不良反应监测机构，必要时可以越级报告；同时填写"药品群体不良事件基本信息表"，对每一病例还应当及时填写"药品不良反应/事件报告表"，通过国家药品不良反应监测信息网络报告。设区的市级、县级药品监督管理部门获知药品群体不良事件后，应当立即与同级卫生行政部门联合组织开展现场调查，并及时将调查结果逐级报至省级药品监督管理部门和卫生行政部门。省级药品监督管理部门与同级卫生行政部门联合对设区的市级、县级的调查进行督促、指导，对药品群体不良事件进行分析、评价，对本行政区域内发生的影响较大的药品群体不良事件，还应当组织现场调查，评价和调查结果应当及时报国家药品监督管理局和国家卫生健康委员会。对全国范围内影响较大并造成严重后果的药品群体不良事件，国家药品监督管理局应当与国家卫生健康委员会联合开展相关调查工作。药品生产企业获知药品群体不良事件后应当立即开展调查，详细了解药品群体不良事件的发生、药品使用、患者诊治，以及药品生产、储存、流通、既往类似不良事件等情况，在 7 日内完成调查报告，报所在地省级药品监督管理部门和药品不良反应监测机构；同时迅速开展自查，分析事件发生的原因，必要时应当暂停生产、销售、使用和召回相关药品，并报所在地省级药品监督管理部门。药品经营企业发现药品群体不良事件应当立即告知药品生产企业，同时迅速开展自查，必要时应当暂停药品销售，并协助药品生产企业采取相关控制措施。医疗机构发现药品群体不良事件后应当积极救治患者，迅速开展临床调查，分析事件发生原因，必要时可采取暂停药品使用等紧急措施。药品监督管理部门可以采取暂停生产、销售、使用或者召回药品等控制措施。卫生行政部门应当采取措施积极组织救治患者。

案例 16-2 解析

医疗机构发现药品不良反应后详细记录、分析和处理，填写"药品不良反应/事件报告表"，并通过国家药品不良反应监测信息网络报告。

第三节　药品不良反应监测体系

20 世纪一系列重大药品不良反应的发生促使 WHO 及各国政府加快建立针对药品安全性的不良反应监测体系。为保证药品不良反应发现的及时性与准确性，国际上建立了多种药品不良反应监测方法，包括自愿报告系统［spontaneous (voluntary) reporting system，SRS（VRS）］、医院集中监测（intensive hospital monitoring）、处方事件监测（prescription event monitoring，PEM）、病例对照研究（case control studies）、队列研究（cohort studies）、记录联结（recorded linkage）等。

案例 16-3

患者李某，男性，55 岁，因"冠心病支架术后 3^+ 个月"就诊于心脏内科门诊。身高 172cm，体重 80kg，3^+ 个月前入院行冠脉支架植入术，术后规律服用阿司匹林肠溶片、氯吡格雷片、阿托伐他汀钙片、美托洛尔缓释片、单硝酸异山梨酯缓释片、氨氯地平片。本次就诊查生化示 ALT 330IU/L、AST 374IU/L，接诊医师考虑患者为服用阿托伐他汀钙片导致肝酶升高，予以停用该药，并上报药品不良反应。

请思考以下问题：

此类药品不良反应报告属于哪种药品不良反应监测方法？

一、自愿报告系统

自愿报告系统是一种自愿而有组织的报告系统。主要指医务人员在医疗实践中发现药品不良反应后填表报告，监测机构将报表加工、整理、评价、反馈。它的优点是：①监测范围广；②无须昂贵的设备、耗资少、便于推广，是目前上市药品不良反应监测最简单、常用、经济的方式；③易于发现罕见的、新的不良反应，以及发生在特殊人群中的潜在不良反应信号；④参与人员多，不受时间、空间的限制，有助于及早发现潜在的不良反应隐患，使不良反应得到早期预警。目前自愿报告系统仍然是上市药品安全性监测的最主要方法。自愿报告系统虽然有诸多的优点，但其仍然有局限性，主要存在迟报、漏报、瞒报、误报和谎报的问题，也存在质量问题，自愿报告系统有报告随意性的缺陷，导致报告信息不完善，或者不按规范填写、录入，从而影响药品与不良反应因果关系的确定，使得报告存在质量缺陷。

二、医院集中监测

医院集中监测是指在一定的时间（数月或数年）、一定的范围内对某一医院或某一地区内所发生的不良事件/反应及药物利用作详细记录，以探讨不良事件/反应的发生规律，既可以是患者源性或药物源性的集中监测，也可以是专科性集中监测。根据监测对象不同可分为住院患者和门诊患者监测，根据研究目的分为患者源性和药物源性监测，根据资料收集方法不同，分为前瞻性和回顾性监测。它的优点是数据可靠、病例数多、随访方便、可以计算药物不良反应的发生率及进行流行病学研究，还可了解高危人群、药物相互作用等，可为药政管理提供决策依据及向卫生专业人员传递临床安全用药信息。但医院集中监测不能及时了解新上市药物的不良反应，不能准确了解不常用药物的不良反应，很难发现不常发生特别是延迟发生的药品不良反应。

三、处方事件监测

处方事件监测是对上市药品的一种主动监测方法。其目的主要是加强对新上市药品的监测，弥补自愿报告制度的不足。处方事件监测的优点是：①可迅速从开出处方医生处获得信息；②由于该监测方法属非干预性研究，对医生处方习惯、处方药物无任何影响；③对所发生的药品不良反应高度敏感；④基于人群资料，无外源性选择偏倚；⑤可监测潜伏期较长的不良反应/事件；⑥相对前瞻性队列研究费用较少。但处方事件监测也有其局限性，如治疗分配无系统性随机，故随机临床研究中资料处理的统计方法不适用于该项研究。此外，该研究的可行性取决于问卷的回收率。处方事件监测特别适合于发现新信号、研究不良反应类型、研究药物不良反应的发生率、比较药物之间不良反应发生率和发现潜伏期较长的不良反应。

四、病例对照研究

病例对照研究是将患有某种疾病的病例与未患有某种疾病的对照组进行比较的研究，其目的是找出两组对先前的药物暴露的差异。即在人群中患有拟研究的疾病，患者组（病例组）同没有患那种疾病的人群（对照组）相比较，研究前者是否拥有假说因素的比例更高。在药物不良反应监测中，拟研究的疾病为怀疑药物引起的不良反应，假说因素则是可疑药物。比较可疑药物在病例组和对照组的暴露率，如果两者在统计学上有意义说明它们相关。病例对照研究的优点是易于开展，样本相对较小，尤其适合罕见药品不良反应的研究，缺点是统计有显著性只能说明相关，不能肯定因果关系，暴露史靠回忆获得，可靠性不高，易产生偏倚，在资料不全时难以选择对照。

五、队列研究

队列研究是将样本分为2组，一组为暴露于某药物的患者，另一组为不暴露于该药物的患者，进行观察，验证其结果的差异，即不良反应发生率或疗效。队列研究一般分为前瞻性和回顾性两种设计。前瞻性队列研究的设计方法比较适合评价药品不良反应，因为前瞻性队列研究最适宜做因果关系的推论，但由于观察时间长、耗资大、失访等原因，大多数采用回顾性队列研究评价药品不良反应。队列研究的优点有：①可收集到所有资料；②患者随访可持续进行；③可估计相对和绝对危险度；④可产生假设，并加以检验。缺点为：①可能产生资料偏倚；②易出现失访；③假若不良反应发生率低时，需扩大对象人群或延长随访时间，故有一定难度；④费用高。

六、记录联结

记录联结通过一种独特方式把各种信息联结起来，可能会发现与药物有关的事件。记录联结是药物不良反应监测的一种较好方法。记录联结的优点是能监测大量的人群，有可能研究不常用的药物和不常见的不良反应；可以计算不良反应发生率；能避免回忆或访视的主观偏差，可用于病例的对照研究，也为队列调查提供方便；能发现延迟性不良反应。缺点是依赖成熟的系统，费用昂贵。

> **案例 16-3 解析**
> 此类药品不良反应为医务人员在医疗实践中发现药品不良反应后填表报告，属于自愿报告。

第四节　药品不良反应的评价与控制

药品生产企业应当对收集到的药品不良反应报告和监测资料进行分析、评价，并主动开展药品安全性研究。药品经营企业和医疗机构应当对收集到的药品不良反应报告和监测资料进行分析和评价，并采取有效措施减少和防止药品不良反应的重复发生。省级药品不良反应监测机构应当每季度对收到的药品不良反应报告进行综合分析，提取需要关注的安全性信息，并进行评价，提出风险管理建议，及时报省级药品监督管理部门、卫生行政部门和国家药品不良反应监测中心。省级药品监督管理部门根据分析评价结果，可以采取暂停生产、销售、使用和召回药品等措施，并监督检查，同时将采取的措施通报同级卫生行政部门。国家药品不良反应监测中心应当每季度对收到的严重药品不良反应报告进行综合分析，提取需要关注的安全性信息，并进行评价，提出风险管理建议，及时报国家药品监督管理局和国家卫生健康委员会。国家药品监督管理局根据药品分析评价结果，可以要求企业开展药品安全性、有效性相关研究。必要时，应当采取责令修改药品说明书，暂停生产、销售、使用和召回药品等措施，对不良反应大的药品，应当撤销药品批准证明文件，并将有关措施及时通报国家卫生健康委员会。省级以上药品不良反应监测机构根据分析评价工作需要，可以要求药品生产、经营企业和医疗机构提供相关资料，相关单位应当积极配合。

一、药品不良反应的评价

案例 16-4

2021 年 3 月 24 日，国家药品监督管理局药品评价中心、国家药品不良反应监测中心发布《国家药监局关于修订注射用鼠神经生长因子说明书的公告（2021 年第 45 号）》，公告称，根据药品不良反应评估结果，为进一步保障公众安全用药，国家药品监督管理局决定对注射用鼠生长因子说明书【不良反应】和【注意事项】及特殊人群用药项进行修订。要求该药品上市许可持有人根据修订要求对涉及内容予以修订并到省级药品监督管理部门备案。

请思考以下问题：

国家药品监督管理局根据药品不良反应评估结果，要求对说明书进行修订，体现了药品不良反应评价的什么意义？

（一）药品不良反应评价准则

1. 时间相关性 即不良反应分析栏中"用药与不良反应的发生有无合理的时间关系"。除了先用药，再发生不良反应这个基本的因果逻辑关系外，还应该考虑到原因和结果的间隔时间也应该符合已知的规律。例如，氰化物的中毒死亡仅需几秒；青霉素引起的过敏性休克或死亡在用药后的几分钟至几小时。还应注意，先因后果的先后关系不等于因果关系，但是因果关系必须是先后关系。

2. 是否具有联系的一贯性 科学的标志之一是可以重现。如果某一项发现/结果是真实的，那么可以通过不同的研究方式，在不同的时间地点、不同人群中重复出现。例如，消化性溃疡与阿司匹林、吲哚美辛等非甾体抗炎药的联系，肺癌与吸烟的联系已在多个地点、多种研究方式中得到证实。

3. 联系强度 即发生事件撤药后的结果和再用药的后果。在填写不良反应报告时，"停药或减量后反应是否消失或减轻"和"再次用药是否再次出现同样的反应"即是联系强度的评价。

4. 是否有其他原因或混杂因素 如并用药物、原患疾病及其他治疗的影响。

（二）评价步骤和内容

药品不良反应评价一般分为两步：个例评价与集中评价。

1. 个例评价 即运用药品不良反应评价准则，对每一份报表进行评价。

（1）与药物警戒目的相关性：未知的、严重的、新的、报告次数多的，或有科学价值或教育意义的药品不良反应。

（2）报告的质量：数据是否完整，包括患病情况、用药情况、ADR 发生的时间、采取措施干预 ADR 时间、ADR 终结时间、ADR 症状、重点阳性体征、相关临床辅助检查、治疗措施及治疗结果等。

（3）可疑药品信息：包括药品通用名称、剂型、生产厂家、生产批号、批准文号、用法用量、给药途径、用药原因、用药起止时间和怀疑并用药品等。

（4）不良反应分析与关联性评价。

2. 集中评价 又称数据集中后评价，即收到一批同类报表后经系统研究和分析后的统一评价。

（1）药物警戒信号的产生：药物警戒信号是指未知的或者尚未完全知晓的药物与不良反应相

关的信息，或者是假设的一组有关合理、安全用药的数据，数据通常来源于临床或者流行病学调查。信号的来源可以是对个例患者的观察，如自愿报告体系、专业杂志、医院集中监测、随访研究等；也可以是对人群的观察，如发病率与药物应用相联系的大型数据库、病例对照研究、随访研究等；还可以是实验发现，如临床试验、体外实验、动物毒理实验等。

影响信号产生的因素：自然发生率极低，有特征性的体征和症状，在类似的一组患者中发生；药物使用频率高。

（2）信号的集中评价步骤：相关资料的选择与信号的酝酿；文献检索；检查已有资料，辨认遗漏数据与存在的问题；收集遗漏数据；向其他监测中心、国家监测中心乃至 WHO 国际药物监测合作中心咨询；根据信号评价标准，评价或再评价所有获取的资料；写报告。

二、药品不良反应的控制

案例 16-5

　　患者张某，女性，42 岁，因"右乳恶性肿瘤"入院，身高 163cm，体重 63kg，体表面积 1.80m^2，入院完善检查后拟行第二周期紫杉醇单药治疗，具体方案为紫杉醇注射液 300mg iv.gtt q3w（一周三次）。患者于化疗前 12 小时、6 小时予以口服地塞米松 20mg，化疗前 60 分钟肌内注射苯海拉明 50mg，静脉滴注西咪替丁 300mg。

　　请思考以下问题：

　　患者使用紫杉醇注射液化疗前为何需要给予地塞米松、苯海拉明和西咪替丁？

（一）药品不良反应的预防

在对不良反应的基本概念和发生原因有了充分的理解和认识后，我们不难发现一些药品的不良反应是可以预防的，正确合理地使用药物可以避免一些不良反应的发生。从政策法规管理角度，我国日益完善的不良反应报告和监测制度，也给人们预防不良反应的发生建立了技术与制度的基石。临床医务人员是药品开具、审核、执行给药等步骤的主要人员，应该注意以下方面以预防或减少不良反应的发生。

1. 药品的选择　注意特殊人群药品的选择。使用前应详细询问患者的既往史和不良反应发生史，并详细准确记录，如患者明确发生某种药品的不良反应，则应避免再次使用该类及与该类药品有相同或类似结构的药品。应考虑患者本身疾病。对于肝、肾功能不全的患者，应避免使用经肝脏代谢、经肾脏排泄的药物，避免进一步加剧肝、肾功能的恶化。

2. 关注用法与用量　用药时应注意给药的剂量，超过说明书规定的最大剂量时，不良反应发生的概率增大。例如，成人每日服用的对乙酰氨基酚大于 12g 或者每次大于 250mg/kg 时，会导致对乙酰氨基酚中毒，肝细胞小叶坏死，严重者发生肝衰竭。对于治疗指数较低，毒性较大或者具有非线性动力学特征的药物，可根据血药浓度监测进行剂量调整，避免不良反应的发生。例如，对万古霉素血药浓度进行监测，可以避免其肾毒性。

3. 加强患者及家属教育　对于患者及家属，可通过多种渠道进行教育，主要包括不轻信药品广告，有些药品广告夸大其词，只是提及有效性，对不良反应只字不提甚至否认有不良反应，容易造成误导；不要盲目迷信新药、贵药、秘方、进口药等；所有药品都有不良反应，这是药品的基本客观属性；严格遵循医嘱，不随意停药或加药，按时按量服用药物。

（二）药品不良反应的治疗

当发生药物不良反应甚至出现药源性疾病时，必须迅速采取有效措施，积极进行治疗。

1. 停用可疑药物　在药物治疗过程中，若怀疑出现的病症是由于药物所引起而又不能确定为哪种药时，如果治疗允许，最可靠的方法是首先停用可疑药物甚至全部药物，这样处理不仅可及时终止致病药物对机体的继续损害，而且有助于药物不良反应的识别。停药后，症状的减轻或消失可以提示疾病的药源性。

2. 采取有效的救治措施　多数药物不良反应在经过上述处理后均可逐渐消失，恢复正常。对较严重的药物不良反应和药源性疾病则需采取进一步救治措施。

3. 减少药物吸收　药物皮下或皮内注射于四肢者，可将止血带缚于注射处近心端，以延缓其吸收。对口服用药者，可用 1∶1000～1∶5000 高锰酸钾溶液反复洗胃；通过机械刺激咽喉促使呕吐，也可皮下注射阿扑吗啡 3～5mg 或口服 1% 硫酸铜溶液 100～200ml 催吐；使用毒物吸附剂如药用炭吸附药物，同时用导泻剂（如 70% 山梨醇）将已吸附药物的吸附剂排出体外。

4. 加速药物排泄　可使用利尿剂配合输液，迫使药物排出体外。通过改变体液的 pH，加速药物排泄。例如，弱酸性药物阿司匹林、巴比妥类引起的严重不良反应，可静脉输注碳酸氢钠碱化血液和尿液 pH，促进药物排出。碳酸锂过量中毒时，静脉输注 0.9% 氯化钠注射液有助于锂排出。有条件时，还可通过人工透析排除体内滞留的过量药物。

5. 使用解救药物　利用药物的相互拮抗作用降低药物的药理活性，达到减轻或消除药物不良反应的目的。例如，阿托品可对抗毛果芸香碱的毒性反应，纳洛酮可解救吗啡中毒，鱼精蛋白可中和肝素，地高辛抗体片段可解救地高辛中毒等。这些均属于特异性的解救药物，及时用药，效果明显。

6. 药物过敏反应的抢救　当发生药物过敏性休克时，应立即停止使用可疑过敏药物，并分秒必争地就地抢救，以免延误救治时机。在使用易引起过敏性休克的药物时，应注意做好急救准备。对大多数过敏性休克，最常用的急救药物是肾上腺素，还可加用糖皮质激素，并给予保持气道通畅、吸氧等措施。对皮肤黏膜等过敏反应，可使用氯雷他定、氯苯那敏、异丙嗪、依巴斯汀、苯海拉明等抗过敏药物，还可视病情使用糖皮质激素、皮肤局部治疗等。

（三）药品不良反应评价与控制的意义

通过对不良反应的评价，可以对某些新的不良反应信号发出预警，扩大对某种药品不良反应的认知，给医药监督管理部门提供参考，从而保障用药安全。

1. 扩大对不良反应认识　新药在上市前因为受试者人数限制，以及动物实验带来的种属差异，可能对某些发生频率低的不良反应有所掩盖。药品上市后，使用人群可能呈现指数级扩大，不同于临床试验中的健康人群，罹患不同疾病的复杂性可能会发现新的不良反应。故可疑即报，通过收集不同地区、不同人群、不同疾病下使用药品的信息，不断更新对某种药品不良反应的认知。

2. 药物警戒　各国药品监督管理部门依据药品不良反应监测工作结果，会不定时发布收集到的某些药品可能存在的安全隐患信息，对临床使用时起到警戒。虽然部分信息结果处理较为原始，尚不能得到明确的因果关系，但是这种警戒的发布，对于临床安全用药仍有较大的促进意义。

3. 修改药品说明书　药品说明书是药品信息最基本、最主要的来源，主要包括药品的安全性、有效性的重要科学数据、结论和信息，是指导临床医师正确选择用药和患者自我药疗的主要依据。药品上市前的研究存在客观性，对药品安全性的认知不充分，上市后说明书中的安全性信息还需要不断完善，因此药品说明书的修订是动态的、持续的。药品上市许可持有人应根据药品上市后的安全性、有效性情况主动申请修订说明书，药品监督管理部门也会根据药品不良反应监测与评价等信息要求药品上市许可持有人修订药品说明书，或统一发布药品说明书修订公告。

4. 药品召回　是指药品上市许可持有人按照规定的程序回收已上市销售的存在安全隐患的药品。药品安全隐患是指由于研发、生产等原因可能使药品具有危及人体健康和生命安全的不合理危险。例如，通过药品不良反应监测与评价，药监部门可要求企业召回药品。

根据药品安全隐患的严重程度，药品召回可分为不同等级，如一级召回、二级召回等。安全隐患越严重，级别越高。在我国，使用药品可能引起严重健康危害的，为一级召回；使用药品可能引起暂时的或者可逆的健康危害的，为二级召回。不同等级的药品召回时间有所不同，级别越高，要求药品召回的时间越短。

案例 16-4 解析

　　药品不良反应评价，可以对某些新的不良反应信号发出预警，扩大对某种药品不良反应的认知，给医药监督管理部门提供参考，根据药品不良反应监测与评价等信息要求药品上市许可持有人修订药品说明书，或统一发布药品说明书修订公告。

案例 16-5 解析

　　紫杉醇所致过敏反应发生率高，多为 I 型过敏反应，又称速发型变态反应，主要表现为支气管痉挛性呼吸困难、荨麻疹和低血压。地塞米松预处理可减少过敏介质产生，抑制因过敏反应而产生的病理变化，如过敏性充血、水肿、渗出、皮疹、平滑肌痉挛等。苯海拉明为 H_1 受体阻断剂，西咪替丁为 H_2 受体阻断剂，可与组胺竞争性拮抗 H_1 和 H_2 受体，从而抑制组胺释放介导的过敏反应。

第五节　药物警戒

一、我国药物警戒体系

（一）药物警戒的概念

　　WHO 将药物警戒（pharmacovigilance）定义为发现、评价、认识和预防药品不良反应或其他任何与药物相关问题的科学活动。药物警戒不仅包括药品不良反应监测，还包括围绕药品全生命周期的其他问题的监管。

（二）药物警戒的发展

　　20 世纪 60 年代震惊世界的"反应停"药害事件的发生揭示了药品全生命周期监管不完善的恶果。从此之后，药品安全问题在全球范围内引起高度关注。1968 年，WHO 发起了一项多个国家合作的国际药物警戒监测计划，旨在收集和分享药品不良反应报告、编制药品目录及管理数据库系统等。截至 2020 年，已经有 136 个国家加入了 WHO 的药品监测计划。1998 年，我国以第 68 个成员国身份加入 WHO 国际药品监测合作中心，以提高患者的健康水平和促进用药安全为目的，开展不良反应监测工作。

（三）药物警戒的相关法规体系

　　2019 年 12 月 1 日，第二次修订的《中华人民共和国药品管理法》正式实施，这是药物警戒制度首次写入我国药品管理法。2021 年 5 月 13 日，国家药品监督管理局发布《药物警戒质量管理规范》，再一次强化上市许可持有人作为药物警戒主体的责任，对药物警戒工作中的质量管理、机构人员与资源、监测与报告、风险识别与评估、风险控制、文件、记录与数据管理、临床试验期间药物警戒等方面做出规定，体现了药品全生命周期的管理理念。另外，完善了药物警戒活动的范围，使之不再局限于药品不良反应，而是全方位关注药品研发、生产、经营和使用等方面。2022 年 4 月 15 日，国家药品监督管理局发布《药物警戒检查指导原则》，指出为落实《中华人民共和国药品管理法》《中华人民共和国疫苗管理法》有关建立药物警戒制度的要求，用以指导药品监督管理部门科学规范开展药物警戒检查工作。《药物警戒检查指导原则》为省级及以上药品监督管理部门开展有关药物警戒活动检查的具体实施提供了指导和参考，也为检查药物警戒活动提供了详细的指导。

（四）我国现有药物警戒工作

　　我国完成了药物不良反应信息省级中心网络的建设，基层用户病例报告可以在线录入，并实时上报电子报表。国家药品监督管理局药品评价中心出版了《中国药物警戒》月刊。建立了药品

"电子身份证"监管工作体系，公布了《入网药品目录》，并在最小的销售包装上加贴药品监管码，有利于监控、追溯和召回。国家药品监督管理局建立了药品的检查、抽检和稽查三个工作体系，其中检查又包括例行检查、专项检查和突击检查。以上这些工作在及时发现、迅速处置药物不良反应和药物不良事件方面都发挥了作用。

二、药物警戒的重要作用

案例 16-6

2008 年，FDA 警告当辛伐他汀剂量超过 20mg 时，与胺碘酮联用发生横纹肌溶解的风险升高。2010 年 3 月，FDA 发布通告称，与使用低剂量的辛伐他汀及其他"他汀类"药品相比，使用最高批准剂量 80mg 辛伐他汀发生肌肉损害的风险升高。FDA 批准对辛伐他汀的说明书进行修订，警告华裔患者不要联合使用 80mg 的辛伐他汀与烟酸产品，并对联合使用 40mg 或更低剂量的辛伐他汀与烟酸产品也应慎重。

请思考以下问题：

本案例体现了药物警戒的哪些作用？

药物警戒工作内容包括早期发现未知（新的）严重不良反应和药物相互作用，找出新的信号；监测药品不良反应的动态和发生率；确定风险因素，探讨不良反应机制；对药物的风险/效益进行定量评估和分析；将全部信息进行反馈，改进相关监督、管理、使用的法律、法规。

（一）药品上市前风险评估

仙牛健骨颗粒事件。2008 年 5 月 7 日和 5 月 9 日下午，国家食品药品监督管理总局（SFDA）先后收到某国家药物临床试验机构关于仙牛健骨颗粒严重不良反应报告各 1 份（其中死亡 1 例，严重肝损害 1 例），经研究，5 月 9 日 SFDA 立即发文暂停了其临床试验。其后又陆续收到包括该机构在内的 4 家国家药物临床试验机构上报的严重不良反应报告 5 份，均为急性肝损伤。规避了药物上市前风险。

（二）药品上市后风险评估

甲磺酸培高利特退市事件。根据美国礼来公司全球安全监控数据，在全球共有 200 多万帕金森病患者使用了甲磺酸培高利特进行治疗，其中 272 例在接受治疗过程中报告发生心瓣膜病的不良反应。SFDA 组织相关专家评价论证后，认为使用该药的风险大于获益。由于甲磺酸培高利特突然停用会引起神经阻滞剂恶性综合征，应逐渐减量停药，并采取适宜的替代治疗措施。2007 年 6 月 25 日，SFDA 发布《关于将甲磺酸培高利特制剂逐步撤出我国市场的通知》，决定将该药品逐步撤出我国市场。

（三）发现问题根源修改说明书或修订药典标准

根据药品不良反应监测情况及结果分析论证，修改说明书或修订药典标准。2022 年 2 月 25 日，国家药品监督管理局发布《国家药监局关于修订质子泵抑制剂类药品说明书的公告（2022 年第 18 号）》决定对奥美拉唑口服单方制剂药品说明书的内容进行修订。在不良反应中添加低镁血症，髋部、腕部或脊柱骨折和艰难梭菌相关性腹泻。在注意事项中添加艰难梭菌相关性腹泻、与氯吡格雷的相互作用、骨折和低镁血症。在药物相互作用中添加与氯吡格雷的相互作用，提示患者应避免同时使用奥美拉唑和氯吡格雷。

案例 16-6 解析

FDA 通过药物警戒进行药品上市后风险评估，将信息进行反馈，发现问题根源修改说明书。

思 考 题

1. 药品不良反应及包含的主要类型有哪些?
2. 药品不良反应产生的原因是什么?
3. 药品不良反应监测方法有哪些?
4. 药物警戒的主要工作内容有哪些?
5. 药物警戒与药品不良反应监测的区别是什么?

(李玉文)

参 考 文 献

陈建国, 杨宝峰. 2018. 药理学 [M]. 北京: 人民卫生出版社.

陈景元. 2016. 神经毒理学 [M]. 北京: 人民卫生出版社.

程剑, 索胧胧, 王林林. 2021. MicroRNA 在皮肤损伤时间推断中的应用前景 [J]. 法医学杂志, 37(6): 841-846; 858.

段为彬, 柳芳, 刘洁, 等. 2022. 基于数据挖掘的中药防治肿瘤治疗所致皮肤损伤的用药分析 [J]. 肿瘤药学, 12(2): 244-251.

冯变玲. 2022. 药事管理学 [M]. 北京: 人民卫生出版社.

宫珺, 向倩, 王梓凝, 等. 2022. 基于 HLA-B 基因多态性的别嘌醇个体化用药临床研究分析 [J]. 中国临床药理学杂志, 38(10): 1133-1136.

国家食品药品监督管理局. 2014. 药物毒代动力学研究技术指导原则 [Z].

国家卫生健康委员会. 2021. β 内酰胺类抗菌药物皮肤试验指导原则 (2021 年版)[Z].

国家药典委员会. 2020. 中华人民共和国药典 [S]. 一部. 北京: 中国医药科技出版社.

国家药品监督管理局高级研究所. 2022. 药物警戒实践 [M]. 北京: 中国健康传媒集团/中国医药科技出版社.

韩峰. 2020. 药物毒理学 [M]. 武汉: 华中科技大学出版社.

靳洪涛, 宋海波, 王海学. 2020. 药物毒理学研究进展 [M]. 北京: 中国协和医科大学出版社.

孔英琪, 陈浩. 2021. 新型药物的皮肤不良反应 [J]. 中国皮肤性病学杂志, 35(5): 570-575.

李波, 袁伯俊, 廖明阳. 2015. 药物毒理学 [M]. 北京: 人民卫生出版社.

刘薇, 梅玺丽, 陈雨萌, 等. 2021. 3D 类器官模型的研究进展及其在化学品毒理学评价中的应用展望 [J]. 生态毒理学报, 16(4): 32-42.

楼宜嘉. 2016. 药物毒理学 [M]. 4 版. 北京: 人民卫生出版社.

莫凯, 农莉, 曹爱, 等. 2020. 基于中国医院药物警戒系统开展药品不良反应监测研究监测 [J]. 中国药物警戒, 17(10): 672-675.

彭双清, 郝卫东, 伍一军. 2009. 毒理学替代法 [M]. 北京: 军事医学科学出版社.

钱新宇, 常福厚, 肖云峰, 等. 2019. 药物毒理学研究进展 [C]. 中国毒理学会药物毒理与安全性评价学术大会 (2019).

任昌振, 董士铭, 胡博文, 等. 2020. 肿瘤治疗相关心血管损伤与冠状动脉微循环障碍 [J]. 第二军医大学学报, 41(10): 1136-1141.

孙祖越, 周莉. 2015. 药物生殖与发育毒理学 [M]. 上海: 上海科学技术出版社.

谭毓治, 唐圣松. 2009. 药物毒理学 (案例版)[M]. 北京: 科学出版社.

田康, 屈哲, 吕建军, 等. 2021. 药物神经毒性非临床安全性评价方法和技术概述 [J]. 中国新药杂志, 30(4): 306-311.

王飞强, 张子琪, 冯庆媛, 等. 2021. 皮肤毒理学检验中的替代方法和整合测试评估方法 [J]. 中国现代应用药学, 38(24): 3091-3095.

王汉萍, 郭潇潇, 周佳鑫, 等. 2019. 免疫检查点抑制剂相关肺炎的临床诊治建议 [J]. 中国肺癌杂志, 22(10): 621-625.

王心如. 2019. 毒理学基础 [M]. 北京: 人民卫生出版社.

王晔. 2020. 药源性损伤的认知和预防 [M]. 成都: 四川大学出版社.

卫生部. 2011. 药品不良反应报告和监测管理办法 (卫生部令第 81 号)[Z].

吴建军, 孔浩. 2019. 流行病学 [M]. 武汉: 华中科技大学出版社: 186-188.

向明, 季晖. 2019. 药物毒理学 [M]. 4 版. 北京: 中国医药科技出版社.

项坤三. 2011. 特殊类型糖尿病 [M]. 上海: 上海科学技术出版社.

徐威. 2019. 药学细胞生物学 [M]. 3 版. 北京: 中国医药科技出版社.

徐作军. 2017. 应加强对药物性肺损伤的重视和认识 [J]. 中华结核和呼吸杂志, 40(10): 721-723.

颜艳, 朱思维, 中国医师协会皮肤科医师分会变态反应性疾病专业委员会. 2018. 药物超敏反应综合征诊治专家共识 [J]. 中华皮肤科杂志, 51(11): 787-790.

张爱华, 蒋义国. 2016. 毒理学基础 [M]. 2 版. 北京: 科学出版社, 369-385.

张汝建, 黄照河. 2018. 诊断学 [M]. 2 版. 南京: 江苏凤凰科学技术出版社, 248-267.

中国临床肿瘤学会, 中华血液学会, 哈尔滨血液病肿瘤研究所. 2011. 防治蒽环类抗肿瘤药物心脏毒性的中国专家共识 (2011 版)[J]. 临床肿瘤学杂志, 16(12): 1122-1129.

中国临床肿瘤学会抗肿瘤药物安全管理专家委员会, 中国临床肿瘤学会支持与康复治疗专家委员全. 2021. 抗肿瘤治疗引起急性口腔黏膜炎的诊断和防治专家共识 [J]. 临床肿瘤学杂志, 26(5): 449-459.

《中华内科杂志》编委会, 《中华消化杂志》编委会, 《中华消化内镜杂志》编委会. 2019. 急性非静脉曲张性上消化道出血诊治指南 (2018 年, 杭州)[J]. 中华内科杂志, (3): 173-180.

中华医学会, 中华医学会杂志社, 中华医学会消化病学分会. 2020. 药物性肝损伤基层诊疗指南 (2019 年)[J]. 中华全科医师杂志, 19(10): 868-875.

中华医学会, 中华医学会杂志社, 中华医学会消化病学分会, 等. 2020. 慢性腹泻基层诊疗指南 (实践版·2019)[J]. 中华全科医师杂志, 19(11): 983-989.

中华医学会肝病学分会药物性肝病学组. 2018. 药物性肝损伤诊治指南 (2015 年版)[J]. 临床肝胆病杂志, 31(11): 1752-1768.

中华医学会外科学分会结直肠外科学组. 2022. 中国成人慢性便秘评估与外科处理临床实践指南 (2022 版)[J]. 中华胃肠外科杂志, 25(1): 1-9.

中华医学会消化病学分会胃肠激素与黏膜屏障学组. 2021. 胃肠道黏膜保护临床专家共识 (2021 年, 福州)[J]. 中华消化杂志, 41(12): 798-811.

中华医学会医学遗传学分会遗传病临床实践指南撰写组. 2020. 长 Q-T 间期综合征的临床实践指南 [J]. 中华医学遗传学杂志, (3): 289-294.

中华预防医学会微生态学分会. 2020. 中国微生态调节剂临床应用专家共识 (2020 版)[J]. 中华临床感染病杂志, 13(4): 241-256.

BarrosoSousa R, Barry WT, Garrido-Castro AC, et al. 2018. Incidence of Endocrine Dysfunction Following the Use of Different Immune Checkpoint Inhibitor Regimens: A Systematic Review and Meta-analysis[J]. JAMA Oncol, 4(2): 173-182.

Belitskiy GA, Kirsanov KI, Lesovaya EA, et al. 2020. Drug-Related Carcinogenesis: Risk Factors and Approaches for Its Preventionp[J]. Biochemistry (Mosc), 85(Suppl 1): S79-S107.

Bruno Fève, André J. Scheen. 2022. When therapeutic drugs lead to diabetes[J]. Diabetologia, 65657: 751-762.

Burch HB. 2019. Drug Effects on the Thyroid[J]. N Engl J Med, 381(20): 1980-1981.

Choi J, Anderson R, Blidner A, et al. 2020. Multinational Association of Supportive Care in Cancer (MASCC) 2020 clinical practice recommendations for the management of severe dermatological toxicities from checkpoint inhibitors[J]. Support Care Cancer, 28(12): 6119-6128.

Farmer A D, Holt C B, Downes T J, et al. 2018. Pathophysiology, diagnosis, and management of opioid-induced constipation[J]. Lancet Gastroenterol Hepatol, 3(3): 203-212.

Fernandes S, Varlamov EV, McCartney S, et al. 2020. A Novel Etiology of Hypophysitis: Immune Checkpoint Inhibitors[J]. Endocrinol Metab Clin North Am, 49(3): 387-399.

Koda-Kimble M A, Young L Y, Kradjan W A, et al. 2007. 临床药物治疗学: 呼吸性疾病 [M]. 王秀兰, 贺正一, 刘颖主译. 8 版. 北京: 人民卫生出版社.

Madariaga A, Lau J, Ghoshal A, et al. 2022. MASCC multidisciplinary evidence-based recommendations for the management of malignant bowel obstruction in advanced cancer[J]. Support Care Cancer, 30(6): 4711-4728.

Martyn T. Smith, Cliona M. McHale. 2021. Casarett & Doull's Essentials of Toxicology[M]. 4th. McGraw Hill Medical.

McComb S, Thiriot A, Akache B, et al. 2019. Introduction to the Immune System[J]. Methods Mol Biol, 2024: 1-24.

Morris EC, Neelapu SS, Giavridis T, et al. 2022. Cytokine release syndrome and associated neurotoxicity in cancer immunotherapy. [J] Nat Rev Immunol, 22(2): 85-96.

Navari R M, Aapro M. 2016. Antiemetic Prophylaxis for Chemotherapy-Induced Nausea and Vomiting. [J]. N Engl J Med, 374(14): 1356-1367.

Neil Kaplowitz, Laurie D. Deleve. 2016. 药物性肝病 [M]. 茅益民, 余乐成主译. 上海: 上海科学技术出版社.

Semwal R, Semwal RB, Lehmann J, et al. 2022. Recent advances in immunotoxicity and its impact on human health: causative agents, effects and existing treatments[J]. Int Immunopharmacol, 108: 108859.

Usui J, Yamagata K, Imai E, et al. 2016. Clinical practice guideline for drug-induced kidney injury in Japan 2016: digest version[J]. Clin Exp Nephrol, 20(6), 827-831.

Wang JQ, Zhang RG. 2017. Evaluation of ^{99m}Tc-MIBI in thyroid gland imaging for the diagnosis of amiodaroneinduced thyrotoxicosis[J]. Br J Radiol, 90(1071): 20160836.

Zerdan MB, Moussa S, Atoui A, et al. 2021. Mechanisms of Immunotoxicity: Stressors and Evaluators[J]. Int J Mol Sci, 22(15): 8242.